Guía y Cuaderno de Trabajo:

¡El Comienzo de tu Nueva Vida!

Mariángeli Morauske, Josefina Camilo Y Jeanine Valenzuela

Editado por Jeanine Valenzuela, Jenifer Moreno, y Mariángeli Morauske

Diseño gráfico y composición: Mariángeli Morauske

Diseño de portada: Jeanine Valenzuela

Se utilizó la Inteligencia Artificial para las imágenes, la gramática, la semántica y para hacerlo más claro.

Impreso en los Estados Unidos de América. Todos los derechos reservados.

V5

ISBN: 979-8-89860-252-9 cobertura suave

Tabla de contenido

Epígrafe

"Nuestro concepto de la educación tiene un alcance demasiado estrecho y bajo. Es necesario que tenga una mayor amplitud y un fin más elevado.

La verdadera educación significa más que la prosecución de un determinado curso de estudio. Significa más que una preparación para la vida actual.

Abarca todo el ser, y todo el período de la existencia accesible al hombre. Es el desarrollo armonioso de las facultades físicas, mentales y espirituales.

Prepara al estudiante para el gozo de servir en este mundo, y para un gozo superior proporcionado por un servicio más amplio en el mundo venidero"

(*La Educación*, p. 13 [énfasis agregado]).

Agradecimientos

Expresamos nuestra profunda gratitud a todas las personas que hicieron posible este proyecto. Su apoyo, compromiso y dedicación dieron vida a esta visión.

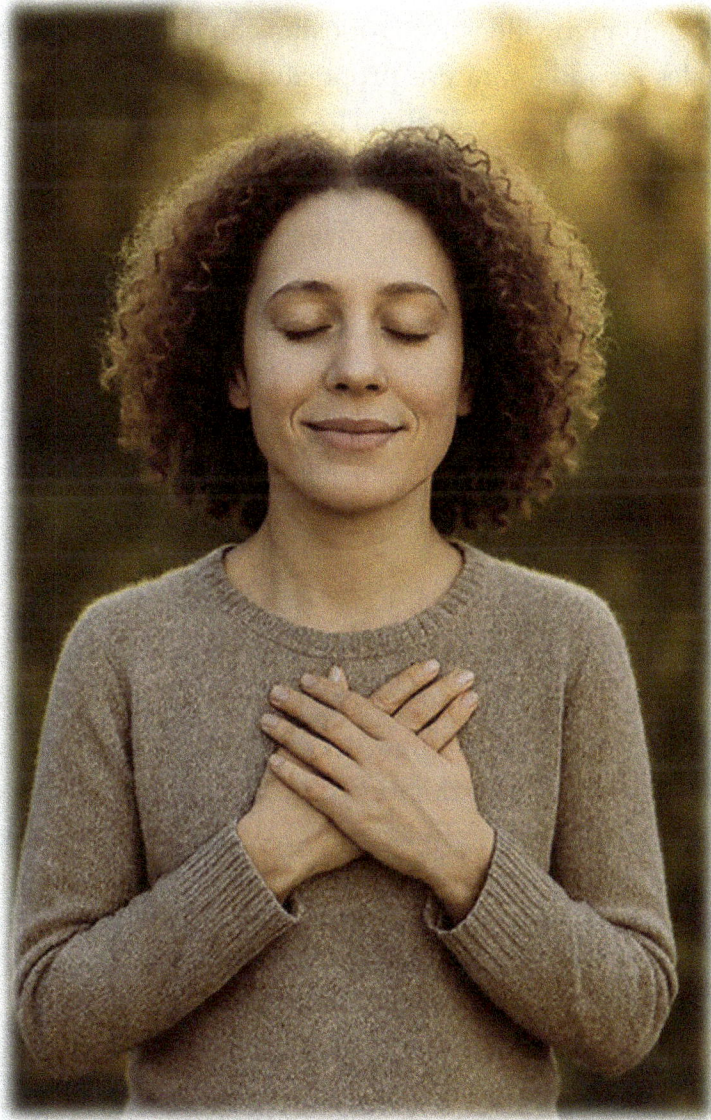

Palabras para el lector

Querido lector,

Este cuaderno es mucho más que una guía nutricional; es una invitación a reconectar con el diseño original de Dios para nuestro cuerpo, mente y espíritu. Cada página está escrita con la intención de acompañarte en un proceso de renovación—no solo en tu forma de alimentarte, sino en la manera en que te percibes y cuidas a ti mismo.

La alimentación cruda no es solo una moda, sino, no solo una forma de honrar la creación con cada bocado vivo y lleno de propósito, como también alimentar al cuerpo con los ingredientes originales creados para ese propósito, para mantener el cuerpo en su máximo potencial. Así como la Palabra nutre el alma, los alimentos frescos nutren la vida que ha sido depositada en ti.

Camina estas páginas con una mente abierta, reflexiona con honestidad, y permite que la información en este libro te lleve hacia una vida más vital, equilibrada y plena. Que cada idea aquí sembrada, dé fruto en tu bienestar integral, y que, en este trayecto, descubras que el cuidado del templo corporal también es un acto de adoración. Permite que eventualmente la información aquí aprendida llegue no solo a formar parte de tu rutina diaria si no también que llegue a ser como algo lógico y normal en tu estilo de vida.

Errores y correcciones

Aunque hemos leído estas palabras con mucho cuidado, somos plenamente consciente de que pueden quedar algunos errores. Ya sea gramatical, tipográfico o incluso interpretativo. Reconocemos la posibilidad del error humano. Si notas algo que necesita ser corregido, domos la bienvenida a tu tiempo y a tu voz. Por favor, no dudes en enviarnos un correo electrónico a **VeganRawxtx@gmail.com.** Con mucho gusto haremos las correcciones necesarias en futuras ediciones y, con tu permiso, honraremos tu contribución dándole crédito. Tu ayuda enriquecerá este mensaje para los futuros lectores.

Una comprensión cada vez mayor

Lo que leerás aquí es el fruto de nuestra comprensión de este tema en este momento, sincera y reflexiva, pero no definitiva. Nuestra interpretación de estas verdades es progresiva. Como cualquier estudiante de la vida, estamos en constante crecimiento, siempre escuchando y abierta a recibir más luz. A medida que Dios nos enseña a través de su Palabra, a través de las personas y a través de la experiencia, algunas percepciones pueden profundizarse o cambiar. Este libro, por lo tanto, es un resumen de dónde estamos ahora y en este momento, agradecido por lo lejos que hemos llegado y consciente de que el viaje aún se está desarrollando.

Te invitamos a leer no solo con la mente, sino con el corazón. Reflexiona, cuestiona y aplica. Este compendio de libros está destinado a hablarle al alma, a agitar el espíritu y a construir algo hermoso en el espacio sagrado de tu vida. Su lectura no representa el final de este trabajo, sino que forma parte esencial de su propósito

Así que gracias. Gracias por estar aquí. Gracias por darles a estas páginas un lugar en tu vida. Y gracias por ser parte de algo que todavía está creciendo, que todavía está en proceso, que todavía se está convirtiendo en algo mejor.

Bienvenidos a este viaje. Que sea tan vivificante para ti leer como lo fue para mí escribirlo.

Con gratitud,

Los autores

Prefacio: Volver al diseño original

Este libro nace del anhelo de escuchar nuevamente la voz de lo sencillo. En un mundo acelerado, donde la comida suele pasar por más máquinas que manos, elegimos detenernos y mirar atrás: a los huertos, a las cocinas de barro, a los fermentos que respiraban en tinajas sobre la mesa, a las manos que oraban antes de compartir el pan. Allí, en la memoria de nuestros pueblos, descubrimos un tesoro: alimentos vivos, recetas humildes y sabias, y un modo de comer que honra el cuerpo como templo, la tierra como casa y a Dios como dador de toda vida.

Proponemos un reencuentro. Esta recopilación integra ciencia práctica, acompañamiento espiritual y una cocina crudivegana creativa que dialoga con los saberes ancestrales. Cada página ha sido pensada para guiar con claridad, pero también para inspirar con belleza: que el lector no solo aprenda, sino que se enamore del proceso. Encontrarás herramientas para 21 días de renovación, menús completos y —como puente con nuestra herencia— una selección de recetas tradicionales reinterpretadas en clave vegetal y "viva", respetando ingredientes, técnicas de reposo y baja temperatura para preservar enzimas, fitonutrientes y energía vital.

Que este prefacio te reciba como el umbral de una casa amiga. Pasa, toma asiento, respira. Lo que sigue no pretende imponerse, sino acompañarte. Te invitamos a saborear despacio, a agradecer con propósito y a cultivar hábitos que, con la gracia de Dios, se vuelvan tu nueva forma de vivir.

Siempre recuerda: **"Si crees que NO puedes, tienes razón. Y si crees que puedes... también tienes razón."**

Las preparaciones que heredamos —fermentos, bebidas ceremoniales, panes de semillas, salsas de hierbas— no eran "solo comida": eran pedagogías de salud, de paciencia y de celebración. Entre brotes y remojos se aprendía a esperar; en la mesa se practicaba la generosidad. Por eso esta obra propone algo audaz y necesario: tejer la cocina viva con la cocina antigua, no para idealizar el pasado, sino para curar el presente.

Las recetas de nuestra colección han sido adaptadas con base en tres criterios que guían esta propuesta:

1. Fidelidad al espíritu de origen —ingredientes nobles y procesos artesanales.

2. Versión vegetal y sin cocción alta —o con deshidratación ≤ 46 °C / 115 °F— para preservar enzimas, fitonutrientes y energía vital.

3. Accesibilidad —pasos claros, sustituciones posibles y notas culturales.

Libro 1: El Regreso a la Comida Viva

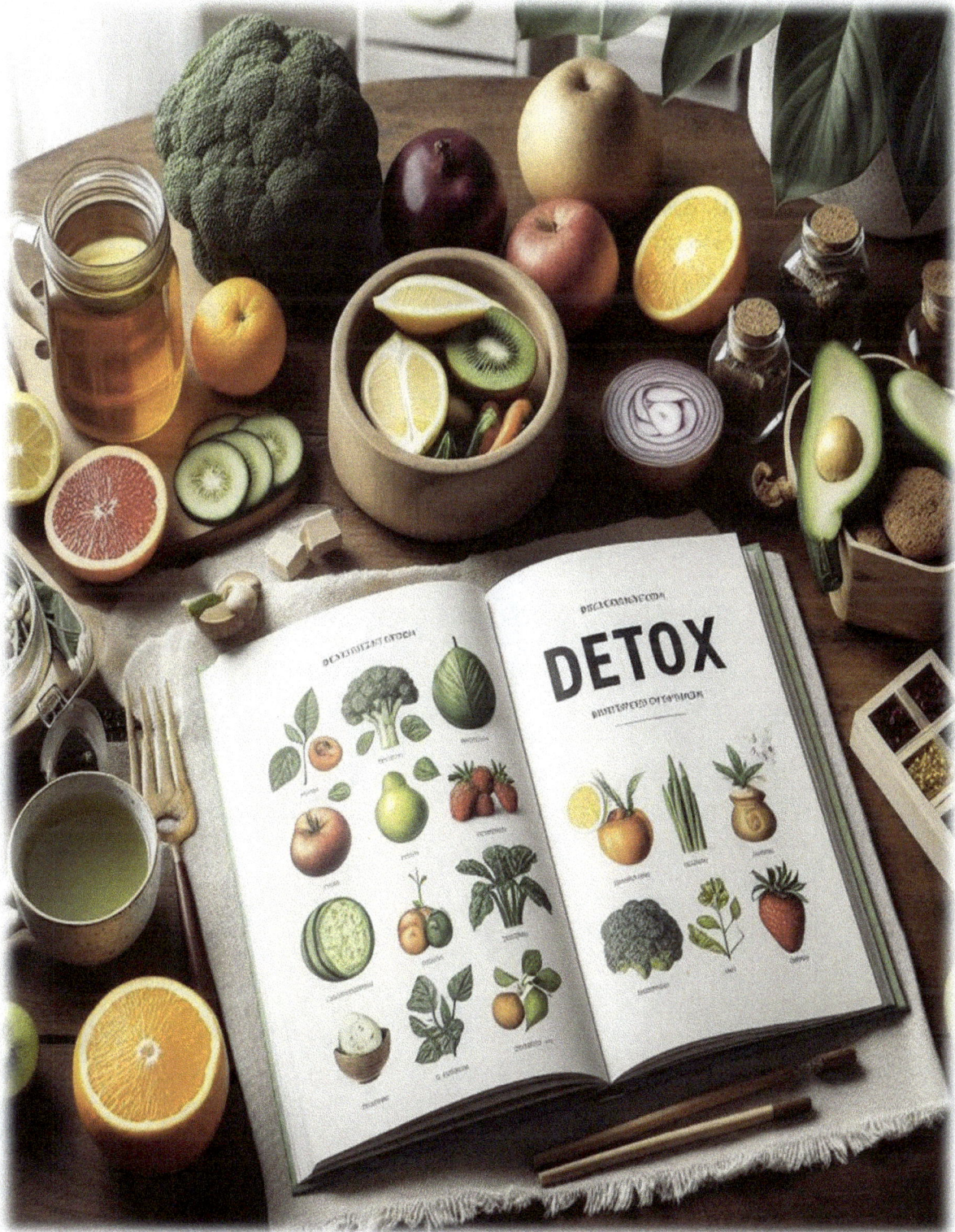

Aviso de responsabilidad

Esta publicación está destinada únicamente a *fines educativos e informativos*. El contenido presentado en este documento no pretende ser, ni debe interpretarse como, consejo, diagnóstico o tratamiento médico. Se recomienda a los lectores que consulten con un profesional de la salud calificado antes de realizar cualquier cambio en su dieta, prácticas de salud o rutinas de estilo de vida. El autor y el editor declinan toda responsabilidad por los efectos adversos que resulten del uso de la información contenida en esta guía.

El Regreso a la comida viva

Capítulo 1 Antes de Encender el Fuego

¡Bienvenido a un nuevo capítulo de tu vida! Estamos encantados de tenerte aquí, listo para embarcarte en este emocionante y transformador viaje de 21 días hacia una salud y bienestar plenos. Este cuaderno y guía han sido creados especialmente para ti, con el propósito de proporcionarte las herramientas y el conocimiento necesarios para llevar a cabo una desintoxicación profunda, tanto a nivel físico como mental.

Durante las próximas tres semanas, te invitamos a sumergirte en un mundo de prácticas y hábitos que te ayudarán a liberar lo que ya no te sirve y a nutrir tu ser con energía positiva y vitalidad. Cada día te presentaremos nuevos retos, reflexiones profundas y actividades diseñadas para elevar tu bienestar y conectar con tu esencia interior.

Recuerda que este viaje es único y personal. Aquí no hay prisa ni presión; lo más importante es que te permitas disfrutar cada paso del camino y honres tu propio ritmo. Este es un espacio seguro donde puedes explorar, crecer y descubrir la luz que reside dentro de ti. A medida que te comprometas con este proceso, notarás cómo tu dedicación y coraje te conducirán hacia una versión más saludable y vibrante de ti mismo.

¡Prepárate para un viaje asombroso! Tu transformación comienza ahora, y estamos aquí para acompañarte en cada paso del camino.

¿Qué es la desintoxicación?

La desintoxicación es el proceso mediante el cual el cuerpo elimina toxinas y residuos dañinos acumulados, incluyendo los desechos metabólicos. Nuestro organismo cuenta con sistemas naturales de depuración —principalmente el hígado, los riñones, los pulmones y la piel— que trabajan de forma continua para mantenernos libres de impurezas y favorecer un estado de salud óptimo.

Sin embargo, diversos factores del estilo de vida moderno —como una alimentación desequilibrada, el estrés crónico y la exposición constante a contaminantes ambientales— pueden sobrecargar estos sistemas y dificultar su funcionamiento eficiente. Por ello, apoyar conscientemente los procesos de desintoxicación puede ser clave para restaurar el equilibrio interno, revitalizar el cuerpo y fortalecer nuestra capacidad natural de sanación.

La Biblia nos recuerda la importancia de cuidar nuestro cuerpo: "¿No sabéis que sois templo de Dios, y que el Espíritu de Dios mora en vosotros?" (1 Corintios 3:16 [énfasis agregado]). Ellen G. White también enfatiza la necesidad de mantener nuestro cuerpo limpio y saludable: "El dejar de cuidar la maquinaria viviente es un insulto infligido al Creador. Existen reglas divinamente establecidas que, si se observan, guardarán a los seres humanos de la enfermedad y la muerte prematura" (Consejos sobre el Régimen Alimenticio, p. 17.2 [énfasis agregado]).

El Regreso a la comida viva

Beneficios de la desintoxicación natural

Los beneficios de una desintoxicación natural son numerosos y, en muchos casos, pueden verse en poco tiempo. Entre los resultados más comunes se encuentran los siguientes:

- **Mayor energía:** Al eliminar las toxinas, el cuerpo puede funcionar de manera más eficiente, lo que se traduce en un aumento de los niveles de energía.[1]

- **Mejor digestión:** La desintoxicación ayuda a limpiar el tracto digestivo, mejorando la absorción de nutrientes y aliviando problemas como el estreñimiento.[2]

- **Claridad mental:** Al reducir la carga tóxica, el cerebro puede funcionar mejor, lo que mejora la concentración y la memoria.[3]

- **Piel más limpia:** La eliminación de toxinas puede resultar en una piel más clara y radiante.[4]

- **Sensación general de bienestar:** Muchas personas reportan una sensación de ligereza y bienestar general después de una desintoxicación.[5]

Testimonios de quienes han vivido esta experiencia destacan cómo la desintoxicación ha transformado su salud y calidad de vida. Por ejemplo, María, de 45 años, comenta: *"Después de seguir un programa de desintoxicación, me siento más enérgica y mi piel nunca ha estado tan clara."* (JC)

Los beneficios de la desintoxicación van mucho más allá de lo físico. Cuando decides iniciar este proceso, estás eligiendo conscientemente limpiar tu cuerpo, renovar tu mente y restaurar tu conexión espiritual. Es un acto de amor propio, de entrega y de fe en que puedes vivir con mayor claridad, energía y propósito.

A nivel físico, la desintoxicación ayuda a eliminar toxinas acumuladas, mejorar la digestión, fortalecer el sistema inmunológico y aumentar los niveles de energía. Muchas personas experimentan una piel más luminosa, una reducción en la inflamación y una sensación general de ligereza corporal. El cuerpo comienza a responder con gratitud cuando se le da lo que realmente necesita: alimentos vivos, descanso adecuado y movimiento consciente.

En el plano emocional, este proceso permite observar con mayor claridad los patrones que nos han mantenido en ciclos de agotamiento, ansiedad o dependencia. Al reducir el consumo de estimulantes, azúcares y alimentos procesados, también disminuyen los altibajos emocionales. La mente se aquieta, y el corazón se abre a nuevas formas de sentir, pensar y actuar.

Espiritualmente, la desintoxicación puede convertirse en un tiempo sagrado. Al limpiar el cuerpo, también se despeja el alma. La oración, la meditación y la reflexión se vuelven más profundas. Se experimenta una mayor sensibilidad a la voz de Dios, una conexión más íntima con lo eterno, y una disposición renovada para vivir con propósito y gratitud.

El Regreso a la comida viva

Este proceso no es solo una pausa en los hábitos dañinos, sino una invitación a rediseñar tu estilo de vida. Es una oportunidad para escuchar lo que tu cuerpo ha estado intentando decirte, para reconciliarte con tus emociones y para alinear tus decisiones con tus valores más profundos.

Cada día de desintoxicación es un paso hacia una versión más clara, más fuerte y más consciente de ti misma. Y aunque el camino pueda tener desafíos, los frutos que cosechas son duraderos: salud, paz, vitalidad y una renovada conexión con lo que realmente importa.

A través de esta guía, aprenderás a:

- Identificar y eliminar las fuentes de toxinas en tu vida diaria.

- Adoptar hábitos alimenticios saludables que favorezcan la desintoxicación.

- Implementar prácticas de cuidado personal que estimulen la eliminación de toxinas.

- Mantener el equilibrio emocional y mental durante el proceso.

Recuerda que la desintoxicación no es un evento aislado, sino un compromiso continuo con tu salud y bienestar. Con la ayuda de esta guía, contarás con las herramientas necesarias para avanzar hacia una vida más saludable y equilibrada.

Objetivo del Programa de "21 Días de Desintoxicación" o para el resto de tu vida

El propósito de este cuaderno de trabajo es brindarte las herramientas necesarias para iniciar un camino claro, estructurado y transformador hacia un mejoramiento integral en tu vida. Este recorrido está diseñado para ayudarte a fortalecer tu salud física, mental y espiritual, y a cultivar hábitos adecuados en todos los aspectos de tu estilo de vida, paso a paso y con intención.

A través de este programa, esperamos que logres lo siguiente:

1. **Reducir enfermedades, mejorar las existentes y prevenir nuevas afecciones**: Implementar prácticas diarias que disminuyan el riesgo de padecimientos y promuevan tu salud integral. Esto incluye una alimentación más saludable, ejercicio regular y técnicas efectivas de manejo del estrés.

2. **Transformar tu estilo de vida**: Fomentar cambios sostenibles en tu rutina diaria que te permitan adoptar un estilo de vida más consciente e intencional, alineado con tus objetivos de bienestar.

3. **Desarrollar hábitos positivos**: Ayudarte a identificar y establecer hábitos que fortalezcan tu salud física, mental y espiritual, contribuyendo a una vida más equilibrada.

4. **Fomentar la autoconciencia**: Invitarte a reflexionar sobre tus elecciones y decisiones, ayudándote a reconocer cómo influyen en tu salud y bienestar, hasta que llegue el momento en que lo hagas de forma natural, consistente y automática.

A lo largo de este plan de acción, esperamos que te sientas empoderado, y que al finalizar este viaje te sientas renovado, motivado y preparado para continuar tu camino hacia una vida más saludable, plena y consciente. Este cuaderno de trabajo te guiará en cómo organizar y utilizar eficientemente tus rutinas diarias, para que aproveches al máximo esta experiencia transformadora.

Lee la introducción: Comienza por leer la introducción general y realiza el cuestionario de preevaluación para establecer dónde te encuentras actualmente en tu rutina diaria. Esto te proporcionará una base sólida para comenzar y una comprensión clara de lo que deseas cambiar y puedes esperar.

Estructura diaria: Esta guía está organizada en siete pasos diarios para el planeamiento del día: inicio del día, retos y metas, control propio y balance, registro y planeamiento del menú, hidratación, movimiento corporal, rutina de descanso, y reflexión, reevaluación y ajustes para el siguiente día. Tú escogerás cada paso, cada día, y lo modificarás y ajustarás según tus resultados y progreso.

Antes de comenzar cualquier proceso de cambio en tu estilo de vida, es fundamental evaluar tu estado de salud actual. Un cuestionario detallado puede ayudarte a reflexionar sobre tus hábitos actuales en cuanto a estilo de vida, alimentación, calidad del sueño, niveles de energía, estrés y estado emocional. Este análisis inicial, que encontrarás en la siguiente página, te ayudará a establecer un punto de partida claro que te permitirá monitorear tu progreso a lo largo del programa y ajustarlo de acuerdo con tus necesidades y resultados. También lo encontrarás al final de la libreta, para ser completado una vez que hayas establecido tu rutina diaria, de modo que puedas comparar tu progreso desde el inicio y reconocer cuánto has avanzado en tu nuevo estilo de vida.

Cómo navegar esta guía y tu cuaderno de trabajo

A continuación, te mostraremos cómo utilizar eficientemente esta guía y tu cuaderno de trabajo, para que aproveches al máximo esta experiencia transformadora.

1. **Lee la introducción**: Comienza por leer la introducción general de la guía y la de este capítulo, para familiarizarte con los objetivos y beneficios del programa. Esto te proporcionará una base sólida y una comprensión clara de lo que puedes esperar durante estos 21 días.

2. **Estructura diaria:** Cada día de la guía está organizado de la siguiente manera:

- **Tema del día:** Se presentará un tema específico relacionado con la desintoxicación y la salud.

- **Prácticas sugeridas:** Encontrarás actividades o hábitos diarios que puedes incorporar en tu rutina. Estas prácticas están diseñadas para ser simples y efectivas.

- **Reflexiones diarias:** Al final de cada jornada, se incluirán preguntas de reflexión que te animarán a pensar sobre tu progreso y experiencias. Dedica unos minutos a escribir tus pensamientos en el cuaderno.

3. **Cuaderno de trabajo:** Consigue una libreta que funcione como tu cuaderno de trabajo, el cual usarás de la siguiente manera:

   - **Registro de progreso:** Utiliza sus páginas para anotar tus avances, emociones y experiencias diarias. Llevar un registro te ayudará a mantener el enfoque y a identificar patrones en tu bienestar.

   - **Espacio para reflexiones:** Cada día, reserva un espacio para escribir tus reflexiones sobre el tema y las prácticas del día. Esto te permitirá profundizar en tu proceso de desintoxicación.

   - **Actividades adicionales:** A lo largo del cuaderno, anota todas las actividades que encuentres útiles para reforzar lo aprendido en la guía. Te animamos a realizarlas y a registrar tus resultados.

4. **Sé flexible y compasivo contigo mismo:** Recuerda que este es tu viaje personal. Está bien si algún día no puedes seguir todas las indicaciones; lo más importante es que te mantengas comprometido y abierto. Cada paso que tomes hacia tu bienestar cuenta.

5. **Revisiones semanales:** Al final de cada semana, tómate un tiempo para revisar tus notas y reflexiones. Evalúa cómo te sientes, qué has aprendido y qué cambios has notado en tu salud y estilo de vida. Esta revisión te ayudará a reconocer tus logros y a ajustar tu enfoque para la semana siguiente, si es necesario.

6. **Comparte tu experiencia:** Si te sientes cómodo, considera compartir el progreso de tu viaje con amigos o dentro de tu comunidad. Compartir tus experiencias puede aumentar tu motivación y brindarte apoyo adicional.

Capítulo 2 Preparación para la Desintoxicación o para el resto de tu vida

Antes de comenzar cualquier proceso de desintoxicación, es fundamental evaluar tu estado de salud actual. Un cuestionario detallado puede ayudarte a reflexionar sobre tus hábitos de alimentación, digestión, calidad del sueño, niveles de energía, estrés y estado emocional. Este análisis inicial establece un punto de partida claro y permite monitorear tu progreso a lo largo del programa.

El Regreso a la comida viva

Preevaluación de tu estado de salud en este momento

1. Alimentación

- ¿Del 1 al 10, qué calidad de alimentos consideras que estás consumiendo actualmente? _____
- ¿Sueles preparar un menú balanceado? ☐ Sí   ☐ No sé   ☐ No   ☐ A veces
- ¿Decides qué comer según lo que sientes en ese momento? ☐ Sí   ☐ No   ☐ A veces
- ¿Cuántas veces al día comes? _____
- ¿Comes hasta sentirte llena? ☐ Sí   ☐ No
- ¿Controlas la cantidad de alimentos que consumes? ☐ Sí   ☐ No
- ¿Comes rápido o despacio? ☐ Rápido   ☐ Despacio
- ¿Cuánto tiempo tardas en cada comida? _____
- ¿Cuánto tiempo transcurre entre una comida y otra? _____
- ¿Tomas líquidos mientras comes? ☐ Sí   ☐ No
- ¿Llevas registro de la cantidad de agua que consumes diariamente? ☐ Sí   ☐ No   ☐ A veces
- ¿Sabes cuánta agua debes tomar al día? ☐ Sí   ☐ No
- ¿Sientes acidez, gases o eructos después de comer? ☐ Sí   ☐ No   ☐ A veces
- ¿Cuántas veces evacuas al día? _____
- ¿Consumes alimentos refinados y procesados, como harinas, pan o arroz blanco?
  ☐ Sí   ☐ No   ☐ A veces
- ¿Consumes azúcares como dulces, refrescos, sodas, etc.? ☐ Sí   ☐ No   ☐ A veces
- ¿Tomas líquidos con cafeína, como café o bebidas energéticas? ☐ Sí ☐ No ☐ A veces
- ¿Consumes bebidas alcohólicas como vino, cerveza o licores? ☐ Sí ☐ No ☐ A veces
- ¿Consumes alimentos de origen animal como carne, queso o lácteos? ☐ Sí ☐ No ☐ A veces

2. Sueño

- ¿Cuántas horas duermes cada noche? _____
- ¿Duermes también durante el día?   ☐ No   ☐ Sí - ¿Cuánto tiempo? _____
- ¿Del 1 al 7, cuántas veces a la semana te acuestas a la misma hora? _____
- ¿Llevas un registro de tus horas de sueño? ☐ Sí   ☐ No
- ¿Intentas acostarte a la misma hora todas las noches? ☐ Sí   ☐ No
- ¿O solo te acuestas cuando te da sueño? ☐ Sí   ☐ No
- ¿Cuál es tu rutina antes de acostarte cada noche? _____
- ¿Del 1 al 7, cuántas veces a la semana te despiertas sintiéndote descansada? _____

3. Energía, estrés y estado físico-emocional

- ¿Del 1 al 10, cuántas cosas en tu vida te causan estrés? _____
- ¿Cómo manejas ese estrés en tu vida diaria? _____
- ¿Qué has hecho en el pasado para abordar los factores que afectan tu energía, estrés o bienestar? _____

4. Estado emocional y espiritual

- ¿Te sientes feliz durante el día? ☐ Sí   ☐ No   ☐ A veces
- Del 1 al 7, ¿Cómo describirías tu relación con Dios? _____
- ¿Cuántas veces al día realizas culto? _____
- ¿Cuánto tiempo dedicas al culto diario? _____
- ¿Cuánto tiempo personal pasas con Dios? _____
- ¿Cuántos versículos de la Biblia memorizas por semana? _____

5. Movimiento corporal y ejercicio

- ¿Sabes cuáles son los siete tipos diferentes de ejercicio que existen? ☐ Sí   ☐ No
- ¿Reconoces qué tipo de movimiento necesita tu cuerpo en este momento?
  ☐ Sí   ☐ No   ☐ A veces
- ¿Cuántos días a la semana haces ejercicio? _____
- ¿Cuántos minutos dedicas al ejercicio cada día? _____
- ¿Sueles ejercitarte a la misma hora cada día? ☐ Sí   ☐ No   ☐ A veces
- ¿Qué tipo de ejercicios realizas con mayor frecuencia? _____
- ¿Incluyes ejercicios de respiración, estiramiento o relajación en tu rutina?
  ☐ Sí   ☐ No   ☐ A veces
- ¿Practicas ejercicios al aire libre? ☐ Sí   ☐ No   ☐ A veces
- ¿Realizas actividades físicas en grupo, como clases o caminatas comunitarias?
  ☐ Sí   ☐ No   ☐ A veces
- ¿Qué te motiva a moverte o ejercitarte? _____
- ¿Sientes que el ejercicio mejora tu estado emocional o espiritual? ☐ Sí ☐ No ☐ A veces
- ¿Has notado cambios en tu energía, ánimo o concentración desde que comenzaste a moverte más? ☐ Sí   ☐ No   ☐ A veces
- ¿Te tomas tiempo para calentar antes de comenzar? ☐ Sí   ☐ No   ☐ A veces
- ¿Estiras tu cuerpo después de ejercitarte? ☐ Sí   ☐ No   ☐ A veces
- ¿Has sentido dolor, incomodidad o fatiga excesiva durante o después del ejercicio?
  ☐ Sí   ☐ No   ☐ A veces
- ¿Adaptas tu rutina según cómo se siente tu cuerpo cada día? ☐ Sí ☐ No ☐ A veces

"Amado, yo deseo que tú seas prosperado en todas las cosas, y que tengas salud, así como prospera tu alma" (3 *Juan* 1:2 [énfasis agregado])

"Amado, yo deseo que tú seas prosperado en todas las cosas, y que tengas salud, así como prospera tu alma" (3 *Juan* 1:2 [énfasis agregado])

"Grande conocimiento es el conocerse a sí mismo. El maestro que se estime debidamente permitirá que Dios amolde y discipline su mente…. El conocimiento de sí mismo lleva a la humildad y a confiar en Dios; pero no reemplaza los esfuerzos para el mejoramiento de uno mismo. **El que conoce**

El Regreso a la comida viva

sus propias deficiencias no escatimará empeño para alcanzar la excelencia física, mental y moral" (*Mente, Carácter y Personalidad*, vol.1, p 20.5 1 [énfasis agregado]).

Cómo Hacer el Cambio de Mentalidad

Al comenzar este viaje de 21 días de desintoxicación, es fundamental abordar el cambio de mentalidad como el primer paso hacia una vida más saludable y plena. La forma en que pensamos afecta directamente nuestras acciones y, en consecuencia, nuestros resultados. En esta sección, exploraremos la importancia de mantener una actitud positiva, cómo superar creencias limitantes y qué estrategias pueden ayudarte a mantener la motivación durante este proceso de transformación.

Recuerda siempre: ¡Si piensas que no puedes, tienes razón… y si piensas que sí puedes… también tienes razón!

Para realizar un cambio efectivo en tu mentalidad, considera estos pasos:

- **Reflexiona y escribe:** Dedica tiempo cada día a reflexionar sobre tus pensamientos y creencias. Registra cualquier cambio en tu perspectiva y los esfuerzos que realizas para superarlos.

Querido amigo, pido a Dios que disfrutes de buena salud y que todo te vaya bien así como prospera tu alma.

3 Juan 1:2

- **Practica afirmaciones positivas:** Comienza cada jornada con frases que refuercen tu compromiso con una mentalidad positiva. Afirmaciones como "Soy capaz de lograr cambios con la ayuda de Dios", "Mi salud es una prioridad" o "Mi cuerpo es templo del Espíritu Santo" pueden ser profundamente transformadoras.

- **Haz una lista de intenciones:** Antes de iniciar este desafío, escribe intenciones claras sobre lo que deseas lograr durante estos 21 días. Revisa estas intenciones con regularidad para mantener tu enfoque y propósito.

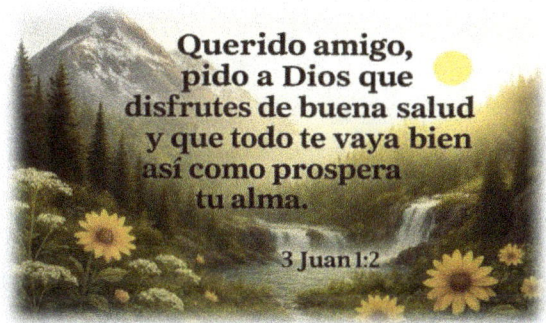

Importancia de la Mentalidad Positiva

Afrontar la desintoxicación con una actitud abierta y positiva es esencial. Una mentalidad positiva puede influir significativamente en el éxito del proceso. Herramientas como afirmaciones diarias, visualización de metas y el uso de un diario emocional pueden ser de gran ayuda para sostener tu motivación y fortalecer tu compromiso.

- "Todo lo puedo en Cristo que me fortalece" (Filipenses 4:13)

El Regreso a la comida viva

- La fe y la esperanza, el valor y el gozo son virtudes que pueden desarrollarse mediante la práctica constante. Si deseamos reflejar la imagen de Jesús en nuestra vida, es esencial que aprendamos a cultivar estas cualidades con intención y perseverancia.

- "Espero que cuiden bien de tu salud y que sean todo el valor, fe y esperanza en el Señor. Que nada te deprima. Sigue mirando hacia arriba, no hacia ti mismo(a) ni hacia lo que otros puedan decir o hacer. Se fuerte en el Señor y en el poder de Su fuerza. Que el Señor te fortalezca cada hora, en cuerpo, espíritu y mente. Entonces llevarás contigo una atmósfera sagrada. recibirás ayuda y gracia en todo momento, y tu gozo será completo. Aférrate a Jesús, el Poderoso, y Él te levantará, te bendecirá, te animará y te consolará" (*Letters and Manuscript*, vol.7, Lt 16I, 1892, par. 8, Traducido del inglés [énfasis agregado]).

Qué Esperar Durante el Proceso de Desintoxicación

El proceso de desintoxicación suele desarrollarse en varias etapas. En la fase inicial, el cuerpo comienza a eliminar toxinas acumuladas, lo que puede provocar síntomas como cansancio, dolores de cabeza e irritabilidad. Estos efectos son temporales y forman parte del ajuste natural del organismo.

Conforme avanza el proceso, suele seguir una etapa de revitalización, en la que se experimenta un aumento de energía, mayor claridad mental y una sensación general de bienestar. Esta transición refleja el fortalecimiento de los sistemas internos y la recuperación del equilibrio corporal.

- "Venid a mí todos los que estáis trabajados y cargados, y yo os haré descansar" (*Mateo* 11:28 [énfasis agregado])

- **Provisión divina para la salud y el ánimo.** El Señor ha provisto abundantemente todo lo necesario para que tengamos fuerza y ánimo. Si cooperamos con Él, podemos disfrutar de buena salud y bienestar.

- "Dios obrará maravillas por nosotros **si cooperamos** con él con fe. Sigamos, pues, una conducta razonable como para que nuestros esfuerzos puedan ser bendecidos por el cielo y coronados de éxito" (*Notas Biográficas de Ellen G. de White*, p. 440.3 [énfasis agregado]).

Superando creencias limitantes

Las creencias limitantes son pensamientos o percepciones que obstaculizan tu crecimiento y progreso. Suelen manifestarse en frases como "no puedo hacer esto" o "siempre he sido así". Para generar un cambio positivo, es fundamental identificar y desafiar estas creencias negativas.

Recuerda siempre:

¡Si piensas que no puedes, tienes razón… y si piensas que sí puedes… también tienes razón!

Cada vez que surja una creencia negativa, pregúntate:

El Regreso a la comida viva

- ¿Esta creencia es realmente cierta?

- ¿Qué evidencia tengo para pensar que podría no serlo?

- ¿Qué pasaría si eligiera creer algo diferente?

Al transformar tu narrativa personal, te abrirás a nuevas posibilidades, lo que te permitirá avanzar en tu proceso de desintoxicación y construir un estilo de vida más saludable.

Capítulo 3 El Enfoque Crudivegano en la Desintoxicación

Comprendiendo la pérdida de grasa

La pérdida de grasa es un objetivo común, pero a menudo se malinterpreta. Para lograr una reducción efectiva de grasa corporal, es fundamental entender que este proceso involucra un equilibrio entre la ingesta calórica y el gasto energético. Cuando consumimos más calorías de las que quemamos, el cuerpo almacena el exceso como grasa. Por lo tanto, para perder grasa, debemos crear un déficit calórico, y esto puede lograrse de dos maneras:

1. Reduciendo la ingesta calórica (tipo y cantidad de alimentos).

2. Aumentando el gasto energético mediante el ejercicio.

Alimentación saludable: principios básicos.

Una alimentación equilibrada es esencial para apoyar tus objetivos de pérdida de grasa y mejorar tu salud general. A continuación, se presentan algunos principios fundamentales:

1. **Incluye variedad de alimentos crudos:** Opta por verduras, frutas, grasas saludables, proteínas vegetales y granos integrales.

2. **Controla las porciones:** Incluso los alimentos saludables pueden aportar calorías en exceso si no se mide la cantidad.

3. **Elige alimentos menos procesados:** Los alimentos enteros aportan más nutrientes y menos aditivos.

4. **Hidratación adecuadamente:** El agua apoya la digestión, la eliminación de toxinas y ayuda a regular el apetito.

El Regreso a la comida viva

Errores comunes en el ejercicio durante estos 21 días, evita prácticas que puedan obstaculizar tus objetivos:

1. **Ignorar el entrenamiento de fuerza:** Aumenta la masa muscular y acelera el metabolismo.

2. **Descuidar el descanso:** La recuperación es clave para el rendimiento y la quema de grasa.

3. **No ajustar los entrenamientos:** Escucha a tu cuerpo y adapta tu rutina según tus necesidades.

4. **Expectativas poco realistas:** La pérdida de grasa es gradual. Celebra cada avance y establece metas sostenibles.

Implementando cambios durante los 21 días y aplicar estos principios:

- **Planifica tus comidas:** Evita decisiones impulsivas y mantén opciones nutritivas a mano.

- **Registra tu actividad física:** Llevar un control te motiva y te permite evaluar tu progreso.

- **Establece una rutina diaria:** La consistencia es clave para resultados duraderos.

- **Sé paciente y persistente:** Cada paso cuenta. Mantén una mentalidad positiva.

Recuerda siempre: ¡Si piensas que no puedes, tienes razón… y si piensas que sí puedes… también tienes razón!

Capítulo 4   Cuaderno de Trabajo

Principios básicos del crudiveganismo

¿En qué consiste la alimentación crudivegana? La alimentación crudivegana se basa en consumir alimentos de origen vegetal en su estado más natural, es decir, crudos o ligeramente calentados a temperaturas que no superen los 48 °C (108.4 °F). Este enfoque busca preservar las enzimas naturales y los nutrientes que suelen perderse durante la cocción convencional. Los alimentos crudos ofrecen una mayor concentración de nutrientes vivos, como vitaminas, minerales y antioxidantes, esenciales para la salud y el bienestar.

Optimización de la función corporal. Consumir alimentos crudos puede mejorar la digestión, aumentar los niveles de energía y fortalecer el sistema inmunológico. Las enzimas presentes en estos alimentos contribuyen a la descomposición de los nutrientes, facilitando su absorción y aprovechamiento por el organismo.

¿Por qué los alimentos crudos ayudan a desintoxicar?

Apoyo a los procesos de eliminación y regeneración celular. Los alimentos crudos son ricos en agua, fibra, enzimas y nutrientes vitales que favorecen la eliminación de toxinas y la regeneración celular. La fibra contribuye a limpiar el tracto digestivo, mientras que las enzimas facilitan la descomposición y eliminación de desechos. Además, muchos alimentos crudos poseen propiedades antiinflamatorias y antioxidantes que protegen contra el daño celular y promueven la salud integral.

Alimentos que pueden inhibir la desintoxicación

1. **Procesados**: Comidas rápidas, meriendas empaquetadas.
2. **Refinados**: Harinas blancas, arroz blanco.
3. **Azúcares**: Dulces, refrescos.
4. **Cafeína**: Café, bebidas energéticas.
5. **Alcohol**: Vino, cerveza, licores.
6. **Alimentos de origen animal**: Carne, lácteos, huevos.

Reflexiones generales (para todo el programa)

Dedica cada día un momento para escribir tus pensamientos y reflexiones sobre el proceso. Puedes incluir lo que valoras de tu nuevo estilo de vida, aspectos que deseas mejorar y aprendizajes que hayas obtenido. Estas notas serán una herramienta valiosa para el futuro, ya que te permitirán recordar qué estrategias fueron más efectivas para ti.

Plan de acción diaria- (del #1-6 se hace la noche antes)

Aquí están incorporados los ocho remedios naturales que nos aconseja Elena G. de White en us libro *Ministerio de Curación*, p. 89.1, los cuales son: **Aire puro**: Oxigenación del cuerpo. **Agua**: Hidratación y limpieza del organismo. **Luz solar**: Estimula la producción de vitamina D y fortalece el sistema inmunológico. **Descanso**: Sueño y reposo para regenerar y recargar la energía del cuerpo. **Ejercicio**: Mantenimiento de la salud física y mental. **Nutrición adecuada**. **Temperancia**: Abstinencia de lo dañino y equilibrio en lo beneficioso. **Confianza en el poder divino**: Fe y esperanza.

1. Inicio del día – Gratitud con propósito

- Cada mañana, antes de comenzar mis actividades, me comprometo a cultivar un enfoque espiritual y una actitud positiva de gratitud. Dedicaré unos minutos a agradecer a Dios por dos bendiciones específicas que hayan tocado mi vida durante la semana. Esto me ayudará a reconocer lo que realmente importa y a comenzar el día con un estado emocional positivo.

- Luego, reservaré un tiempo con Dios mediante la oración, la lectura bíblica y la reflexión, permitiendo que Su presencia guíe mi jornada. Seleccionaré un versículo o una verdad bíblica para memorizar como ancla espiritual durante el día.

- Finalmente, abriré mi corazón en conversación con Dios a lo largo del día, expresándole mis emociones, anhelos y dificultades, y se los entregaré a Él. Este ritual diario fortalecerá mi paz interior, me dará claridad espiritual, profundizará mi relación con Él y me brindará sentido y propósito.

2. Control propio y equilibrio (Temperancia)

La temperancia es una virtud que nos ayuda a moderar nuestros impulsos y a vivir con sabiduría. Algunos ejemplos prácticos:

- **Alimentación**: Comer solo lo necesario, evitando tanto los excesos como las restricciones extremas.

- **Tecnología**: Limitar el uso del celular, computadoras, televisores, redes sociales, videojuegos y aplicaciones. (Existen herramientas digitales que pueden ayudarte con esto). El uso excesivo puede afectar la salud mental, el sueño, la concentración, las relaciones personales y distorsionar la percepción entre el mundo real y el digital.

- **Emociones**: No dejarse arrastrar por la ira, la euforia o la tristeza. Aprender a gestionarlas con serenidad y sabiduría, pensando antes de hablar y respondiendo con calma.

- **Finanzas**: Establecer un presupuesto, reducir gastos innecesarios, ahorrar, evitar compras impulsivas, priorizar lo esencial y pagar las cuentas puntualmente. Mantener claridad sobre los ingresos, metas y hábitos de consumo.

- **Palabras**: Pensar antes de hablar, especialmente en momentos de tensión. Si no tienes algo bueno o edificante que decir, es mejor guardar silencio.

El Regreso a la comida viva

Reto y meta del día

Identifica un desafío que podrías enfrentar hoy —ya sea emocional, espiritual, físico o mental— y define un plan de acción claro para abordarlo. Esto te dará dirección y propósito.

- **Reto del día**: Por ejemplo, evitar distracciones, completar tu lista de actividades, mantener la calma en una conversación difícil, etc.

- **Plan de acción**: ¿Qué pasos concretos tomarás para superar ese reto?

Tu transformación no termina aquí.

Cada día es una nueva oportunidad para elegir lo que te nutre, lo que te eleva y lo que te acerca a la vida que mereces.

3. Registro de alimentación: Plan diario de comidas

Desglosa un menú para cada fase del proceso de desintoxicación y para una alimentación saludable a largo plazo. Incluye comidas principales y refrigerios (desayuno, almuerzo, cena y entre comidas). Cada menú debe contener recetas fáciles, prácticas y deliciosas que puedas replicar en casa, siempre basadas exclusivamente en alimentos crudos.

Experimenta con ellas: agrégales, quítales o adáptalas según cómo te sientas al consumirlas, hasta que logres establecer un plan semanal o mensual que funcione para ti y se convierta en tu nuevo patrón de vida.

- **Ideas**: Usa el libro que acompaña este cuaderno. Contiene más de 200 propuestas que puedes utilizar como fuente de inspiración.

- **Recetas y notas importantes**: Crea un recetario con variaciones y añade los beneficios de cada preparación, explicando cómo apoyan el proceso de nutrición. Incluye recetas para jugos verdes, batidos energizantes, ensaladas nutritivas, sopas frías, platos principales y postres crudiveganos sencillos. Escoge las que más te gusten y experimenta con ellas para disfrutar tu nuevo estilo de vida.

- **Lista de compras semanal**: Mantén una lista detallada de los ingredientes necesarios para cada semana del programa, incluyendo cantidades aproximadas para facilitar las compras y evitar desperdicios.

4. Hidratación

La hidratación influye directamente en tu energía, concentración y digestión. Establece la cantidad de agua que debes consumir diariamente con esta fórmula:

Tu peso en libras ÷ 2 = onzas de agua al día

El Regreso a la comida viva

Ejemplo:

100 libras ÷ 2 = 50 onzas

Cada taza equivale a 8 onzas

50 onzas ≈ 1,500 ml, lo que equivale a un litro y medio

Cada onza equivale a 30 ml

Un litro tiene aproximadamente 1,000 ml

Una vez que determines tu cantidad ideal, busca una botella que contenga ese volumen para facilitar tu seguimiento diario.

Peso: _____ lbs ÷ 2 = _____ oz de agua al día

5. Movimiento corporal y ejercicio

El ejercicio no es solo para "verse bien", sino para liberar tensiones, oxigenar el cerebro, mejorar el estado de ánimo y mantener el cuerpo saludable. Existen ocho tipos principales de ejercicio. Para una rutina óptima, se recomienda incluir una combinación de ellos, aumentando gradualmente la intensidad según tu tolerancia y necesidades personales.

- ◆ **Tipos de ejercicio**

  - **Ejercicio aeróbico (cardiovascular)**
    Actividades de intensidad moderada y larga duración que requieren oxígeno para producir energía. Aumentan la respiración y el ritmo cardíaco, mejorando la salud circulatoria y pulmonar.
    Ejemplos: Caminar a paso ligero, correr, nadar, andar en bicicleta, bailar.

  - **Ejercicio anaeróbico**
    Actividades cortas e intensas que no dependen del oxígeno para generar energía.
    Ejemplos: Levantar pesas, carreras cortas (sprints), abdominales, sentadillas intensas, ejercicios HIIT.

  - **Fortalecimiento muscular y óseo**
    Ejercicios diseñados para fortalecer músculos y huesos, generalmente realizados en series de tres con descansos de un minuto.
    Ejemplos: Pesas, bandas de resistencia, flexiones, sentadillas, lagartijas, subir escaleras.

  - **Equilibrio, coordinación y funcionalidad**
    Mejoran la estabilidad, la coordinación y ayudan a prevenir caídas.
    Ejemplos: Equilibrio sobre una pierna, juegos activos, levantar objetos con técnica adecuada, caminar en línea recta, tabla de balance, saltos con música, giros y pausas estables.

  - **Flexibilidad**
    Favorece la movilidad articular y mejora la postura.
    Ejemplos: Estiramientos estáticos, tocar los pies de pie, rodillas al pecho, rotación de brazos y hombros.

- **Ejercicios mentales**
Estimulan la memoria, la concentración y la creatividad.
Ejemplos: Sudoku, crucigramas, aprender música o idiomas, memorizar versículos bíblicos.

- **Ejercicio al aire libre bajo el sol**
Lo ideal es exponerse entre 10 y 30 minutos diarios, según el tono de piel. Se recomienda hacerlo antes de las 10:00 a.m. o después de las 4:00 p.m., para evitar los rayos UV intensos. Esta práctica favorece la producción de vitamina D, mejora el estado de ánimo y regula el ritmo circadiano.
Nota: Se sugiere evitar el uso de protectores solares convencionales por sus componentes tóxicos.

- **Ejercicios de respiración**
Ayudan a reducir el estrés y equilibrar cuerpo y mente.
Ejemplos:

  - Para reducir el estrés: Inhala por la nariz inflando el abdomen, exhala lentamente por la boca durante 5 minutos.

  - Antes de dormir: Inhala por 4 segundos, retén el aire por 7 segundos, exhala por 8 segundos.

  - Para equilibrar mente y cuerpo: Tapa una fosa nasal, inhala por la otra, cambia de lado para exhalar. Repite durante 5 minutos.

6. Rutina para descansar y dormir

Aquí vas a definir todo lo relacionado con tu descanso. Dormir lo suficiente y de forma adecuada permite que el cuerpo se regenere, la mente se estabilice y la salud se fortalezca. Un buen descanso protege el corazón, refuerza el sistema inmunológico y equilibra el estado emocional.

En este espacio, anotarás las rutinas que planeas implementar para mejorar tu sueño. Algunas ideas que pueden ayudarte son:

- Evita dormir durante el día; en su lugar, toma breves momentos de reposo.

- Antes de acostarte, puede ayudarte tomar un baño caliente, leer algo tranquilo y mantener el cuarto oscuro, silencioso y fresco.

- Retira las pantallas y el celular al menos una hora antes de dormir.

- Cena ligera, preferiblemente antes de las 6:00 p.m.

- Evita el consumo de café o bebidas alcohólicas en la noche.

- No realices actividad física intensa al menos tres horas antes de dormir.

- Acuéstate y levántate a la misma hora todos los días, incluso los fines de semana.

7. Reflexión final y aprendizaje del día

Este espacio está diseñado para evaluar todas las actividades realizadas durante el día, hacer los ajustes necesarios y tomar tiempo para escribir cualquier idea, emoción o descubrimiento que haya surgido. Tal vez notaste un patrón en tus decisiones o aprendiste algo sobre tu forma de reaccionar ante ciertas situaciones.

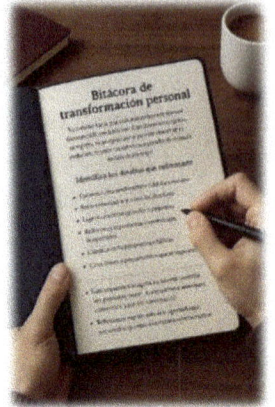

- ¿Notaste señales de deshidratación? (Ejemplo: dolor de cabeza, fatiga, piel seca, etc.)

- **Hoy aprendí**: Puedo lograr lo que me propongo.

- **Mañana quiero mejorar en**: Dedicar más tiempo a mis ejercicios.

✦ *Nota*: **Tómate un momento para planificar las secciones 1 a 6 del próximo día. Esto te ayudará a comenzar la jornada con claridad y propósito.**

📝 *En las próximas páginas te mostraremos un ejemplo de cómo llenar tu bitácora o plan del día, para que tengas una guía clara de cómo completarlo cada día. Este modelo te servirá como inspiración para registrar tus rutinas, reflexiones, metas y progresos de manera consciente, organizada y personalizada.*

El Regreso a la comida viva

📝 **Bitácora de Progreso Diario – _miércoles 22 de octubre de 2025_**

1. 🎯 Temperancia (Control propio y equilibrio) + Reto y plan para hoy

Reto del día
Hoy planeo: Usar el celular solo 20 minutos en redes sociales y comenzar a trabajar en un presupuesto.

Plan para lograrlo
He descargado una aplicación para controlar el tiempo de uso. Haré una lista de ingresos y gastos.

2. 🧡 Inicio del día: Enfoque espiritual y gratitud

Hoy agradezco por:
🌸 _El sol que entró por mi ventana esta mañana. Me recordó que cada día es una nueva oportunidad._
🌸 _La paciencia de mi madre, quien me enseñó a respirar antes de reaccionar._

Tiempo con Dios

- Tiempo que quiero dedicar en cada culto: **_15 min_**
- Número de cultos que quiero tener hoy: **2**
- Planeo dedicar _15 minutos_ a cada culto, aprenderme el _Salmo 19_ y meditar en _cómo la creación refleja Su gloria._

Versículo o verdad que quiero memorizar hoy
"Los cielos cuentan la gloria de Dios, y el firmamento anuncia la obra de sus manos." – Salmo 19:1

Conversación con Dios – ¿Qué le expresé hoy?
Le pedí sabiduría para hablar con amabilidad y claridad.

Tiempo de lectura espiritual
Hoy quiero leer durante 20 minutos.

3. 🥗 Alimentación consciente

Frecuencia
Comeré cada _5_ horas, haré _3_ comidas y evitaré comer entre comidas.

Menú del día
Desayuno: _Papaya con limón y semillas de chía. Me sentí fresca, ligera y conectada con mi cuerpo._
Almuerzo: _Ensalada de kale, zanahoria rallada, aguacate y aderezo de tahini. Comí por hambre real después de estudiar. Me sentí nutrida y enfocada._
Cena: _Licuado de plátano, espinaca y leche de almendras. Comí por hábito, no tenía mucha hambre. Me sentí algo pesada después._
Merienda: _Frutas frescas cortadas en pedacitos._
Lista de compras
Semillas de chía y limones.

El Regreso a la comida viva

4. 💤 Descanso y sueño 🛏️

Hoy me quiero acostar a las _**9:30 p.m.**_ y levantar mañana a las _**6:30 a.m.**_ para dormir un total de **9 horas**.

5. 💧 Hidratación

Mi cantidad de agua necesaria cada día es de: _2 litros._
Puedes comenzar a tomar agua dos horas después de comer y dejar de tomarla treinta minutos antes de la siguiente comida.

Plan de hidratación para hoy
Planeo tomar _2 litros_ de agua, distribuidos antes de cada comida.

6. 🤸 Movimiento corporal

- **Actividad física –Aeróbica**: _Nadaré durante 15 minutos._
- **Actividad física –Anaeróbica**: _Hoy no._
- **Fortalecimiento muscular y óseo**: _Subiré 10 escaleras y haré 5 lagartijas._
- **Ejercicios de equilibrio**: _Levantaré 10 monedas del suelo con técnica adecuada y saltaré de un pie al otro 10 veces._
- **Ejercicios de flexibilidad**: _Tocaré los pies estando de pie 10 veces y haré 6 rotaciones de hombros._
- **Ejercicios mentales**: _Realizaré 2 juegos de Sudoku._
- **Ejercicios de respiración**: _Hoy planeo inhalar durante 4 segundos, retener el aire por 7 segundos y exhalar durante 8 segundos._
- **Exposición solar**: _Hoy planeo estar al sol durante 5 minutos antes de las 10:00 a.m._

---

7. 📔 Reflexión y evaluación final del día (logros y ajustes para mañana)

Enfoque espiritual y gratitud
Tuve solo un culto hoy, y memoricé el versículo que planeo repasar durante una semana antes de aprender uno nuevo.

- Cultos realizados: _1_
- Tiempo de lectura espiritual: _14 min_
- Versículo de memoria: _Filipenses 4:13, "Todo lo puedo en Cristo que me fortalece."_

Pensamientos que quiero soltar o transformar
Pensamiento: _No estoy haciendo suficiente._
Transformación: _Estoy avanzando paso a paso y haciendo progresos._

Reto y plan del día
Logré comer sin ansiedad en dos ocasiones. Mañana lo intentaré nuevamente. Tomar agua cuando sentí hambre me ayudó mucho.

El Regreso a la comida viva

Alimentación consciente

Seguí el menú planeado, pero la cantidad fue insuficiente y sentí hambre antes de tiempo. Mañana aumentaré las porciones.

- Ajustes para mañana:

Hidratación

No noté señales de deshidratación. Mi piel se sintió hidratada y no tuve dolor de cabeza.

- Cantidad de agua consumida: *2 litros*
- *No tomé agua durante las comidas.*

Movimiento corporal

Logré cumplir mi objetivo. Mañana aumentaré el tiempo de natación.

- Aeróbico: *Nadé 15 minutos.*
- Fortalecimiento: *Subí 10 escaleras y realicé 5 lagartijas.*
- Equilibrio: *Levanté 10 monedas del suelo con técnica adecuada.*
- Flexibilidad: *Toqué los pies de pie 10 veces y realicé 6 rotaciones de hombros.*
- Ejercicios mentales: *Completé 2 juegos de Sudoku.*
- Respiración: *Inhalé por 4 segundos, retuve por 7 y exhalé por 8.*
- Sol: *Estuve 5 minutos al sol mientras caminaba.*

Descanso y sueño

Me acosté un poco más tarde y me levanté a las 6:30 a.m. Mañana intentaré acostarme más temprano.

Hoy aprendí que…

Cuando escucho a mi cuerpo antes de comer, me siento más en paz y menos culpable.

Mañana quiero mejorar en…

Comer con más conciencia en la noche, y no por rutina.

Bitácora de Plan Diario. Semana _____ Día _____

1. 🎯 **Temperancia (Control propio y equilibrio) + Reto y plan para hoy**

Reto del día: _____

_____

Plan para lograrlo: _____

_____

2. 🧡 **Inicio del día: Enfoque espiritual y gratitud**

Hoy agradezco por: _____

_____

Tiempo con Dios: _____

_____

Versículo o verdad que quiero memorizar hoy: _____

_____

Conversación con Dios – ¿Qué le expresé hoy?: _____

_____

Tiempo de lectura espiritual: _____

3. 🥗 **Alimentación consciente**

Frecuencia: _____

Menú del día

Desayuno: _____

_____

Almuerzo: _____

_____

Cena: _____

_____

Merienda: _____

Lista de compras: _____

4. 💤 **Descanso y sueño** 🛏️

_____

5. 💧 **Hidratación**

El Regreso a la comida viva

Mi cantidad de agua necesaria cada día es de:

_____

Plan de hidratación para hoy:

_____

6. 🏃 Movimiento corporal
- **Actividad física – Aeróbica y/o anaeróbicos:** _____
- **Fortalecimiento muscular:** _____
- **Ejercicios de equilibrio:** _____
- **Ejercicios de flexibilidad:** _____
- **Ejercicios mentales:** _____
- **Ejercicios de respiración:** _____
- **Exposición solar:** _____

7. 📊 Reflexión y evaluación final del día (logros de hoy y ajustes para mañana)

Enfoque espiritual y gratitud: _____
_____
_____

Pensamientos que quiero soltar o transformar: _____
_____

Reto y plan del día: _____
_____

Alimentación consciente: _____
_____

Hidratación: _____

Movimiento corporal: _____
_____

Descanso y sueño: _____

Hoy aprendí que…: _____
_____

Mañana quiero mejorar en…

_____

El Regreso a la comida viva

Capítulo 5   Apoyo al Cuerpo Durante la Desintoxicación

Hidratación y tipos de agua recomendados

Importancia de beber suficiente agua: Beber suficiente agua es esencial para mantener el cuerpo hidratado y facilitar la eliminación de toxinas. El agua ayuda a los riñones a filtrar y eliminar desechos a través de la orina, y también apoya la función del hígado en la desintoxicación del cuerpo[6]. Mantenerse bien hidratado puede mejorar la digestión, la circulación y la salud de la piel.

Tipos de agua recomendados:

1. **Agua de coco sin azúcar:** Rica en electrolitos como potasio, magnesio y sodio, el agua de coco es excelente para la rehidratación y puede ayudar a equilibrar los niveles de electrolitos en el cuerpo[7]. Lee los ingredientes antes de comprarlo.

2. **Agua con limón:** Añadir limón al agua no solo mejora el sabor, sino que también proporciona vitamina C y antioxidantes que pueden apoyar el sistema inmunológico y ayudar en la desintoxicación. [8]

3. **Infusiones herbales:** Las infusiones de hierbas como la menta, el jengibre y la manzanilla pueden ser una forma deliciosa de aumentar la ingesta de líquidos. Estas infusiones también pueden tener propiedades digestivas y calmantes[9].

Ejercicios para acompañar el proceso

Actividades físicas:

1. **Caminar:** Una caminata diaria de 30 minutos puede mejorar la circulación, aumentar los niveles de energía y favorecer la salud cardiovascular sin sobrecargar el cuerpo. Puedes sacar a pasear a tu perro o escuchar un sermón mientras caminas, para que el tiempo transcurra de forma más amena y placentera.

2. **Ejercicios de respiraciones** ejercicios que combina estiramientos suaves con técnicas de respiración, lo que puede ayudar a reducir el estrés, mejorar la flexibilidad y promover la relajación[10].

3. **Estiramientos:** Incorporar estiramientos suaves en tu rutina diaria puede ayudar a aliviar la tensión muscular y mejorar la flexibilidad[11].

El Regreso a la comida viva

Prácticas de bienestar: Respiración Consciente, Meditación y Ejercicio

Durante el proceso de desintoxicación, es fundamental cuidar no solo del cuerpo, sino también de la mente y las emociones. El estrés y la ansiedad pueden afectar negativamente los resultados, por lo que es esencial incorporar prácticas que promuevan la calma interior y el equilibrio emocional, como hablar con Dios o leer la biblia o escuchar sermones o música religiosa. Apréndete de memoria Gálatas 5:22 que hablas de los frutos del espíritu que son: Amor, gozo, paz, paciencia, benignidad, bondad, fe, mansedumbre, templanza…

El movimiento regular es clave para mantener la salud física y mental. Se recomienda implementar un programa de ejercicios que combine actividades aeróbicas con entrenamiento de fuerza. Esto puede incluir caminatas, ciclismo o ejercicios de resistencia. La clave está en elegir actividades que disfrutes, ya que esto facilitará mantenerte activo de forma constante. No olvides incluir ejercicios de estiramiento y relajación para mejorar la flexibilidad y reducir el estrés acumulado.

Ejemplos de Ejercicios

- **Cardio:** Actividades que elevan el ritmo cardíaco y la frecuencia respiratoria, como caminar, correr, nadar, andar en bicicleta, bailar, saltar la cuerda o usar trampolín.

- **Fortalecimiento (fuerza o resistencia):** Ejercicios que aumentan la masa muscular y la resistencia, como levantar pesas, hacer flexiones, dominadas, utilizar bandas elásticas o máquinas de gimnasio.

- **Flexibilidad y equilibrio:** Movimientos que mejoran el rango de movilidad de las articulaciones y la estabilidad corporal, como estiramientos conscientes y ejercicios repetitivos de elongación.

Algunas Prácticas Sencillas:

1. **Respiración consciente:** Practicar la respiración profunda y consciente puede ayudar a reducir el estrés y mejorar la concentración. Una técnica simple es la respiración 4-7-8: inhala por 4 segundos, retén la respiración por 7 segundos y exhala lentamente por 8 segundos[12].

2. **Meditación:** Dedicar unos minutos al día a la meditación [y comunicación con Dios] puede ayudar a calmar la mente y reducir la ansiedad. Puedes empezar con meditaciones guiadas que te ayuden a enfocarte en la respiración y en el momento presente[13]. Note que cuando hablamos de meditar, nos referimos a actividades como el leer la biblia, orar en privado con Dios, hablar con Él, escuchar música religiosa.

3. **Ejercicios de estiramiento consciente:** Algunas posturas de ejercicios, como la postura del niño y la postura del cadáver, son excelentes para la relajación y la reducción del estrés[14]. Uste puede ir a Google para encontrar mas ideas.

El Regreso a la comida viva

Sugerencias de Comidas Saludables

Una alimentación equilibrada y nutritiva es fundamental para sostener un estilo de vida saludable. Se recomienda incluir en tu dieta una amplia variedad de alimentos de origen vegetal, como frutas, verduras, granos enteros, legumbres, nueces y semillas. Optar por una dieta vegana no solo contribuye a tu bienestar físico, sino también al cuidado del planeta.

Considera preparar comidas que incorporen ingredientes frescos y de temporada, y explora recetas que realcen los sabores que disfrutas. La alimentación consciente comienza con elecciones simples que, repetidas con intención, se convierten en hábitos transformadores.

Recursos Adicionales

Para profundizar en tu camino hacia una vida más saludable, existen múltiples recursos disponibles. Libros, sitios web y aplicaciones sobre nutrición, ejercicio y bienestar integral pueden ser herramientas valiosas. Elige aquellos que se alineen con tus objetivos personales y que ofrezcan información confiable y actualizada.

Además, considera unirte a grupos o comunidades que promuevan la alimentación basada en plantas y el ejercicio consciente. El apoyo colectivo puede brindarte motivación, inspiración y nuevas ideas para sostener tus hábitos a largo plazo.

Lecturas Sugeridas

Para enriquecer tu comprensión sobre el cuidado personal a través de la alimentación y el estilo de vida, te invito a explorar las obras de Elena G. White, que ofrecen una visión profunda sobre nutrición, salud y propósito espiritual.

Asimismo, algunos pasajes bíblicos destacan la importancia de elegir alimentos que promuevan la vida y la vitalidad, haciendo énfasis en dietas vegetarianas o veganas. Las enseñanzas sobre el cuerpo como templo del Espíritu pueden inspirarte a adoptar hábitos más conscientes y alineados con tu fe.

A continuación, encontrarás referencias relacionadas con la alimentación crudivegana y el régimen alimenticio según los escritos de Elena G. White, así como textos bíblicos que refuerzan estos principios.

Citas Bíblicas sobre la Alimentación

1. "Y dijo Dios: He aquí que os he dado toda planta que da semilla, que está sobre toda la tierra, y todo árbol en que hay fruto que da semilla; os serán para comer" (*Génesis* 1:29 [énfasis

agregado]). Esta cita se usa a menudo para demostrar el origen de una dieta basada en plantas y resalta la importancia de los alimentos naturales.

2. "Prueba, te ruego, a tus siervos por diez días; y dennos legumbres a comer y agua a beber. Luego, compara nuestros semblantes con los de los jóvenes que comen de la porción de la comida del rey, y haz lo que tú quieras con tus siervos." (*Daniel* 1:12-14 [énfasis agregado]).

Escritos de Elena G. White sobre el Régimen Alimenticio

1. "**Se nos concede una sola vida**; y la pregunta que cada uno debe hacerse es: "¿Cómo puedo invertir mis facultades de manera que rindan el mayor provecho? ¿Cómo puedo hacer más para la gloria de Dios y el beneficio de mis semejantes?" Pues la vida es valiosa sólo en la medida en que se la usa para el logro de estos propósitos" (*Consejos sobre el Régimen Alimenticio*, p. 15.1 [énfasis agregado]).

2. "Nuestro primer deber hacia Dios y nuestros semejantes es el desarrollo individual. Cada facultad con que el Creador nos ha dotado debemos cultivarla hasta el más alto grado de perfección, para realizar la mayor suma de bien de la cual seamos capaces. Por tanto, está bien invertido el tiempo que se usa en la adquisición y la preservación de la salud física y mental. No podemos permitirnos empequeñecer o inhabilitar ninguna función del cuerpo o de la mente. Con la misma seguridad con que lo hagamos, deberemos sufrir las consecuencias" (*Consejos sobre el Régimen Alimenticio*, p. 15.2 [énfasis agregado]).

3. "Para saber cuáles son los mejores comestibles tenemos que estudiar el plan original de Dios para la alimentación del hombre. El que creó al hombre y comprende sus necesidades indicó a Adán cuál era su alimento. "He aquí —dijo— que os he dado toda planta que da semilla..., y todo árbol en que hay fruto y que da semilla; os será para comer". Génesis 1:29. Al salir del Edén para ganarse el sustento labrando la tierra bajo el peso de la maldición del pecado, el hombre recibió permiso para comer también "plantas del campo" (*Consejos sobre el Régimen Alimenticio*, p. 95.1 [énfasis agregado]).

4. "Los cereales, las frutas carnosas, los frutos oleaginosos, las legumbres y las hortalizas constituyen el alimento escogido para nosotros por el Creador. Preparados del modo más sencillo y natural posible, son los comestibles más sanos y nutritivos. Comunican una fuerza, una resistencia y un vigor intelectual que no pueden obtenerse de un régimen alimenticio más complejo y estimulante" (*Consejos sobre el Régimen Alimenticio*, p. 95.2 [énfasis agregado]).

5. "Dios dio a nuestros primeros padres los alimentos que él se propuso que debía comer la raza humana. Era contrario a su plan quitar la vida de ninguna criatura. No debía haber muerte en el Edén. Los frutos de los árboles del jardín, constituían el alimento que requerían

El Regreso a la comida viva

las necesidades del hombre" (*Consejos sobre el Régimen Alimenticio*, p. 95.3 [énfasis agregado]).

Herramientas para la Motivación

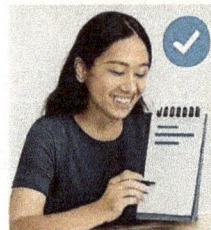

Imagina que estás a punto de embarcarte en un reto de desintoxicación. Has decidido que es momento de hacer un cambio positivo en tu vida y mejorar tu bienestar integral. Para mantener la motivación durante este viaje transformador, cuentas con varias herramientas que te sostendrán día a día.

Desde el principio, reconoces la importancia de establecer metas claras. Te sientas con tu cuaderno y escribes tus objetivos específicos: "Quiero sentirme más enérgica y mejorar mi salud digestiva en 30 días". Divides ese objetivo en metas más pequeñas y manejables, como beber más agua cada día y reducir el consumo de alimentos procesados. Cada pequeño logro te brinda una sensación de avance y te mantiene enfocada en tu propósito final.

HERRAMIENTAS PARA LA MOTIVACIÓN

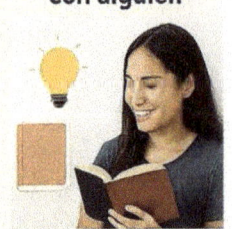

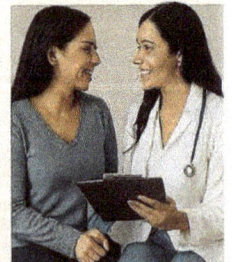

Metas claras — Llevar un diario — Compartir con alguien — Visualización positiva — Recompensas — Conocimiento — Meditación y Atención plena — Ejercicio — Apoyo profesional

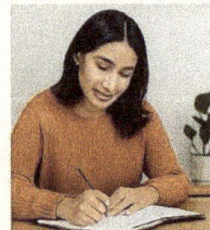

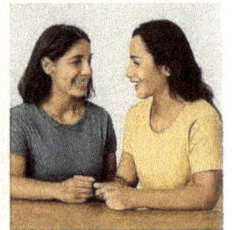

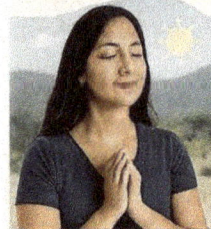

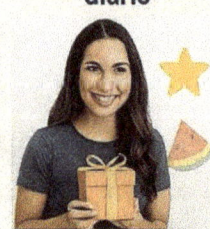

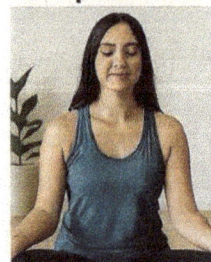

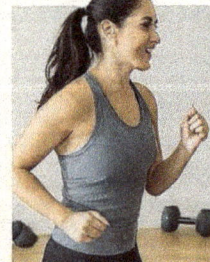

Decides llevar un diario para documentar tu proceso. Cada noche, antes de acostarte, anotas tus pensamientos, emociones y progresos. Este hábito no solo te ayuda a reflexionar sobre tu día, sino que también te permite identificar patrones y desencadenantes que podrían estar afectando tu desintoxicación. Al revisar tus entradas semanales, ajustas tus estrategias según lo que descubres, lo que te da una sensación de claridad y dirección.

Para no sentirte sola en este camino, eliges compartirlo con alguien más. Puede ser un amigo, un familiar o incluso una persona que conoces en línea. Compartir tus experiencias con otro te brinda apoyo mutuo. Se animan, se aconsejan y se sostienen en los momentos difíciles. Saber que alguien más cuenta contigo fortalece tu compromiso con el reto.

El Regreso a la comida viva

Cada día dedicas unos minutos a la visualización positiva. Cierras los ojos e imaginas cómo te sentirás y cómo será tu vida al completar el proceso. Visualizas beneficios específicos como tener más energía, una piel más clara y mayor vitalidad. Incluso creas un tablero de visión con imágenes y palabras que representan tus metas, y lo colocas en un lugar visible para recordarte constantemente por qué comenzaste.

Para mantenerte motivada, te recompensas cuando alcanzas ciertos hitos. Estas recompensas son actividades que disfrutas, como un masaje, una salida al cine o una comida especial saludable. Te aseguras de que tus recompensas estén alineadas con tus objetivos, eligiendo opciones que nutran tu cuerpo y tu alma en lugar de aquellas que puedan sabotear tu progreso.

Te sumerges en el conocimiento sobre los beneficios de la desintoxicación. Lees libros, artículos y estudios que te informan sobre cómo este proceso puede mejorar tu salud física, mental y emocional. Cuanto más aprendes, más motivada te sientes para continuar. También buscas historias de éxito de personas que han completado retos similares. Sus testimonios te inspiran y te ofrecen nuevas ideas para tu propio camino.

Incorporas la meditación en Dios y la atención plena en tu rutina diaria para ayudarte a reducir el estrés y mantener la concentración. Aprendes y practicas técnicas de respiración profunda para calmar tu mente y tu cuerpo durante momentos de tentación o dificultad. Hablas con Dios en tu interior y acudes a Él cuando te sientes tentada a comer de forma equivocada o cuando pierdes el deseo de hacer ejercicio o continuar con tus metas. Él se convierte en tu fuente de fortaleza.

El ejercicio regular se vuelve una parte esencial de tu día. Encuentras una rutina que disfrutas y la sigues con constancia. El movimiento no solo mejora tu salud física, sino que también eleva tu energía y estado de ánimo. Pruebas diferentes tipos de ejercicio, como caminar, correr o entrenamientos de fuerza, para mantenerte interesada y motivada. Ayuda mucho escuchar sermones, la Biblia o libros en audio mientras te ejercitas. Consigues unos auriculares, y eso convierte tus actividades planeadas en momentos agradables y edificantes.

Consideras buscar apoyo profesional. Trabajas con un coach de salud o un terapeuta que te ofrece orientación personalizada. También te unes a grupos de apoyo, en línea o presenciales, donde puedes compartir tus experiencias y recibir consejos de personas que están en el mismo camino.

Finalmente, te esfuerzas por mantener una actitud positiva. Usas afirmaciones para reforzar tu compromiso y cultivar una mentalidad optimista. En lugar de enfocarte en lo que estás dejando atrás, te concentras en los beneficios que estás ganando. Celebras cada pequeño logro y te recuerdas que cada paso que das te acerca más a la mejor versión de ti misma

Capítulo 6   Finalización y Mantenimiento

Recuerda que las frutas frescas son ricas en vitaminas, minerales y antioxidantes. Comienza con frutas suaves como manzanas, peras y bayas. La Biblia menciona la importancia de los frutos en nuestra

El Regreso a la comida viva

dieta: "Y dijo Dios: He aquí que os he dado toda planta que da semilla, que está sobre toda la tierra, y todo árbol en que hay fruto y que da semilla; os serán para comer" (Génesis 1:29).

Y con los vegetales como zanahorias, calabacines y espinacas, Elena de White aconseja lo siguiente: "Los cereales, las frutas carnosas, los frutos oleaginosos, las legumbres y las hortalizas constituyen el alimento escogido para nosotros por el Creador. **Preparados del modo más sencillo y natural posible**, son los comestibles más sanos y nutritivos. Comunican una fuerza, una resistencia y un vigor intelectual que no pueden obtenerse de un régimen alimenticio más complejo y estimulante" (Consejos sobre el Régimen Alimenticio, p. 95.2).

Evita regresar a los alimentos procesados o dañinos, ya que pueden deshacer los beneficios de la desintoxicación.

Construcción de Hábitos Saludables a Largo Plazo

Para mantener hábitos saludables más allá de la desintoxicación, es esencial crear un plan sostenible.

Transición al crudiveganismo: La transición puede ser desafiante, pero con planificación, es posible. Comienza incorporando más alimentos crudos en tus comidas diarias. White menciona: "Preparados del modo **más sencillo** y **natural posible**, son los comestibles más sanos y nutritivos" (*Consejos sobre el Régimen Alimenticio*, p. 95.2).

Compra consciente: Planifica tus compras para incluir una variedad de frutas, vegetales, nueces y semillas. Evita los pasillos de alimentos procesados y enfócate en productos frescos.

Planificación de menús semanales: Planifica tus menús semanales para asegurarte de tener una dieta balanceada. Incluye una variedad de colores y texturas en tus comidas para mantener el interés y la nutrición.

Consejos para Mantener una Alimentación Crudivegana

Mantener una alimentación crudivegana requiere algunos ajustes en la cocina y en la vida social.

Cambios en la Cocina: Invierte en herramientas como un procesador de alimentos, una licuadora de alta potencia y un deshidratador. Estas herramientas facilitarán la preparación de comidas crudiveganas.

Recetas Simples: Comienza con recetas simples como ensaladas, batidos y sopas crudas. Aquí tienes una receta fácil: Ensalada de espinacas y fresas con vinagreta de naranja.

Socialización: Socializar sin abandonar el estilo de vida crudivegana puede ser un desafío. Lleva tus propios platos a reuniones y comparte tus recetas con amigos y familiares. La Biblia nos recuerda:

El Regreso a la comida viva

"Así que, ya comáis, ya bebáis, o hagáis otra cosa, hacedlo todo para la gloria de Dios" (1 *Corintios* 10:31).

Evaluación Final del Proceso

Al llegar al final de este proceso de transformación, es fundamental realizar una evaluación honesta de tu progreso. Tómate un momento para reflexionar sobre los cambios que has implementado en tu alimentación y estilo de vida. Considera lo que has aprendido sobre tus hábitos y cómo estos han impactado tu bienestar integral.

Lleva un registro de los resultados, ya sea en términos de energía, salud mental o física, y anota cualquier desafío que hayas enfrentado, así como las estrategias que utilizaste para superarlos. Esta reflexión te permitirá reconocer tu crecimiento, celebrar tus logros y ajustar lo necesario para continuar avanzando con claridad.

Manteniendo Nuevos Hábitos

Una vez que has establecido nuevos hábitos, el siguiente paso es asegurarte de que se mantengan a largo plazo. Esto implica crear un entorno que respalde tus elecciones saludables. Considera preparar tus comidas con antelación y mantener disponibles los alimentos nutritivos que disfrutas. También es útil desarrollar una rutina diaria que incluya ejercicio, descanso y tiempo dedicado a tu bienestar emocional y espiritual.

Después de estos 21 días de desintoxicación, ya habrás establecido una rutina con la que te sientes bien y segura. Es momento de expandir esa estructura: diseña un calendario más extenso que puedas usar el resto de tu vida. Llegará el momento en que no tendrás que pensar en qué cocinar, qué ejercicio realizar o cuándo hacerlo. Tus conversaciones con Dios serán automáticas y constantes, y tu horario fluirá poéticamente a través de los minutos del día, las semanas y los años, sin esfuerzo ni tensión.

Te convertirás en tu nuevo y mejor "tú", y vivirás desde la plenitud de lo que ya has llegado a ser.

Manteniendo este Viaje Hacia una Vida Plena

Al llegar al final de este viaje de 21 días de desintoxicación, quiero invitarte a reflexionar sobre lo que has experimentado y aprendido a lo largo de este proceso. Has dado un paso valiente al dedicar tiempo y esfuerzo a cuidar de ti misma, y cada pequeño logro es un recordatorio de que el cambio es posible, siempre que estés dispuesta a comprometerte con tu bienestar.

El Regreso a la comida viva

Durante estas semanas, hemos trabajado juntas para transformar no solo tu cuerpo, sino también tu mente, tu espíritu y tu relación con Dios, tu Creador, a quien perteneces por creación y por redención. Has aprendido a desligarte de hábitos que ya no te sirven, cultivando en su lugar prácticas que promueven la salud y la vitalidad. Cada reflexión, cada ejercicio y cada día en que te comprometiste a mejorar, te ha acercado a la versión más saludable y auténtica de ti misma, con una relación más estrecha con Dios.

Recuerda que este no es el final de tu camino, sino el inicio de una nueva etapa. La desintoxicación no representa únicamente un cambio físico, sino también un renacer hacia nuevas posibilidades. Así como las estaciones cambian, tú tienes el poder de seguir transformándote y nutriéndote de maneras que te acerquen a tus sueños y metas.

Llévate contigo las herramientas que has adquirido: la importancia de una mentalidad positiva, la práctica de la gratitud, la relación con Dios, y el poder de la alimentación consciente y el ejercicio regular. Cada paso que elijas dar a partir de ahora será un testimonio de tu dedicación a vivir de forma plena y saludable. Haz del bienestar un pilar fundamental en tu vida diaria.

En ocasiones, los desafíos volverán a presentarse. Habrá días en los que te sientas tentada a regresar a viejos hábitos, y eso es completamente natural. En esos momentos, recuerda por qué comenzaste este viaje y la fuerza que reside en ti para seguir adelante. Confía en Dios y en tu capacidad para obedecer y adaptarte a Su ley natural sobre cómo cuidar y mantener el cuerpo. Busca inspiración en esta guía siempre que lo necesites.

Finalmente, quiero agradecerte por permitirme ser parte de tu camino hacia una vida más saludable. Espero que esta guía resuene en ti y continúe siendo un faro de luz en tu búsqueda de bienestar. Te animo a compartir tu historia y tus aprendizajes con otros, porque cada experiencia puede inspirar y motivar a quienes buscan un camino similar.

Que este sea solo el comienzo de un viaje lleno de descubrimientos, amor propio y salud duradera.

Al concluir este recorrido de 21 días, recuerda que la desintoxicación no es un destino, sino un camino continuo. Los hábitos y las prácticas que has incorporado pueden seguir transformando tu vida si te comprometes a mantenerlos.

Te invito a seguir explorando y creciendo, a ser amable contigo misma y a abrazar cada día como una nueva oportunidad para renacer. La vida está llena de posibilidades, y tú tienes el poder de moldear la tuya.

Gracias por permitirme acompañarte en este viaje. Que tu camino hacia el bienestar siga iluminado y lleno de paz.

El Regreso a la comida viva

Resumiendo el Plan de 21 Días

Semana 1: Limpieza y Energía

Semana 2: Fortalecimiento y Vitalidad

Semana 3: Renovación y Mantenimiento

Consejos para recordar que no podemos olvidar:

1. **Hidratación:**

   Bebe al menos 2 litros de agua al día. Si deseas ser más precisa, pésate y consume la mitad de tu peso en onzas de agua. Por ejemplo, si pesas 150 libras, deberías tomar aproximadamente 75 onzas diarias, lo que equivale a 2,250 ml o dos litros y un cuarto. La hidratación adecuada favorece la eliminación de toxinas, mejora la digestión y mantiene tu energía estable.

2. **Snacks:**

   Opta por frutas frescas o frutos secos como refrigerios. Recuerda que los frutos secos son alimentos concentrados y contienen más azúcares naturales, por lo que deben consumirse con moderación. Elige porciones pequeñas y combínalos con momentos de actividad o reflexión.

3. **Evita:**

   Mezclar frutas con verduras en las mismas comidas. Esta combinación puede dificultar la digestión, por lo que se recomienda no mezclarlas, excepto en jugos (sumos) o en ciertas ensaladas bajo condiciones específicas. Para más detalles, consulta el cuarto libro del programa.

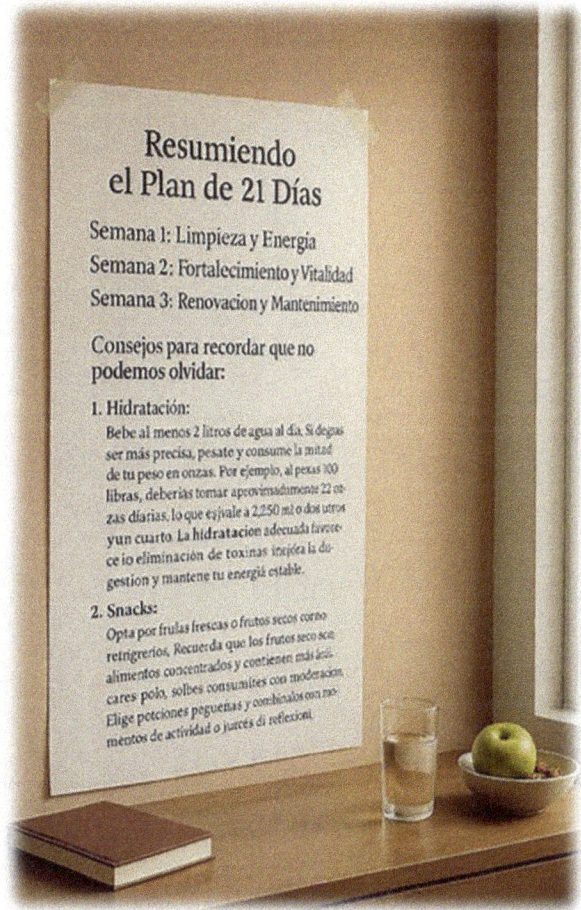

El Regreso a la comida viva

El Regreso a la comida viva

Posevaluación de tu estado de salud en este momento
Llénalo cuando termines los 21 días de la desintoxicación

1. Alimentación

- ¿Del 1 al 10, qué calidad de alimentos consideras que estás consumiendo actualmente? _____
- ¿Sueles preparar un menú balanceado? ☐ Sí   ☐ No sé   ☐ No   ☐ A veces
- ¿Decides qué comer según lo que sientes en ese momento? ☐ Sí   ☐ No   ☐ A veces
- ¿Cuántas veces al día comes? _____
- ¿Comes hasta sentirte llena? ☐ Sí   ☐ No
- ¿Controlas la cantidad de alimentos que consumes? ☐ Sí   ☐ No
- ¿Comes rápido o despacio? ☐ Rápido   ☐ Despacio
- ¿Cuánto tiempo tardas en cada comida? _____
- ¿Cuánto tiempo transcurre entre una comida y otra? _____
- ¿Tomas líquidos mientras comes? ☐ Sí   ☐ No
- ¿Llevas registro de la cantidad de agua que consumes diariamente? ☐ Sí   ☐ No   ☐ A veces
- ¿Sabes cuánta agua debes tomar al día? ☐ Sí   ☐ No
- ¿Sientes acidez, gases o eructos después de comer? ☐ Sí   ☐ No   ☐ A veces
- ¿Cuántas veces evacuas al día? _____
- ¿Consumes alimentos refinados y procesados, como harinas o arroz blanco? ☐ Sí   ☐ No   ☐ A veces
- ¿Consumes azúcares como dulces, refrescos, sodas, etc.? ☐ Sí   ☐ No   ☐ A veces
- ¿Tomas líquidos con cafeína, como café o bebidas energéticas? ☐ Sí   ☐ No   ☐ A veces
- ¿Consumes bebidas alcohólicas como vino, cerveza o licores? ☐ Sí   ☐ No   ☐ A veces
- ¿Consumes alimentos de origen animal como carne, queso o lácteos? ☐ Sí   ☐ No   ☐ A veces

2. Sueño

- ¿Cuántas horas duermes cada noche? _____
- ¿Duermes también durante el día?   ☐ No   ☐ Sí - ¿Cuánto tiempo? _____
- ¿Del 1 al 7, cuántas veces a la semana te acuestas a la misma hora? _____
- ¿Llevas un registro de tus horas de sueño? ☐ Sí   ☐ No
- ¿Intentas acostarte a la misma hora todas las noches? ☐ Sí   ☐ No
- ¿O solo te acuestas cuando te da sueño? ☐ Sí   ☐ No
- ¿Cuál es tu rutina antes de acostarte cada noche? _____
- ¿Del 1 al 7, cuántas veces a la semana te despiertas sintiéndote descansada? _____

3. Energía, estrés y estado físico-emocional

El Regreso a la comida viva

- ¿Del 1 al 10, cuántas cosas en tu vida te causan estrés? _____
- ¿Cómo manejas ese estrés en tu vida diaria?

  _____

  _____

- ¿Qué has hecho en el pasado para abordar los factores que afectan tu energía, estrés o bienestar?

4. Estado emocional y espiritual

- ¿Te sientes feliz durante el día? ☐ Sí   ☐ No   ☐ A veces
- Del 1 al 7, ¿Cómo describirías tu relación con Dios? _____
- ¿Cuántas veces al día realizas culto? _____
- ¿Cuánto tiempo dedicas al culto diario? _____
- ¿Cuánto tiempo personal pasas con Dios? _____
- ¿Cuántos versículos de la Biblia memorizas por semana? _____

5. Movimiento corporal y ejercicio

- ¿Sabes cuáles son los siete tipos diferentes de ejercicio que existen? ☐ Sí   ☐ No
- ¿Reconoces qué tipo de movimiento necesita tu cuerpo en este momento?
       ☐ Sí   ☐ No   ☐ A veces
- ¿Cuántos días a la semana haces ejercicio? _____
- ¿Cuántos minutos dedicas al ejercicio cada día? _____
- ¿Sueles ejercitarte a la misma hora cada día? ☐ Sí   ☐ No   ☐ A veces
- ¿Qué tipo de ejercicios realizas con mayor frecuencia? _____
- ¿Incluyes ejercicios de respiración, estiramiento o relajación en tu rutina?
       ☐ Sí   ☐ No   ☐ A veces
- ¿Practicas ejercicios al aire libre? ☐ Sí   ☐ No   ☐ A veces
- ¿Realizas actividades físicas en grupo, como clases o caminatas comunitarias?
       ☐ Sí   ☐ No   ☐ A veces
- ¿Qué te motiva a moverte o ejercitarte? _____

- ¿Sientes que el ejercicio mejora tu estado emocional o espiritual? ☐ Sí   ☐ No   ☐ A veces
- ¿Has notado cambios en tu energía, ánimo o concentración desde que comenzaste a moverte más? ☐ Sí   ☐ No   ☐ A veces

- ¿Te tomas tiempo para calentar antes de comenzar? ☐ Sí ☐ No ☐ A veces
- ¿Estiras tu cuerpo después de ejercitarte? ☐ Sí ☐ No ☐ A veces
- ¿Has sentido dolor, incomodidad o fatiga excesiva durante o después del ejercicio? ☐ Sí ☐ No ☐ A veces
- ¿Adaptas tu rutina según cómo se siente tu cuerpo cada día? ☐ Sí ☐ No ☐ A veces.

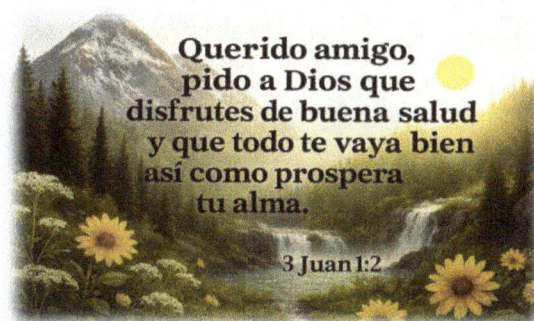

> Querido amigo, pido a Dios que disfrutes de buena salud y que todo te vaya bien así como prospera tu alma.
>
> 3 Juan 1:2

Capítulo 7 La Tierra como medicina

Fundamentos bíblicos y terapéuticos del grounding (reconexión con la tierra)

La información reunida demuestra la importancia de adoptar un enfoque integral para la salud y el bienestar, considerando tanto los factores visibles como los menos evidentes que influyen en nuestro estilo de vida. Al profundizar en conceptos como la frecuencia vibracional de los textiles, la práctica del grounding (conexión con la tierra), el impacto terapéutico del sonido y la influencia del entorno natural, se revela que nuestras elecciones cotidianas —desde la ropa que usamos hasta la calidad del contacto con la Tierra— pueden tener efectos significativos en nuestra vitalidad, equilibrio energético y salud emocional.

Perspectiva global de bienestar

El uso de materiales naturales en la vestimenta, como el lino y la lana, se asocia en la literatura holística con la capacidad de mantener o elevar nuestra frecuencia energética, favoreciendo un estado de mayor vitalidad y bienestar emocional. Aunque la evidencia científica convencional aún es limitada y se centra en efectos físicos directos como el confort y la transpirabilidad, estas observaciones invitan a explorar nuevas dimensiones del bienestar.

La práctica de conectarse con la tierra —considerada por muchos como el "segundo libro de Dios"— nos invita a reconectar con la naturaleza para facilitar la transferencia de antioxidantes naturales desde la Tierra hacia nuestro cuerpo. Este contacto ayuda a regular el estrés, mejorar el sueño y fortalecer el sistema inmunológico, actuando como complemento a los enfoques tradicionales de salud.

La sonoterapia y el uso consciente de sonidos y frecuencias musicales también desempeñan un papel importante en el bienestar, al influir en la relajación, el equilibrio emocional y la recuperación física mediante la sintonización adecuada de vibraciones y melodías específicas.

El Regreso a la comida viva

Todo esto se complementa con los principios recogidos por Elena G. de White, quien recomienda la simplicidad, el acceso a la naturaleza, el cuidado en la elección de la vestimenta y el cultivo de hábitos saludables como pilares para una vida más plena y armoniosa.

Por qué es relevante

Abordar estos temas de manera contextualizada nos permite reflexionar sobre cómo nuestras decisiones individuales pueden potenciar o limitar nuestro bienestar biológico, energético y espiritual. Al integrar el cuidado en la vestimenta, la conexión consciente con la naturaleza y el uso de remedios como el sonido y el aire puro, se promueve un estilo de vida que va más allá de la mera ausencia de enfermedad, buscando equilibrio y calidad en todos los aspectos del ser.

El cuerpo humano funciona como un sistema bioeléctrico y bioelectromagnético, donde cada célula genera y responde a impulsos eléctricos que regulan funciones vitales como el pensamiento, el movimiento, la sanación y la percepción.

Fundamento bioeléctrico del cuerpo humano

El cuerpo humano está compuesto por miles de millones de células que se comunican entre sí mediante señales eléctricas. Este fenómeno, conocido como bioelectricidad, se basa en el movimiento de iones con carga eléctrica (como sodio, potasio, calcio y cloro) a través de las membranas celulares. Esta dinámica permite:

- La transmisión de impulsos nerviosos desde el cerebro hacia los músculos y órganos.
- La contracción muscular, incluyendo el latido del corazón.
- La regulación hormonal y metabólica, mediante señales eléctricas entre tejidos.
- La reparación celular y cicatrización, guiada por campos eléctricos endógenos.

Cada célula posee un potencial eléctrico en reposo, y al activarse, genera un cambio de voltaje que se propaga como señal. Este principio es la base de tecnologías médicas como los electrocardiogramas (ECG) y electroencefalogramas (EEG), que registran la actividad eléctrica del corazón y el cerebro respectivamente.

Bioelectromagnetismo: campos que emite y recibe el cuerpo

El bioelectromagnetismo estudia cómo los organismos vivos producen y responden a campos electromagnéticos. Toda corriente eléctrica genera un campo magnético, por lo que los procesos bioeléctricos del cuerpo también emiten campos que pueden extenderse más allá del organismo. Estos campos:

El Regreso a la comida viva

- Interactúan con el entorno, incluyendo otros cuerpos y dispositivos electrónicos.

- Pueden ser influenciados por campos externos, como los generados por la Tierra, dispositivos médicos o frecuencias terapéuticas.

- Son medibles y se utilizan en terapias como la estimulación magnética transcraneal o la resonancia magnética funcional.

El cerebro y el corazón son los principales generadores de campos electromagnéticos en el cuerpo humano. Por ejemplo, el campo magnético del corazón puede detectarse a varios centímetros de distancia y se considera uno de los más potentes del organismo.

El "electroma": una red bioeléctrica emergente

Investigaciones recientes han comenzado a explorar el concepto de *electroma*, una red bioeléctrica que interconecta todas las células del cuerpo. Este sistema podría tener implicaciones profundas en la comprensión de enfermedades como el cáncer, la regeneración de tejidos y el equilibrio emocional. Se plantea que el cuerpo no solo responde a señales químicas, sino también a patrones eléctricos que regulan la forma, función y comunicación celular.

Aplicaciones en salud y bienestar

Comprender el cuerpo como un sistema bioeléctrico y bioelectromagnético abre nuevas posibilidades terapéuticas:

- **Terapias de frecuencia**: Sonoterapia, estimulación eléctrica, grounding.

- **Medicina regenerativa**: Basada en la aplicación de campos eléctricos.

- **Tecnologías de monitoreo biométrico**: Ropa inteligente, sensores corporales.

- **Prácticas holísticas**: Enfocadas en armonizar el biocampo humano.

Este enfoque no reemplaza la medicina convencional, pero ofrece una visión complementaria que integra ciencia, tecnología y espiritualidad.

Vibración, tejidos y sonido: bienestar holístico desde lo cotidiano

La ropa confeccionada con fibras naturales de alta frecuencia —como el lino, la lana y el cáñamo— se asocia en teorías holísticas con beneficios energéticos y de salud. Paralelamente, el uso medicinal de frecuencias sonoras ha demostrado efectos positivos en la relajación, la reducción del estrés y el apoyo a la sanación emocional y física.

El Regreso a la comida viva

Beneficios de la ropa con alto Hertz

- Fibras como el lino y la lana han sido medidas en experimentos que confirman frecuencias vibratorias elevadas: el lino alcanza hasta 5,000 Hz, mientras que el cáñamo y el ramio oscilan entre 2,000 y 5,000 Hz.

- Se postula que estas frecuencias, al estar en contacto con la piel, ayudan a mantener o elevar la frecuencia energética del cuerpo humano, que en individuos sanos varía entre 62 y 100 Hz según la perspectiva energética.

- El uso de materiales naturales contribuiría al equilibrio del biocampo, incrementando la vitalidad, el bienestar emocional y la conductividad bioeléctrica. En contraste, las fibras sintéticas —con frecuencias por debajo de 100 Hz— podrían asociarse a fatiga y desalineación energética.

- Además, estas telas regulan la humedad, descargan electricidad estática y son resistentes a hongos y bacterias. Históricamente, se han utilizado en contextos hospitalarios para favorecer la curación rápida.

Usos y beneficios de las frecuencias de sonido en medicina

- Las frecuencias del solfeggio (396 Hz, 417 Hz, 528 Hz, 639 Hz, 741 Hz, 852 Hz) se emplean en terapias alternativas para reducir el estrés, aliviar la ansiedad, mejorar las relaciones interpersonales y restaurar el equilibrio emocional.

- Las ondas delta y theta (0.5-7 Hz) inducen estados de sueño profundo y sanación, mientras que las ondas alfa (8–12 Hz) fomentan concentración y pensamiento positivo.

- La sonoterapia puede modular la frecuencia cardíaca y la presión arterial, fortalecer el sistema inmunológico, favorecer la reparación celular y reducir la inflamación y el dolor físico.

Ejemplos concretos:

- 285 Hz: Restauración de tejidos y fortalecimiento inmunológico.

- 396 Hz: Liberación de culpa y miedo.

- 528 Hz: Reparación del ADN y transformación interna.

- 639 Hz: Mejora de relaciones.

- 741 Hz: Limpieza celular y resolución de problemas.

- 852 Hz: Retorno al equilibrio espiritual.

El Regreso a la comida viva

Consideraciones científicas y matices

Aunque en los últimos años se han realizado algunas mediciones y se han publicado reportes experimentales sobre los posibles beneficios de la ropa confeccionada con fibras de alta frecuencia y el uso terapéutico de frecuencias sonoras, la comunidad científica convencional aún considera que estos hallazgos están en una etapa preliminar. Es decir, no cuentan con suficiente respaldo empírico ni han sido validados de forma consistente mediante estudios revisados por pares, como exige el estándar académico en medicina y ciencias aplicadas.

Por esta razón, estas prácticas suelen difundirse principalmente en contextos holísticos, terapias alternativas o enfoques integrativos de salud, donde se valora la experiencia subjetiva, la conexión cuerpo-mente y el bienestar energético como parte del proceso de sanación.

Es importante subrayar que tanto el uso de ropa considerada de "alto Hertz" como la terapia por frecuencias sonoras no deben entenderse como tratamientos médicos en sí mismos, sino como herramientas complementarias. Su propósito es apoyar el bienestar general —físico, emocional y espiritual— sin reemplazar diagnósticos, medicamentos ni intervenciones clínicas convencionales. Integrarlas con discernimiento, y siempre en armonía con el cuidado médico responsable, permite aprovechar sus beneficios sin caer en falsas expectativas.

Métodos prácticos de medición de vibración textil

- **Acelerómetros**: Captan micro-vibraciones en telas sometidas a estímulos mecánicos. Los sensores MEMS miden hasta 1,000 Hz; los piezoeléctricos, más de 1,000 Hz.

- **Sensores de fibra óptica**: Como el PM320E de Thorlabs, detectan vibraciones inducidas por tensión o flexión, desde 0 hasta 40 Hz.

- **Espectroscopía de RMN**: Equipos como el Spinlock SLK 200 caracterizan la composición de fibras, útiles en estudios de respuesta a campos magnéticos.

- **Instrumentos portátiles**: El Fluke 805 FC y el SonicSniffer® detectan frecuencias ultrasónicas desde bajos Hz hasta decenas de kHz.

Equipos recomendados

- **Fluke 805 FC**: Medidor portátil, preciso y fácil de usar.

- **SonicSniffer®**: Equipo de bolsillo con rango de hasta 80 kHz y alta sensibilidad.

- **Spinlock SLK 200**: Espectrómetro de RMN para análisis avanzado.

- **Thorlabs PM320E**: Medidor óptico de alta precisión.

- **Sensores MEMS y piezoeléctricos**: Clásicos en monitoreo industrial.

El Regreso a la comida viva

Estas herramientas permiten pruebas repetibles y precisas sobre vibración mecánica, aunque no miden la "frecuencia energética" en sentido holístico. Algunos equipos alternativos en biomedicina intentan evaluar "biofrecuencias", pero no cuentan con validación científica sólida.

Claves prácticas

- Las fibras naturales (lino, lana, algodón) se asocian simbólicamente con valores vibracionales altos, vitalidad y confort.

- Las fibras sintéticas (poliéster, rayón, nylon) tienen frecuencias más bajas (0–15 Hz), son prácticas y duraderas, pero consideradas menos "energizantes".

- Las mezclas de algodón y poliéster equilibran transpirabilidad y resistencia a las arrugas.

- *El cuidado importa*: El lino y el algodón conservan mejor sus propiedades si se lavan con métodos suaves y adecuados.

🧵 Tabla comparativa de frecuencias simbólicas en telas

Tela	Frecuencia estimada	Uso práctico y percepción energética
Lino	~5,000 Hz	Alta vibración, fresco, duradero
Lana	~5,000 Hz	Cálido, protector, ideal para invierno
Algodón orgánico	~100 Hz	Cómodo, transpirable, uso diario
Seda	~15 Hz	Delicada, elegante, uso ocasional
Poliéster / Rayón	~15 Hz	Sintético, práctico, baja "energía"
Lino + lana combinados	0 Hz	Se anulan mutuamente (visión holística)

Perspectiva espiritual: bíblicas

Este tipo de instrucción forma parte de las leyes de pureza y separación que regulaban la vida cotidiana del pueblo de Israel, muchas veces con un simbolismo espiritual relacionado con la integridad, la santidad y la distinción entre lo sagrado y lo común.

- **Éxodo 28:42.** "Y les harás calzoncillos de lino para cubrir su desnudez; serán desde los lomos hasta los muslos;"
- **Éxodo 39:28.** "Y la mitra de lino fino, y los adornos de las tiaras de lino fino, y los calzoncillos de lino fino torcido,"
- **Levítico 6:10.** "Y el sacerdote se pondrá su vestidura de lino, y vestirá calzoncillos de lino sobre su cuerpo, y recogerá la ceniza cuando el fuego hubiere consumido el holocausto sobre el altar, y la pondrá junto al altar."
- **Levítico 16:4.** "Se vestirá la túnica santa de lino, y tendrá sobre su cuerpo calzoncillos de lino; y se ceñirá con el cinto de lino, y con la mitra de lino se cubrirá; son las santas vestiduras; con ellas se ha de vestir después de lavar su cuerpo con agua."
- **Levítico 19:19**, que dice: "No te pondrás vestidos con mezcla de hilos."
- **Deuteronomio 22:11.** "No te vestirás con mezcla de lana y lino."

Perspectiva espiritual: consejos de Elena G. de White

- **Vestimenta saludable**: "El vestido debe quedar holgado para que el corazón y los pulmones funcionen en forma saludable..."
- **Naturaleza como medicina**: "Es preciso colocar a los enfermos en íntimo contacto con la naturaleza... La vida al aire libre hará milagros..."
- **Música y salud**: "La música del cielo es rica y perfecta... El cuidado de la salud individual es un deber cristiano..."
- "La naturaleza es el mayor libro educativo que podemos utilizar para enseñar a los niños sobre la vida y sobre Dios. El verde vivo que alfombra la tierra, habla del cuidado de Dios por la más humilde de sus criaturas"
- - "Por medio de la naturaleza podemos contemplar al Dios de la naturaleza. El revela su carácter mediante los elevados árboles, los arbustos y las flores."

Estos conceptos refuerzan la importancia de vivir en armonía con los principios naturales y espirituales, integrando.

Vibraciones que restauran: tejidos, sonido y tierra como medicina energética integral

REPASANDO

En el marco de las terapias holísticas contemporáneas, ha emergido un enfoque integrador que busca armonizar cuerpo, mente y espíritu mediante prácticas que estimulan la frecuencia vibratoria del ser humano. Aunque diversas en su forma, tres de estas prácticas comparten una raíz común: la interacción energética entre el cuerpo y su entorno natural. Nos referimos al uso de ropa confeccionada con fibras naturales de alta vibración, a la aplicación terapéutica de frecuencias sonoras y a la conexión directa con la Tierra, conocida como *grounding* o conexión a tierra.

Cada una de estas prácticas propone que el cuerpo humano no solo responde a estímulos físicos, sino también a campos vibracionales sutiles que pueden influir en su equilibrio emocional, inmunológico y espiritual. Desde esta perspectiva, el lino, la lana o el cáñamo no son solo tejidos, sino portadores de frecuencias que interactúan con el biocampo humano. Del mismo modo, las frecuencias sonoras —como las del solfeggio o las ondas cerebrales— no son solo sonidos, sino vibraciones capaces de inducir estados de sanación, concentración o liberación emocional. Y el *grounding*, más allá de una caminata descalza, se presenta como una forma de reconexión bioeléctrica con la Tierra, capaz de reducir la inflamación, regular el sistema nervioso y restaurar el ritmo natural del cuerpo.

Este capítulo explora los fundamentos, beneficios y aplicaciones de estas tres vías de sanación vibracional. Lo hace con una mirada equilibrada, que honra tanto la sabiduría ancestral como la investigación emergente, reconociendo que la ciencia aún está en proceso de comprender plenamente estos fenómenos, pero que la experiencia humana —cuando se vive con conciencia y apertura— puede ofrecer claves valiosas para una vida más plena, vital y conectada.

1. Ropa de alta frecuencia: tejidos que nutren el biocampo

Según terapeutas energéticos y estudios experimentales, ciertos tejidos naturales como el lino, la lana, el cáñamo y el ramio poseen frecuencias vibratorias elevadas que pueden interactuar positivamente con el campo energético humano. El lino, por ejemplo, ha sido medido en hasta 5,000 Hz, mientras que el cáñamo y el ramio oscilan entre 2,000 y 5,000 Hz. En contraste, las fibras sintéticas suelen registrar frecuencias por debajo de los 100 Hz, lo que algunos asocian con fatiga y desalineación energética.

Cuando estas telas de alta vibración entran en contacto con la piel, se postula que ayudan a mantener o elevar la frecuencia del cuerpo, que en individuos sanos se sitúa entre 62 y 100 Hz. Este efecto se vincula con una mayor vitalidad, equilibrio emocional y conductividad bioeléctrica. Además, las fibras naturales regulan la humedad, descargan electricidad estática y son resistentes a hongos y bacterias, lo que históricamente las ha hecho valiosas en contextos hospitalarios.

Más allá de lo físico, muchas personas que adoptan ropa de "alta vibración" reportan sentirse más animadas, conscientes y conectadas. Para algunos, esta elección se convierte en una forma de moda consciente, donde el vestir comunica intención, bienestar y espiritualidad.

2. Frecuencias sonoras: armonía vibracional para cuerpo y alma

La sonoterapia, o terapia por frecuencias sonoras, utiliza vibraciones específicas para inducir estados de relajación profunda, desbloquear emociones y apoyar procesos de sanación. No se trata solo de música, sino de sonidos puros, tonos sostenidos y frecuencias calibradas —como las del solfeggio— que se aplican mediante cuencos tibetanos, diapasones, instrumentos acústicos o la voz humana.

El Regreso a la comida viva

Frecuencias como 396 Hz (liberación de culpa y miedo), 528 Hz (reparación del ADN y transformación interna), 639 Hz (mejora de relaciones), 741 Hz (limpieza celular) y 852 Hz (retorno al equilibrio espiritual) son utilizadas en terapias alternativas para restaurar el bienestar emocional. Las ondas delta y theta (0.5-7 Hz) inducen sueño profundo y sanación, mientras que las ondas alfa (8-12 Hz) fomentan concentración y pensamiento positivo.

Estudios y testimonios sugieren que estas frecuencias pueden modular la frecuencia cardíaca, reducir la presión arterial, beneficiar el sistema inmunológico, aliviar el dolor físico y favorecer la reparación celular. En contextos más amplios, el análisis de frecuencias también se aplica en ingeniería acústica, calibración de sistemas de sonido y percepción de la voz, con implicaciones en salud pública y bienestar auditivo.

3. Grounding: reconectar con la Tierra para restaurar el equilibrio

El *grounding* —también llamado *earthing*— es la práctica de conectar el cuerpo directamente con la Tierra, ya sea caminando descalzo sobre pasto, arena o tierra, o utilizando dispositivos diseñados para facilitar esta conexión. Esta técnica ha ganado popularidad por sus beneficios fisiológicos y emocionales, respaldados por estudios preliminares.

Al establecer contacto con el suelo, el cuerpo recibe electrones libres que actúan como antioxidantes naturales, ayudando a neutralizar radicales libres y reducir la inflamación. Esto puede beneficiar a personas con artritis, enfermedades inflamatorias o problemas cardiovasculares. Se ha observado que tan solo 20-30 minutos de *grounding* pueden mejorar la actividad inmunológica, regular la presión arterial y acelerar la cicatrización de heridas.

En el plano emocional, el *grounding* ayuda a regular los niveles de cortisol —la hormona del estrés—, promoviendo calma, claridad mental y estabilidad emocional. Practicantes reportan mejoras en la calidad del sueño, aumento de energía vital y disminución del dolor crónico. El contacto directo con la naturaleza, además, genera una sensación inmediata de bienestar y conexión espiritual.

4. Consideraciones científicas y enfoque integrador

Aunque existen mediciones y reportes experimentales sobre los beneficios de estas prácticas, la ciencia convencional aún considera preliminar gran parte de esta evidencia. Por ello, se recomienda abordarlas como complementos al bienestar, no como sustitutos de tratamientos médicos convencionales.

Integrar estos enfoques en tu libro permite ofrecer una visión equilibrada y enriquecedora, que honra tanto la sabiduría ancestral como la investigación emergente. Puedes ampliar el contenido con testimonios, aplicaciones culturales y perspectivas prácticas, mostrando cómo el cuerpo humano responde a estímulos vibracionales —ya sean tejidos, sonidos o contacto con la tierra— en su búsqueda de armonía y salud.

El Regreso a la comida viva

Testimonios frecuentes reportan mejoras en la calidad del sueño, reducción de la ansiedad, alivio de dolores crónicos y mayor bienestar emocional. Se recomienda combinar estas prácticas con otras estrategias naturales para potenciar sus efectos. Aunque los estudios científicos aún son preliminares, los resultados sugieren beneficios en la inflamación, la circulación y la regulación del sistema nervioso.

Grounding, tejidos y frecuencias: entre ciencia, tradición y bienestar

En la búsqueda de una vida más consciente y conectada, prácticas como el *grounding*, el uso de ropa natural y la sonoterapia han ganado espacio en contextos de salud integral. Aunque sus beneficios se difunden ampliamente en círculos holísticos, su validación científica varía. A continuación, se presenta una síntesis clara y equilibrada para orientar al lector con discernimiento.

En conclusión

Este enfoque integral reconoce que la salud óptima requiere atención tanto a los aspectos materiales y físicos como a los energéticos y espirituales, brindando herramientas prácticas y principios inspiradores para el bienestar global en la vida moderna.

Vibraciones que sanan: tejidos, sonidos y tierra como medicina energética

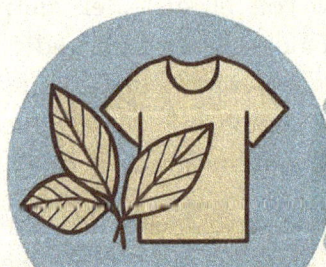

La ropa confeccionada con fibras naturales de alta vibración

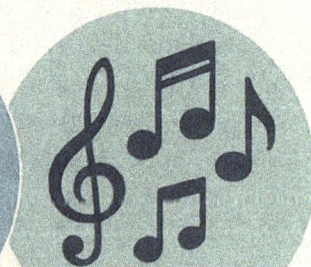

El uso medicinal de frecuencias sonoras

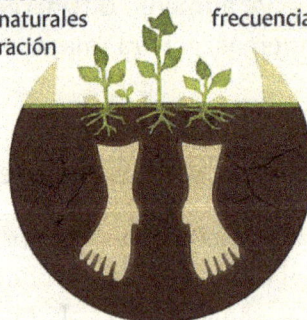

La conexión directa con la Tierra —conocida como grounding—

En el corazón de las terapias holísticas contemporáneas, tres prácticas convergen en una misma intención: elevar la frecuencia del cuerpo humano para restaurar su equilibrio físico, emocional y espiritual.

Recetas Complementarias

Libro #2: Recetas Complementarias

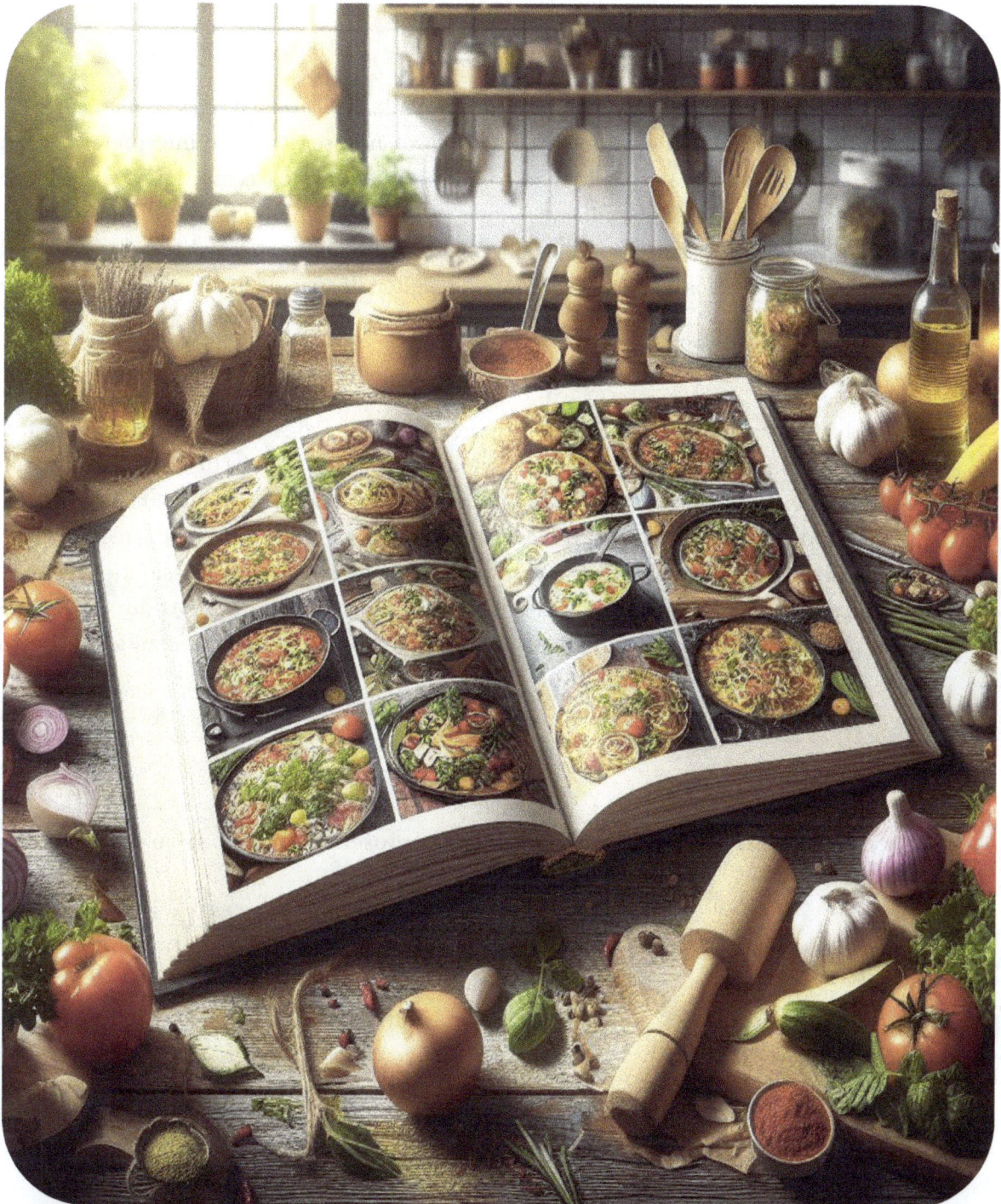

Aviso de Responsabilidad

Esta publicación está destinada únicamente a *fines educativos e informativos*. El contenido presentado en este documento no pretende ser, ni debe interpretarse como, consejo, diagnóstico o tratamiento médico. Se recomienda a los lectores que consulten con un profesional de la salud calificado antes de realizar cualquier cambio en su dieta, prácticas de salud o rutinas de estilo de vida. El autor y el editor declinan toda responsabilidad por los efectos adversos que resulten del uso de la información contenida en esta guía.

La información nutricional proporcionada está destinada únicamente a fines educativos e informativos. Se basa en valores estimados de fuentes de datos comúnmente disponibles y puede variar según los ingredientes específicos, el tamaño de las porciones y los métodos de preparación utilizados. Esta información no pretende reemplazar el asesoramiento médico o nutricional profesional. Las personas con necesidades dietéticas específicas, condiciones médicas o alergias deben consultar a un proveedor de atención médica autorizado o a un dietista registrado antes de realizar cambios significativos en su dieta.

Las recetas de esta sección fueron elaboradas por Josefina Camilo, salvo que se indique otro autor.

Recetas Complementarias

Capítulo 1 Desayunos Saludables

Introducción

La cocina crudivegana es mucho más que una forma mejor de alimentarse: es una celebración de los ingredientes en su estado más puro, que nutren el cuerpo y la mente, haciéndote sentir llena de vida.

En este libro encontrarás recetas para inspirarte, sorprenderte y facilitar tu transición hacia una alimentación más viva y consciente. Cada preparación está diseñada para resaltar lo mejor de los alimentos crudos, sin necesidad de cocinarlos, conservando sus nutrientes y potenciando su sabor natural.

Ya sea que estés buscando desayunos energéticos, meriendas saludables, postres nutritivos o platos principales llenos de sabor y color, aquí descubrirás que comer crudo puede ser delicioso, versátil y profundamente satisfactorio.

Herramientas Esenciales para la Cocina Crudivegana

Antes de sumergirte en las recetas, es importante conocer las herramientas que harán tu experiencia en la cocina más fácil, eficiente y placentera. Contar con los utensilios adecuados puede aumentar tu disfrute al cocinar, transformar tu forma de preparar alimentos y ayudarte a lograr texturas, sabores y presentaciones que realcen cada plato.

A continuación, verás una selección de herramientas recomendadas:

1. **Licuadora de alta velocidad:** Ideal para preparar batidos, leches vegetales, salsas y cremas. Busca una con buena capacidad y potencia para triturar ingredientes duros. Nuestra preferida es la "Vita Mix".

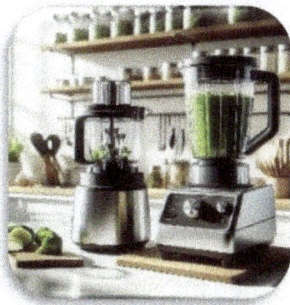

2. **Procesador de alimentos:** Perfecto para picar, mezclar y procesar ingredientes. Es útil para hacer pestos, salsas, galletas y bases para postres.

3. **Deshidratador de alimentos:** Muy útil para deshidratar frutas, verduras y hierbas, creando meriendas saludables como chips de manzana, galletas o pan de semillas.

4. **Cortador de verduras en espiral:** Herramienta que permite hacer "espaguetis" de calabacín, zanahoria u otras verduras. Ideal para ensaladas y platos principales.

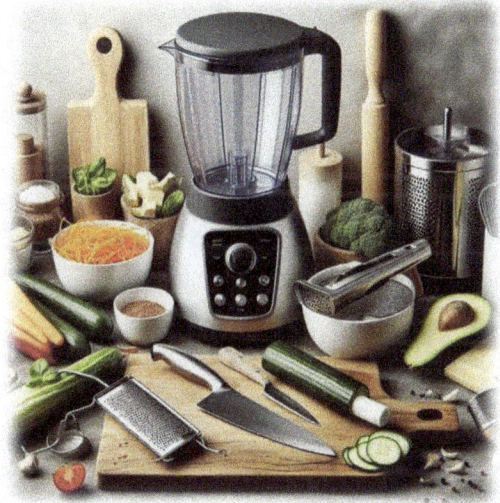

Recetas Complementarias

5. **Rallador:** Útil para agregar textura y sabor a tus platos, rallando zanahorias, remolachas o nueces.

6. **Colador o tamiz:** Ideal para filtrar leches de nuez, jugos y eliminar la pulpa no deseada. Muy práctico para diversas recetas.

7. **Cuchillo de chef:** Un buen cuchillo es esencial para cortar ingredientes frescos con facilidad y precisión.

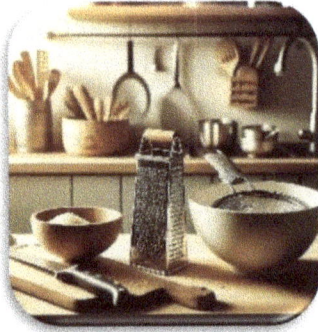

8. **Tablas de cortar:** Tener varias tablas (preferiblemente de bambú o madera) ayuda a evitar la contaminación cruzada entre alimentos.

9. **Tazón mezclador:** Unos recipiente hondo y amplio de varios tamaños es ideal para mezclar ensaladas, aderezos y otros ingredientes.

10. **Recipientes de almacenamiento:** Usa frascos de vidrio o contenedores herméticos para conservar frescos tus ingredientes y preparaciones.

11. **Quitahuesos o sacacorazones:** Herramienta útil para extraer el centro y las semillas de frutas como manzanas o peras, facilitando una preparación más rápida y limpia.

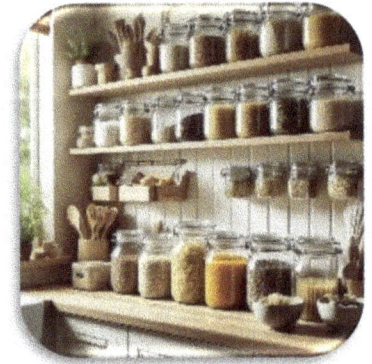

12. **Tela de queso o bolsa para filtrar:** Ideal para separar la pulpa al preparar leches de nueces, obteniendo una bebida más suave y limpia.

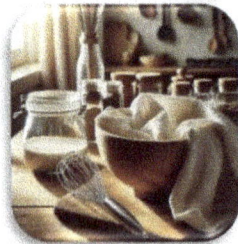

13. **Batidor de mano:** Útil para mezclar ingredientes en salsas, aderezos o preparaciones ligeras.

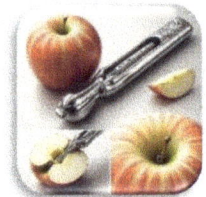

Consejos para el uso y cuidado de tus herramientas

1. **Mantenimiento:** Limpia tus herramientas cuidadosamente después de cada uso. Es mucho más fácil hacerlo cuando los residuos aún están húmedos. Esto prolonga su vida útil y asegura un funcionamiento óptimo.

2. **Invierte en equipo de calidad:** Siempre que sea posible, elige utensilios duraderos y eficientes. A largo plazo, notarás la diferencia en resultados y comodidad.

3. **Almacenamiento:** Mantén tus herramientas organizadas y accesibles dentro de la cocina. Tenerlas a mano facilita la preparación y te ahorra tiempo.

Recetas Complementarias

Licuado Verde de Espinacas y Mango

Ingredientes:

- 1 taza de espinacas

- 1 mango maduro, pelado

- 1 plátano sin cascara

- 1 taza de agua de coco (o agua)

- 1 cucharada de jugo de limón (opcional)

- Hielo al gusto (opcional)

-

Instrucciones

Preparar los ingredientes: Lava bien las espinacas y córtalos en trozos fáciles de manejar.

Mezclar: En una licuadora, añade los ingredientes. Si deseas un toque cítrico, incorpora también el jugo de limón. Procesa a alta velocidad hasta obtener una mezcla suave y cremosa

Servir: Sirve y decora con una hoja de espinaca o una rodaja de mango en el borde.

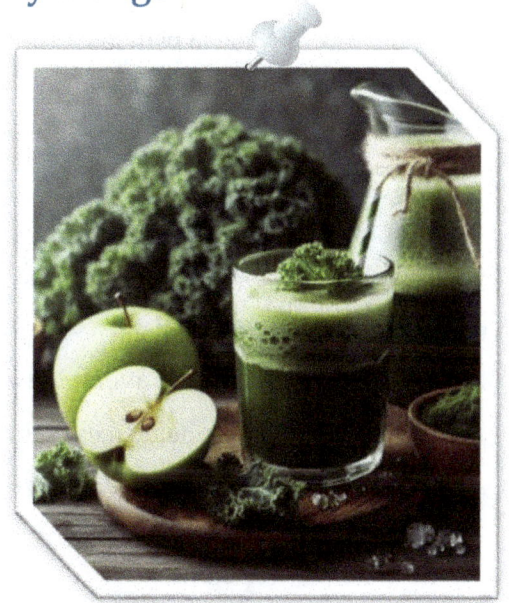

Pudin de Chía con Leche de Almendra

Ingredientes:

- 1/4 de taza de semillas de chía

- 1 taza de leche de nuez de tu preferencia.

- 1 cucharada de jarabe de arce ("maple syrup"), dátiles o miel (opcional, para endulzar).

- 1/2 cucharadita de extracto de vainilla (opcional).

- Frutas frescas (por ejemplo, fresas, arándanos o plátano) para decorar.

- Nueces o semillas para decorar (opcional).

Recetas Complementarias

Instrucciones:

Mezcla bien las semillas de chía con la leche y el jarabe de arce. Déjalo reposar por dos horas o toda la noche. Revuelve bien, sírvelo en porciones, y agrégale las frutas y nueces como decoración.

Granola Cruda con Frutas Secas

Ingredientes:

- 2 tazas de avena integral cruda
- 1 taza de nueces o almendras, picadas
- 1/2 taza de semillas de girasol o calabaza
- 1/2 taza de coco rallado sin azúcar (opcional)
- 1/2 taza de frutas secas (como pasas, arándanos secos o higos)
- 1/4 de taza de miel o jarabe de arce (opcional)
- 1 cucharadita de canela en polvo
- 1/2 cucharadita de extracto de vainilla (opcional)
- Pizca de sal

Instrucciones:

1. **Mezclar los ingredientes secos:** En un tazón grande, combina la avena, las nueces o almendras, las semillas, el coco rallado (si decides usarlo), las frutas secas, la canela y la sal. Remueve bien para integrar todos los ingredientes de manera uniforme.

2. **Incorporar el endulzante y los saborizantes:** En un recipiente pequeño, mezcla la miel o el jarabe de arce con el extracto de vainilla. Vierte esta preparación sobre los ingredientes secos y revuelve hasta que todo quede bien integrado y la mezcla este ligeramente pegajoso.

3. **Formar la granola:** Extiende la mezcla en una bandeja deshidratadora en una capa uniforme. Si no cuentas con una deshidratadora, puedes usar una bandeja para horno cubierta con papel pergamino.

Recetas Complementarias

4. **Deshidratar (opcional):** Si prefieres una textura más crujiente, deshidrata la granola a baja temperatura (aproximadamente 105 °F o 40 °C) durante 8 a 12 horas. Si decides omitir este paso, puedes consumirla directamente.

5. **Almacenar:** Una vez lista, guarda la granola en un frasco hermético. Se conservará fresca durante varias semanas.

6. **Servir:** Disfruta tu granola sola, con leche de almendra, yogur de coco o por encima de batidos y frutas.

Pan Integral Crudo

Ingredientes:

- 1 taza de almendras, remojadas durante 8 horas y enjuagadas.
- 2 tazas de linaza molido
- 1/4 de taza de semillas de girasol
- 1/4 de taza de semillas de calabaza
- 1 cebolla mediana, cortada
- 1 zanahoria, finamente rallada
- 2 cucharadas de salsa de soja o Tamari (opcional)
- 1 cucharada de aceite de oliva
- 1 cucharadita de sal
- 1/2 taza de agua (ajusta al gusto)

Instrucciones:

1. Coloca en un procesador de alimentos las semillas de linaza, girasol y calabaza, y tritúralos bien, y ponlos en un tazón.

2. Agrega al procesador las almendras remojadas y procésalas hasta que estén en forma de pasta y agrégalo a las semillas que están en el tazón.

3. Agrega al procesador la cebolla, y la zanahoria y procésalo hasta que esté en forma de pasta. Luego agrega los líquidos de la salsa de soja (si decides usarla), el aceite de oliva y la sal. Procesa nuevamente hasta lograr una mezcla homogénea.

Recetas Complementarias

4. Junta todos los ingredientes y mézclalos bien, agrega agua y sigue revolviendo hasta conseguir la consistencia deseada, agregando agua al gusto.

5. Divide la masa en porciones y con la forma y el grosor que prefieras.

6. Coloca las piezas sobre una bandeja en el deshidratador cubierta con papel antiadherente. Deshidrata a 115 °F (46 °C) durante 6 a 8 horas. Luego, voltéalas y continúa el proceso por otras 6 a 8 horas, o hasta que estén completamente secas y crujientes.

Servir con aguacate

-   Ingredientes: 2 aguacates maduros, jugo de 1 limón, una pizca de sal y pimienta.

-   Instrucciones: Pela y machaca los aguacates en un tazón. Agrega el jugo de limón, sal y pimienta al gusto. Mezcla bien.

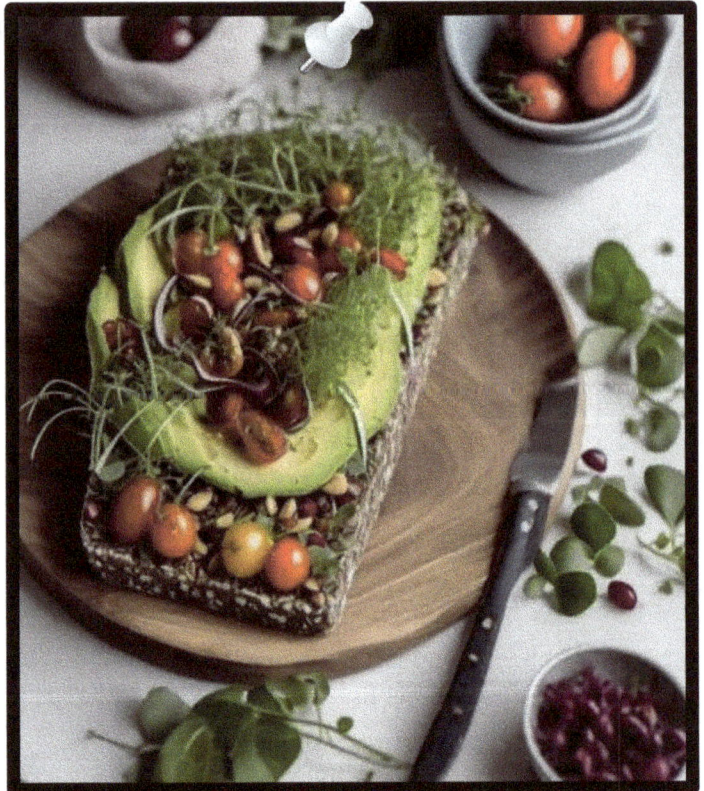

Recetas Complementarias

Capítulo 2 Ensaladas Refrescantes
Ensalada de Col Rizo con Aderezo de Limón y Aguacate

Ingredientes para la ensalada:

- Un manojo de col rizado

- 1 aguacate, cortado en cubos

- 1/4 de taza de almendras, picadas

- Sal de Himalaya y pimienta al gusto

Ingredientes para el aderezo de limón:

- 1/4 de taza de aceite de oliva

- 2 cucharadas de jugo de limón

- 1 cucharadita de miel o jarabe de arce (maple)

- 1 diente de ajo, picado finamente

- Sal de Himalaya y pimienta cayena al gusto

Instrucciones:

1. **Preparar la col:** Lava cuidadosamente las hojas de la col y sécalas por completo. Retira los tallos más duros y corta las hojas en trozos pequeños. Colócalas en un tazón grande.

2. **Masajear las hojas:** Para suavizar la textura del Col rizado, añade una pizca de sal y masajea las hojas con las manos durante 2 a 3 minutos. Notarás que se tornan más tiernas y adquieren un tono verde más intenso.

3. **Preparar el aderezo:** En un recipiente pequeño, mezcla el aceite de oliva, el jugo de limón, la miel o jarabe de arce (maple) y el ajo finamente picado. Bate bien hasta que todos los ingredientes estén integrados. Añade sal y pimienta al gusto.

4. **Combinar la ensalada:** Vierte el aderezo sobre el Col rizado masajeado. Incorpora el aguacate en cubos y las almendras troceadas.

5. **Mezclar y servir:** Remueve todos los ingredientes hasta que el Col rizado esté bien impregnado con el aderezo. Ajusta el punto de sal y pimienta si es necesario, y sirve de inmediato para disfrutar su frescura.

Recetas Complementarias

Ensalada de Remolacha Cruda con Frutos Secos

Ingredientes:

- 2-3 remolachas medianas, peladas y ralladas

- 1/4 de taza de nueces o almendras, picadas

- 1/4 de taza de pistachos picados

- 1/4 de taza de arándanos secos o pasas

- Hojas de menta fresca o perejil, picadas (opcional)

Ingredientes para el aderezo

- 2 cucharadas de aceite de oliva

- Jugo de 1 limón

- Sal y pimienta al gusto

Instrucciones:

1. **Remojar los frutos secos:** Coloca las nueces, almendras y pistachos en agua durante aproximadamente una hora antes de usarlos

2. **Combinar la ensalada:** Añade los frutos secos escurridos y los arándanos secos al tazón con las remolachas ralladas. Si deseas, incorpora hojas frescas de menta o perejil para un toque aromático.

3. **Prepara el aderezo:** En un recipiente pequeño, mezcla el jugo de limón, el aceite de oliva, la sal del Himalaya y la pimienta cayena. Ajusta las cantidades según tu preferencia de sabor. Y agrega a la ensalada

Recetas Complementarias

Ensalada Tropical

Ingredientes:

- 2 tazas de espinacas frescas o mezcla de hojas verdes
- 1 mango maduro, pelado y cortado en cubos
- 1 taza de piña fresca, cortada en cubos
- 1 aguacate, pelado y cortado en cubos
- 1/2 taza de fresas, en rodajas
- 1/4 de taza de cebolla morada, finamente picada
- 1/4 de taza de coco rallado
- 1/4 de taza de almendras o nueces picadas

Para el aderezo:

- 3 cucharadas de aceite de oliva
- 2 cucharadas de jugo de limón o lima fresco
- 1 cucharada de miel
- 1 cucharadita de jengibre fresco, rallado (opcional)
- Sal de Himalaya y pimienta cayena al gusto

Instrucciones:

Preparar el aderezo: En un recipiente pequeño, mezcla el aceite de oliva con el jugo de limón o lima, la miel, el jengibre rallado, la sal y la pimienta. Bate bien hasta obtener una emulsión homogénea.

4. **Preparar los ingredientes:** Lava y corta todas las frutas y verduras según las indicaciones, luego mézclalas y combínalas todas

5. **Ensamblar la ensalada:** En un tazón grande, combina las hojas verdes con el mango, la piña, el aguacate, las fresas y la cebolla morada. Mezcla suavemente para distribuir los ingredientes.

6. **Incorporar el aderezo:** Vierte la mezcla sobre la ensalada y remueve con cuidado para que todos los ingredientes queden bien impregnados.

7. **Finalizar y servir:** Justo antes de servir, espolvorea coco rallado y añade almendras o nueces de macadamia para aportar textura y sabor. Sirve de inmediato para disfrutar su frescura.

Recetas Complementarias

Ensalada de Espárragos con Frutos Secos

Ingredientes:

- 1 manojo de espárragos frescos

- 1 taza de mezcla de frutos secos (como nueces, almendras, avellanas o las nueces que prefieras)

- 1/2 taza de arándanos secos (opcional)

- Hojas verdes (como lechuga, espinacas o rúcula)

- 2 cucharadas de aceite de oliva

- 1 cucharada de jugo de limón

- Sal de Himalaya y pimienta cayena al gusto

- Vinagre balsámico al gusto

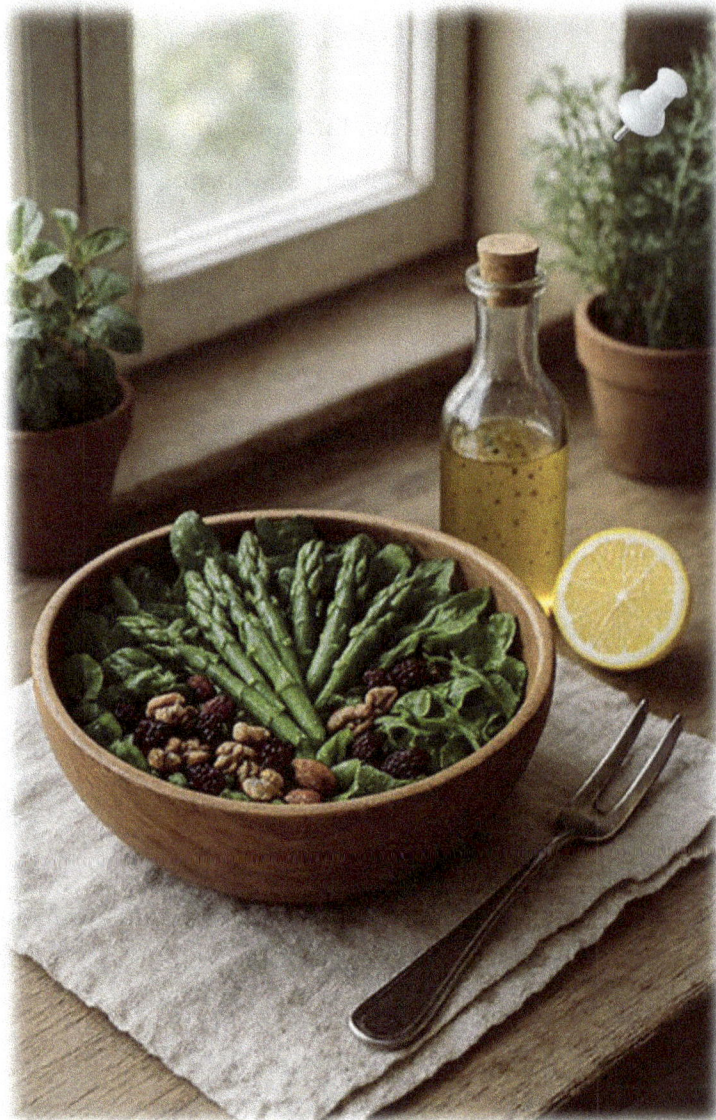

Instrucciones:

1. **Preparar los espárragos:** Lava bien los espárragos y elimina la parte dura de los extremos. Luego, córtalos en trozos de aproximadamente 5 cm.

2. **Preparar el aderezo:** En un recipiente pequeño, mezcla el aceite de oliva, el vinagre balsámico, el jugo de limón, la sal y la pimienta. Bate bien hasta que todos los ingredientes estén integrados.

3. **Montar la ensalada:** En un tazón grande o una fuente, coloca las hojas verdes como base. Añade los espárragos cocidos, los frutos secos y, los arándanos. Vierte el aderezo sobre la ensalada y mezcla bien. Listo para servir

Recetas Complementarias

Capítulo 3   Aperitivos y Meriendas
Rollitos de Lechuga con Hummus de Anacardos

Ingredientes:

- 1 taza de anacardos crudos (remojados en agua durante al menos 2 horas)

- 2 cucharadas de jugo de limón

- 2 dientes de ajo

- 1/4 de taza de agua (o más según la textura deseada)

- 3 cucharadas de aceite de oliva

- 1/2 cucharadita de comino molido

- Sal de Himalaya y pimienta cayena al gusto

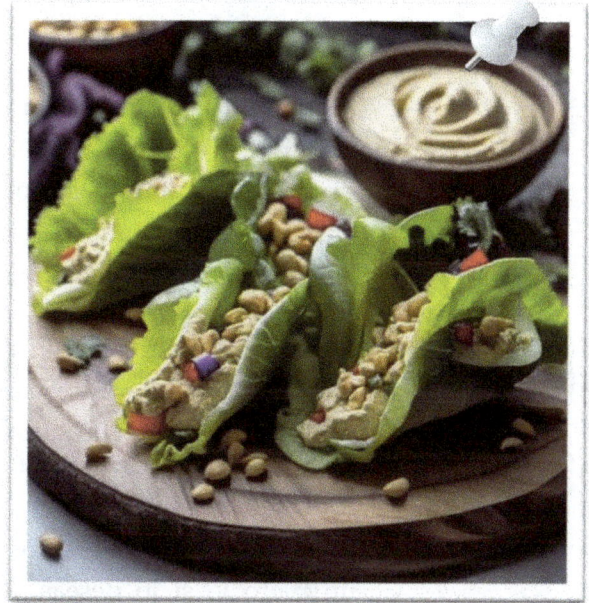

Ingredientes para los rollitos de lechuga:

- Hojas grandes de lechuga (romana funcionan bien)

- Verduras en tiras (como zanahorias, pepino, pimiento rojo)

- Brotes de alfalfa o cualquier brote que prefieras

- Aguacate en rebanadas (opcional)

- Semillas de sésamo para decorar (opcional)

Instrucciones para el Hummus de Anacardos ("Cashews"):

1. **Preparar los anacardos:** Escurre y enjuaga bien los anacardos previamente remojados para eliminar impurezas y facilitar su procesamiento.

2. **Procesar los ingredientes:** Coloca los anacardos en un procesador de alimentos junto con el jugo de limón, el ajo, el agua, el aceite de oliva y el comino en polvo. Tritura hasta que los ingredientes comiencen a integrarse.

3. **Ajustar la textura:** Continúa procesando hasta obtener una crema suave y homogénea. Si la mezcla está demasiado espesa, añade agua poco a poco hasta alcanzar la consistencia deseada.

4. **Sazonar:** Agrega sal y pimienta al gusto, mezcla nuevamente y prueba para ajustar el sabor si es necesario.

Recetas Complementarias

Instrucciones para los rollitos de lechuga:

1. **Preparar las hojas de lechuga:** Lava cuidadosamente las hojas y sécalas por completo para evitar que se rompan al rellenarlas. Asegúrate de que estén limpias y listas para usar como envoltura.

2. **Montar los rollitos:** Toma una hoja de lechuga y coloca en el centro una capa generosa de hummus de anacardos. Sobre el hummus, añade tiras de verduras frescas, brotes y aguacate en láminas.

3. **Enrollar con cuidado:** Envuelve la hoja alrededor del relleno formando un rollito compacto. Si es necesario, utiliza un palillo para mantenerlo cerrado.

4. **Servir y decorar:** Coloca los rollitos en un plato y, si lo deseas, espolvorea semillas de sésamo por encima para darles un toque decorativo y crujiente. Sirve inmediatamente para disfrutar su frescura.

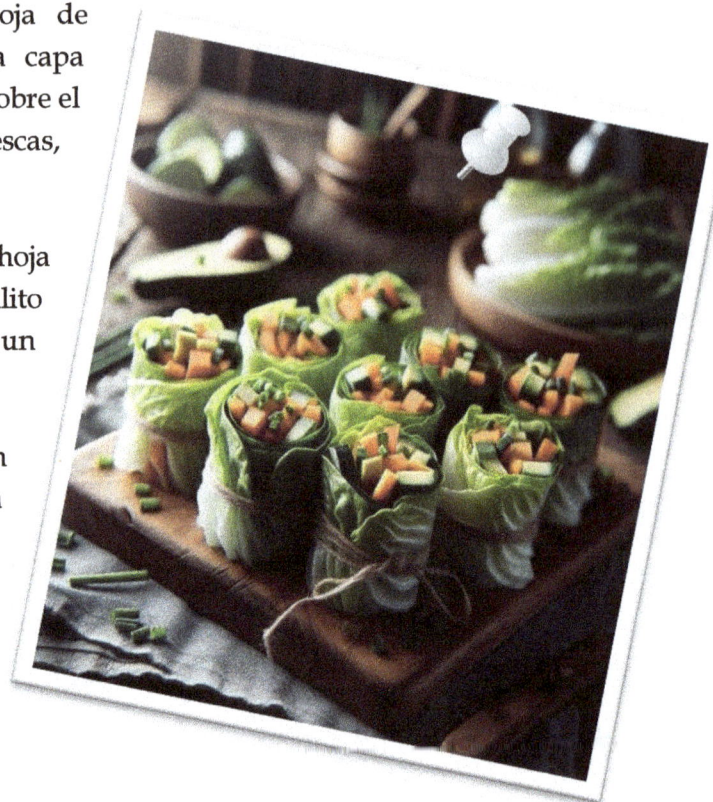

Recetas Complementarias

Frititas de Col Rizada Deshidratados

Ingredientes:

- 1 manojo de col rizada fresco
- 1-2 cucharadas de aceite de oliva
- Sal de himalaya al gusto
- Opcional: especias al gusto (ajo en polvo, pimentón, levadura nutricional, etc.)

Instrucciones:

1. **Preparar la col rizada:** Lava cuidadosamente las hojas de Col rizado y sécalas por completo; la ausencia de humedad es clave para una deshidratación efectiva. Retira los tallos duros y corta las hojas en trozos del tamaño de un bocado.

2. **Mezclar con aceite:** Coloca las hojas en un tazón grande y rocía con aceite de oliva. Remueve bien hasta que todas las piezas queden ligeramente cubiertas, lo que ayudará a lograr una textura crujiente.

3. **Sazonar:** Añade sal y las especias de tu preferencia. Mezcla nuevamente para distribuir los condimentos de manera uniforme sobre todas las hojas.

4. **Deshidratar:** Precalienta el deshidratador a 135 °F (57 °C). Dispón las hojas en las bandejas sin que se superpongan, permitiendo una circulación de aire adecuada. Deshidrata entre 4 y 6 horas, o hasta que estén completamente crujientes.

5. **Almacenar:** Una vez frías, guarda los frititos en un recipiente hermético para conservar su textura. Se mantendrán frescas durante varios días si se almacenan en un lugar seco.

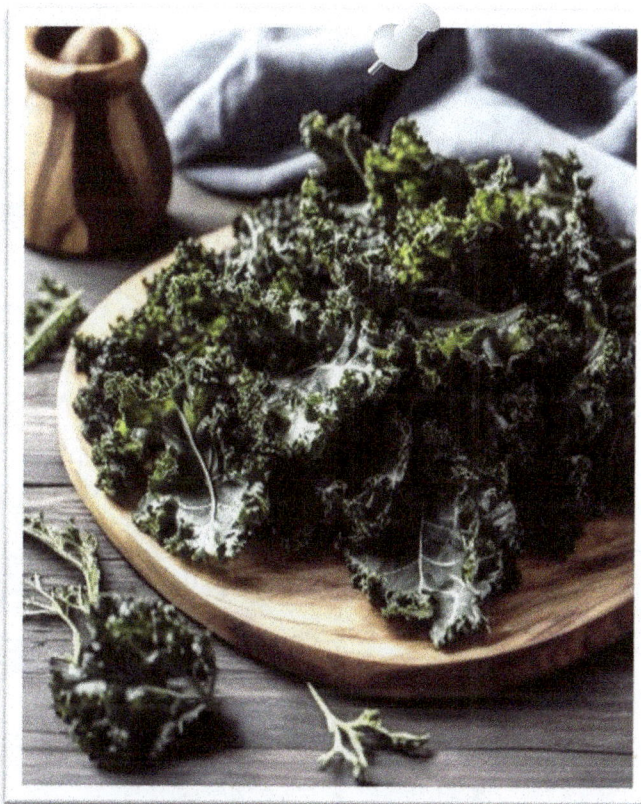

Recetas Complementarias

Bolitas Energéticas de Dátil y Coco

Un delicioso y saludable merienda que es fácil de hacer y perfecto para un impulso de energía.

Ingredientes:

- 1 taza de dátiles sin hueso
- 1 taza de almendras crudas
- 1/2 taza de coco crudo rallado sin azúcar (con un poco más para cubrir)
- 1 cucharada de semillas de chía (opcional)
- 1 cucharada de cacao crudo en polvo (opcional, para un toque de chocolate)
- 1 cucharadita de extracto de vainilla
- - Una pizca de sal

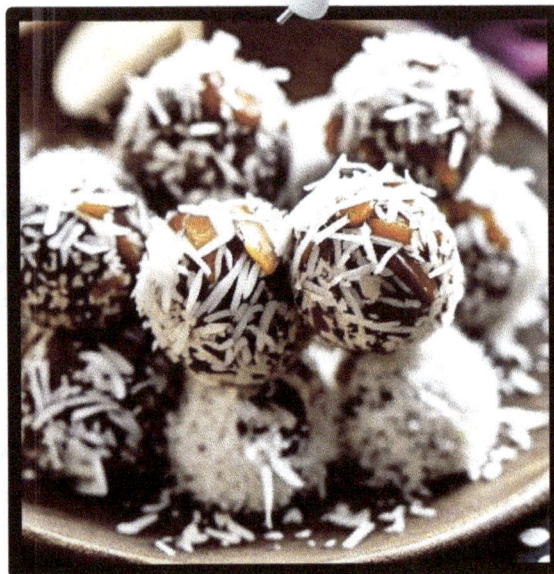

Instrucciones:

1. **Preparar los dátiles:** Si los dátiles están muy secos, remójalos en agua durante aproximadamente 2 horas para ablandarlos. Luego, escúrrelos bien para eliminar el exceso de líquido.

2. **Procesar los ingredientes:** En un procesador de alimentos, coloca los dátiles junto con las almendras, ½ taza de coco rallado, las semillas de chía (si decides usarlas), el cacao en polvo (opcional), el extracto de vainilla y una pizca de sal. Tritura hasta obtener una mezcla homogénea y pegajosa.

3. **Formar las bolitas:** Con las manos, toma porciones de la mezcla y forma bolitas del tamaño de un bocado. Si la masa está demasiado pegajosa, refrigérala durante unos minutos para facilitar el manejo.

4. **Cubrir con coco:** Coloca coco rallado adicional en un plato y rueda las bolitas sobre él hasta que queden completamente cubiertas.

5. **Enfriar y almacenar:** Guarda las bolitas en un recipiente hermético y refrigéralas durante al menos 30 minutos antes de consumirlas. Esto les dará firmeza y mejorará su textura.

Recetas Complementarias

Bocados de Pepino con Guacamole

Ingredientes:

- 2 pepinos grandes
- 2 aguacates maduros
- 1 tomate pequeño, picado
- 1/4 de cebolla roja, picada finamente
- 1 diente de ajo, picado (opcional)
- Jugo de 1 lima
- Cilantro fresco picado al gusto
- Sal de Himalaya y pimienta cayena al gusto
- Opcional: chiles jalapeños picados, al gusto

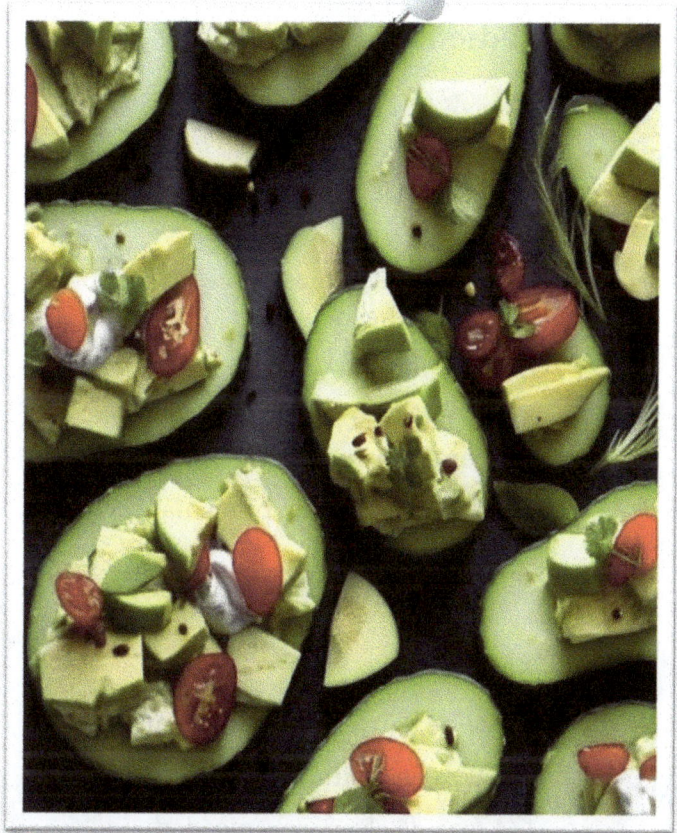

Instrucciones:

1. **Preparar el pepino:** Lava bien los pepinos y córtalos en rodajas gruesas, de aproximadamente ½ pulgada de grosor. Si lo deseas, utiliza una cucharita o un vaciador para retirar suavemente una pequeña porción del centro de cada rodaja, formando un "nido" para el guacamole, sin perforar completamente la base.

2. **Preparar el guacamole:** En un tazón, machaca los aguacates hasta obtener una textura cremosa. Añade el tomate picado, cebolla, ajo (si decides usarlo), jugo de lima, cilantro fresco, sal, pimienta y jalapeños (opcional). Mezcla bien hasta que todos los ingredientes estén completamente integrados.

3. **Ensamblar los bocados:** Coloca una cucharada de guacamole sobre cada rodaja de pepino. Si lo deseas, decora con un poco más de cilantro fresco para darles un toque visual y aromático.

4. **Servir:** Sirve inmediatamente como aperitivo o merienda.

Recetas Complementarias

Capítulo 4: Platos Principales
Lasaña de Calabacín con Salsa de Tomate Cruda

Ingredientes:

Base:

- 4 calabacines medianos, cortados en rodajas finas (aprox. 1/4 pulgada de grosor)
- 1/2 taza de semillas de girasol o nueces, procesadas hasta obtener una pasta
- 1/4 taza de agua
- 1 cucharadita de especias italianas (orégano, albahaca, tomillo)
- Sal de Himalaya y pimienta cayena al gusto

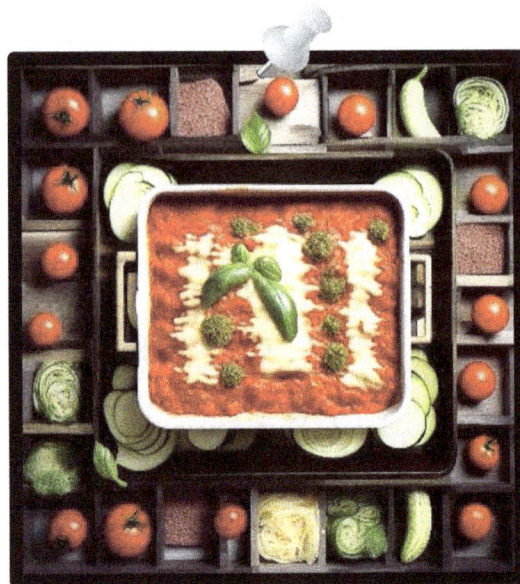

Salsa:

- 1 taza de tomates cereza, picados
- 1/4 taza de aceitunas negras picadas
- 1/4 taza de alcaparras picadas
- 1 cucharada de Tahini o (4 cucharadas de semillas de ajonjolí)
- 1 cucharada de jugo de limón
- 1 cucharadita de salsa de soja
- 1/4 taza de agua
- Sal himalaya y pimienta al gusto

Acompañamiento:

- 1/4 taza de hojas de albahaca fresca, picadas
- 1/4 taza de queso vegano rallado (opcional)
- 1/4 taza de nueces o semillas picadas (opcional)

Recetas Complementarias

Instrucciones:

1. **Preparar la base:** Procesa las semillas de girasol o las nueces junto con el agua hasta obtener una pasta suave y cremosa. Añade las especias italianas, sal y pimienta, y mezcla bien para integrar los sabores.

2. **Montar la primera capa:** En un plato para servir, coloca rodajas de calabacín ligeramente superpuestas formando una base. Esparce una capa uniforme de la pasta de semillas o nueces sobre las rodajas.

3. **Preparar la salsa:** Coloca todos los ingredientes de la salsa en un procesador de alimentos y tritura hasta obtener una mezcla homogénea y bien integrada.

4. **Formar las capas:** Repite el proceso alternando capas de calabacín, pasta de semillas/nueces y salsa. Finaliza con una última capa de calabacín para cerrar la lasaña.

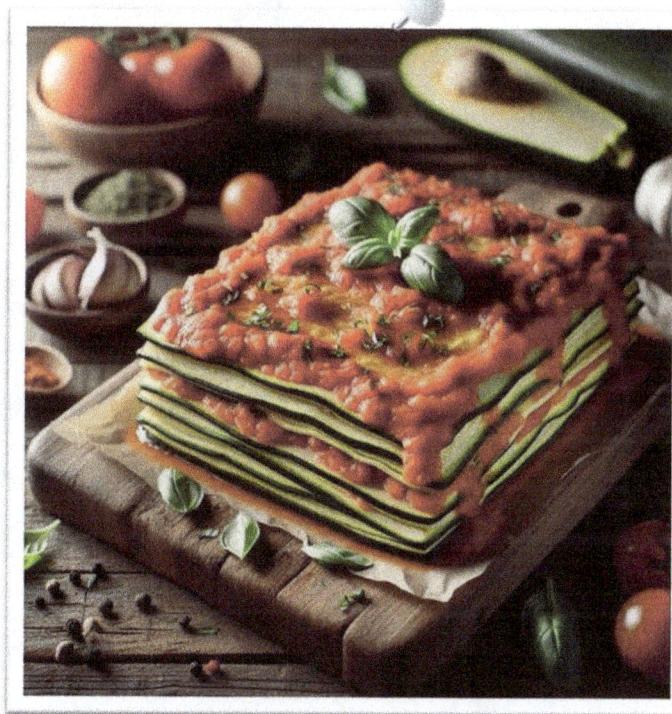

5. **Presentación final:** Decora con hojas de albahaca fresca, queso vegano rallado y nueces o semillas picadas si lo deseas. Sirve inmediatamente o refrigera por unos minutos para que los sabores se asienten.

Consejos:

• Puedes utilizar otras verduras como zanahorias, remolachas o pepinos en lugar de calabacín. Agrega otros ingredientes a la salsa, como ajo, cebolla, pimentón o hierbas frescas al gusto.

• Para una presentación más llamativa, puedes cortar las rodajas de calabacín en formas especiales.

• Deja reposar la lasaña en el refrigerador durante al menos 30 minutos antes de servir para que los sabores se fusionen.

Recetas Complementarias

Tacos de Lechuga con Relleno de "carne" de Nueces

Receta por Mariángeli Morauske

Ingredientes:

- 2 tazas de nueces crudas sin cáscara

- 1 cucharadita de ajo en polvo

- 1 cucharadita de cebolla en polvo

- 2 cucharaditas de pimentón ahumado o chile en polvo

- 2 cucharadas de salsa de soya baja en sodio o aminos de coco (opcional, crudo si prefieres)

- 1/2 cucharadita de comino molido

- 1/4 cucharadita de orégano seco (opcional)

- Sal marina al gusto

- Semillas de girasol crudas (puedes sustituir parte de las nueces)

- Un chorrito de jugo de limón

- 1/2 taza de tomates frescos finamente picados para mezcla

- 1/2 taza de cilantro picado para mezcla o topping

- 2 tazas de hojas grandes de lechuga (romana o iceberg) para servir bien lavadas y secas.

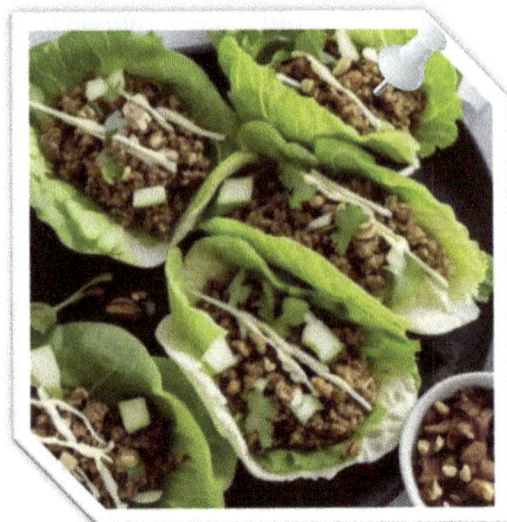

Preparación:

- Coloca el ajo y cebolla en polvo, pimentón, comino, orégano, salsa de soya, sal, y las nueces crudas en un procesador de alimentos. Pulsa hasta obtener una textura similar a carne molida, **evitando que se haga puré**. Ajusta la sal al gusto

- Añade el tomate, cilantro, jugo de limón y/o semillas para dar más frescura, revuelve bien y deja reposar la mezcla unos minutos para que los sabores se integren.

Sugerencias para servir

- Rellena cada hoja con la "carne" de nuez, decora con tomate, cilantro y otros "toppings" que prefieras

- Puedes acompañarla con salsa cruda de tomate, aguacate en cubos y germinados.

- Estos tacos son ideales como plato principal, entrada o merienda saludable

Recetas Complementarias

Espaguetis de Calabacín con Pesto Crudo.

Ingredientes:

- 2-3 calabacines medianos

Para el pesto crudo:

- 2 tazas de hojas de albahaca fresca
- 1/2 taza de piñones o nueces
- 1/2 taza de queso de anacardos
- 2-3 dientes de ajo
- 1/2 taza de aceite de oliva virgen extra
- Jugo de un limón (opcional, para un toque cítrico)
- Sal de himalaya y de pimienta cayena al gusto

Instrucciones:

1. **Preparar los espaguetis de calabacín:** Lava bien los calabacines y sécalos. Utiliza un espiralizador para cortarlos en forma de espaguetis. Si no tienes uno, puedes usar un mandolín o incluso un pelador de patatas para hacer tiras finas que imiten la forma de la pasta.

2. **Preparar el pesto crudo:** En un procesador de alimentos, combina hojas frescas de albahaca, piñones (o nueces), queso de anacardos y ajo. Tritura hasta que los ingredientes estén bien picados.

   Con el procesador en prendido, añade lentamente el aceite de oliva hasta obtener una textura suave y cremosa. Si lo deseas, incorpora jugo de limón para un toque cítrico. Agusta la sal y la pimienta al gusto.

3. **Mezclar y servir:** Coloca los espaguetis de calabacín en un tazón grande y mézclalos con el pesto hasta que estén bien cubiertos.

   Sirve de inmediato y decora con un poco más de queso de anacardos por encima para realzar el sabor y la presentación.

Recetas Complementarias

Ensalada de Quinua Cruda con Verduras

Ingredientes:

Base:

- 1 taza de quinua, germinada (ver instrucciones más abajo)
- 1 taza de verduras frescas picadas a tu gusto: Espinacas, rúcula, lechuga romana, etc. Pepino, tomate, zanahoria, pimiento, etc.

Aderezo:

- 1/4 taza de aceite de oliva virgen
- 2 cucharadas de jugo de limón
- 1 diente de ajo picado
- Sal de Himalaya y de pimienta cayena en polvo al gusto

Acompañamiento:

- 1/4 taza de frutos secos picados (nueces, almendras, semillas de girasol, etc.)
- 1/4 taza de queso vegano rallado (opcional)
- Hierbas frescas picadas al gusto (perejil, cilantro, albahaca, etc.).

Instrucciones:

1. **Germinar la quinua (opcional):** Enjuaga bien la quinua y colócala en remojo con agua fresca durante 6 a 8 horas. Luego, escúrrela completamente y transfiérela a un recipiente con tapa, manteniéndola a temperatura ambiente. Durante las siguientes 24 a 48 horas, enjuaga y drena la quinua dos veces al día para estimular el proceso de germinación. Una vez que los brotes comiencen a aparecer, estará lista para usar.

2. **Preparar el aderezo:** En un frasco pequeño con tapa, mezcla aceite de oliva, jugo de un limón, mostaza, ajo picado, sal y de pimienta al gusto. Agita enérgicamente hasta que todos los ingredientes estén bien integrados y emulsionados.

3. **Juntar y servir:** Vierte el aderezo sobre la ensalada y mezcla suavemente hasta que todo quede bien impregnado. Decora con frutos secos, queso vegano (si lo deseas) y hierbas frescas como perejil, albahaca o cilantro para un toque aromático.

Puedes agregar otras verduras o frutas a tu gusto, como brotes, rábanos, fresas o mango. Para un toque más crujiente, agrega semillas de chía o lino. Puedes preparar el aderezo con anticipación y guardarlo en el refrigerador hasta por una semana. Ajusta la cantidad de aderezo a tu gusto.

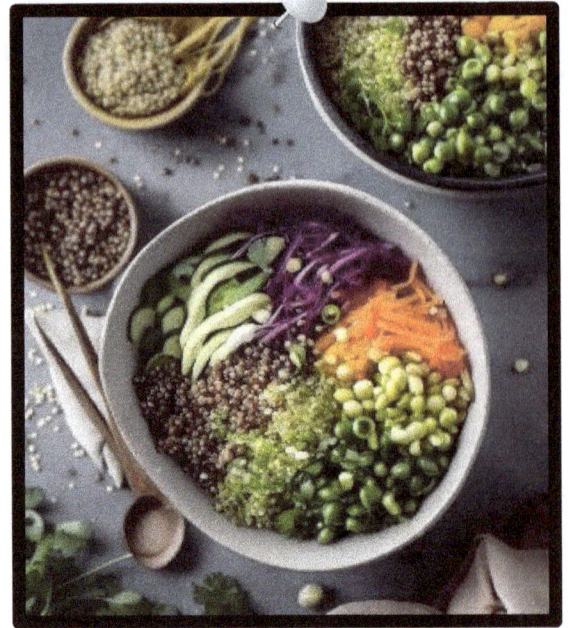

Recetas Complementarias

Capítulo 5: Salsas y Aderezos
Salsa de Tomate

Ingredientes:

- 4 tomates maduros

- 1 diente de ajo picado finamente

- 1/4 de cebolla roja picada finamente

- Un puñado de albahaca fresca, picada

- 2 cucharadas de aceite de oliva virgen extra

- 1 cucharada de jugo de limón (opcional)

- Sal de himalaya y de pimienta cayena en polvo al gusto

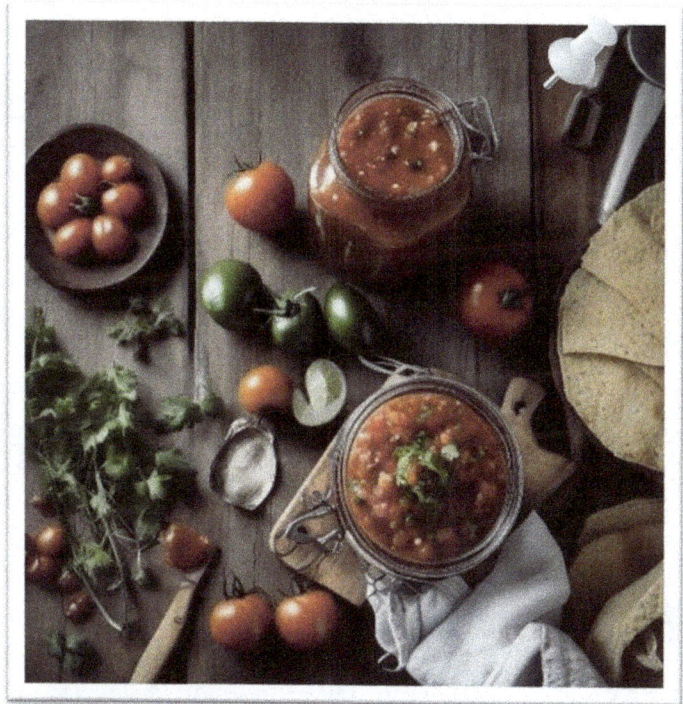

Instrucciones:

1. **Preparar los tomates:** Lava bien los tomates y córtalos en cubos pequeños. Si prefieres una textura más suave, puedes pelarlos previamente y retirar las semillas antes de picarlos.

2. **Mezclar los ingredientes:** En un tazón grande, combina los tomates picados con ajo finamente picado, cebolla y hojas frescas de albahaca.

   Añade aceite de oliva y jugo de un limón (si decides usarlo), y mezcla bien para que los sabores comiencen a integrarse.

3. **Sazonar:** Agrega sal y pimienta al gusto. Remueve nuevamente para distribuir los condimentos de manera uniforme.

4. **Reposar:** Deja reposar la salsa a temperatura ambiente durante 15 a 30 minutos. Este tiempo permite que los sabores se fusionen y se intensifiquen de forma natural.

Recetas Complementarias

Aderezo de Tahini y Limón

Ingredientes:

- 1/4 taza de Tahini

- 1/4 taza de jugo de limón fresco

- 1 diente de ajo picado

- 1/4 taza de agua

- Sal de himalaya y de pimienta cayena al gusto

Instrucciones:

1. **Combinar los ingredientes:** En un frasco de vidrio con tapa, añade Tahini, jugo de limón fresco, ajo picado o prensado, agua, sal y pimienta. La proporción de agua puede ajustarse según la consistencia deseada.

2. **Mezclar:** Cierra bien el frasco y agítalo con energía durante unos segundos, hasta que la mezcla se vuelva suave, cremosa y homogénea. El Tahini puede espesar al principio, pero se irá soltando con el líquido.

3. **Ajustar el sabor:** Prueba el aderezo y ajusta la sal y pimienta según tu gusto. Si prefieres un toque más ácido, puedes añadir un poco más de limón.

4. **Servir o almacenar:** Usa el aderezo de inmediato o guárdalo en el refrigerador. Se conserva bien hasta por una semana en un recipiente hermético. Si se espesa con el tiempo, solo añade un chorrito de agua y agita nuevamente.

Consejos: Para un aderezo más suave, usa menos ajo u omítelo por completo. Para un aderezo más picante, agrega un poco de pimienta cayena roja molida. Si el aderezo se vuelve demasiado espeso, agrega un poco más de agua hasta alcanzar la consistencia deseada. Este aderezo es delicioso en ensaladas de verduras frescas, hummus, falafel, y mucho más.

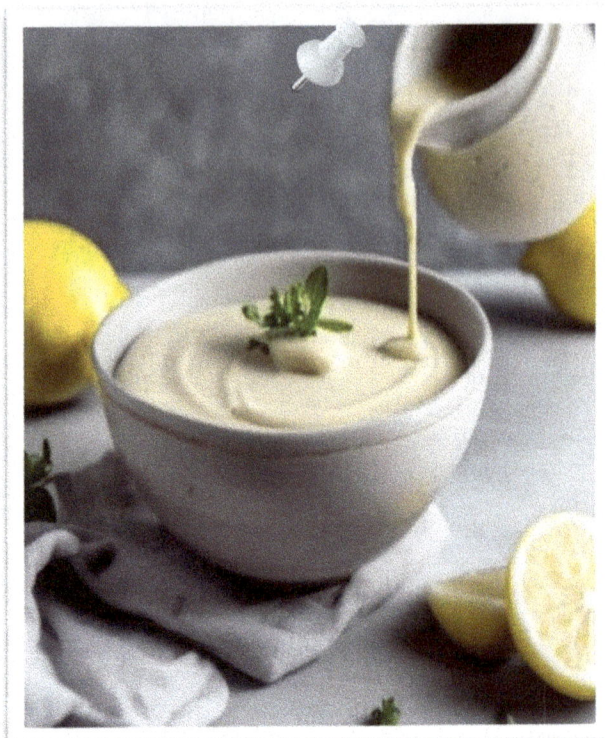

Recetas Complementarias

Guacamole Clásico

Ingredientes

- 2 aguacates maduros
- 1/2 cebolla blanca pequeña, picada finamente
- 1 diente de ajo picado finamente
- 1/4 taza de cilantro fresco, picado
- 1/4 taza de jugo de limón
- 1/4 cucharadita de sal himalaya
- 1/8 cucharadita de pimienta cayena en polvo
- 1/4 cucharadita de comino en polvo (opcional)

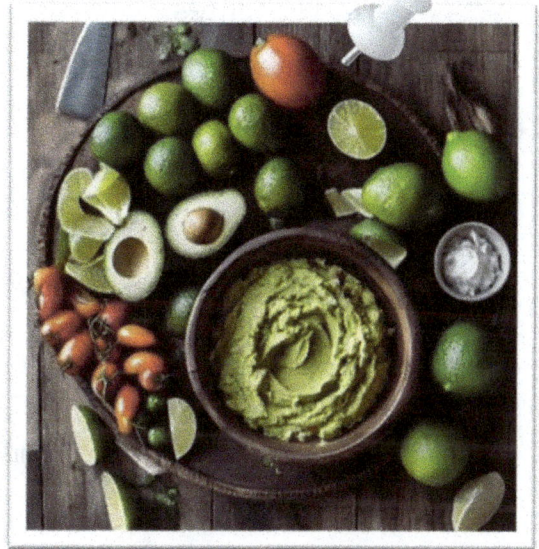

Intrucciones

1. **Preparar los aguacates:** Corta los aguacates por la mitad y retira el hueso con cuidado. Con una cuchara, extrae la pulpa y colócala en un tazón amplio. Elige aguacates maduros para lograr una textura cremosa y un sabor más intenso.

2. **Incorporar los ingredientes:** Añade al tazón cebolla finamente picada, ajo, cilantro fresco, jugo de limón, sal y comino si deseas darle un toque especiado. El comino aporta profundidad sin opacar la frescura del aguacate.

3. **Machacar:** Usa un tenedor o un mortero para triturar todos los ingredientes hasta formar una pasta suave. Si prefieres una textura más rústica, deja algunos trozos de aguacate sin machacar por completo.

4. **Ajustar el sabor:** Prueba el guacamole y ajusta la cantidad de sal, pimienta, jugo de limón o especias según tu gusto. Este paso es clave para equilibrar los sabores.

5. **Servir:** Sirve el guacamole fresco como acompañamiento de tacos, ensaladas, tostadas o cualquier platillo que se beneficie de su cremosidad y frescura. También puedes decorarlo con un poco más de cilantro o chile picado si lo deseas.

Consejos: Para un sabor más intenso, usa aguacates más maduros. Si te gusta el guacamole más picante, añade más jalapeño o un toque de chile picante. Puedes agregar otros ingredientes como tomate picado, cebolla morada, cilantro fresco o cebolla en polvo. El guacamole se conserva fresco en el refrigerador hasta por 3 días, pero es mejor disfrutarlo recién hecho.

Recetas Complementarias

Pesto Cremosos de Albahaca y Nueces

Ingredientes:

- 2 tazas de hojas de albahaca frescas
- 1/2 taza de nueces
- 1/2 taza de queso de anacardos
- 2 dientes de ajo
- 1/2 taza de aceite de oliva extra virgen
- Sal de himalaya y de pimienta cayena al gusto
- Jugo de 1/2 limón (opcional, para un toque de frescura)

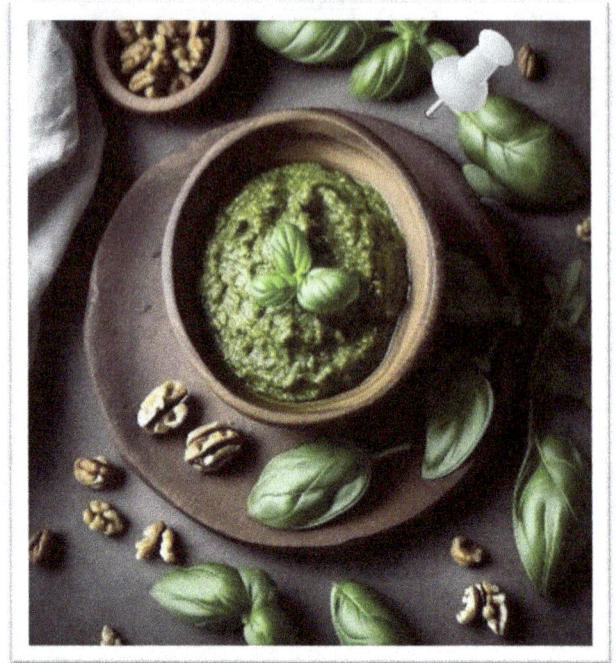

Instrucciones:

1. **Preparar los ingredientes:** Lava bien las hojas de albahaca fresca y sécalas con cuidado para evitar que se oxiden. Este paso es clave para conservar el color verde vibrante del pesto.

2. **Procesar la base:** En un procesador de alimentos, combina las hojas de albahaca, el ajo y los anacardos previamente remojados. Tritura hasta que los ingredientes estén bien picados y comiencen a formar una pasta.

3. **Añadir el aceite:** Con el procesador en marcha, vierte el aceite de oliva en un flujo lento y constante. Esto ayudará a emulsionar la mezcla y lograr una consistencia cremosa y uniforme.

4. **Condimentar al gusto:** Prueba el pesto y ajusta con sal, pimienta y jugo de limón según tu preferencia. El limón aporta un toque cítrico que realza los sabores y equilibra la untuosidad del aceite.

5. **Almacenar correctamente:** Si no lo usas de inmediato, guarda el pesto en un recipiente hermético en el refrigerador. Para conservar su color verde brillante, cubre la superficie con una fina capa de aceite de oliva. Se mantendrá fresco durante varios días.

Recetas Complementarias

Mousse de chocolate con cacao crudo:

Ingredientes:

- 1 taza de anacardos (nuez de la india) crudos, remojados en agua durante al menos 4 horas
- 1/2 taza de cacao crudo en polvo
- 1/2 taza de leche de almendra o cualquier otra leche vegetal
- 1/4 de taza de sirope de agave o miel (ajusta al gusto)
- 1 cucharadita de extracto de vainilla
- Una pizca de sal
- Chocolate negro rallado o frutos rojos para decorar (opcional)

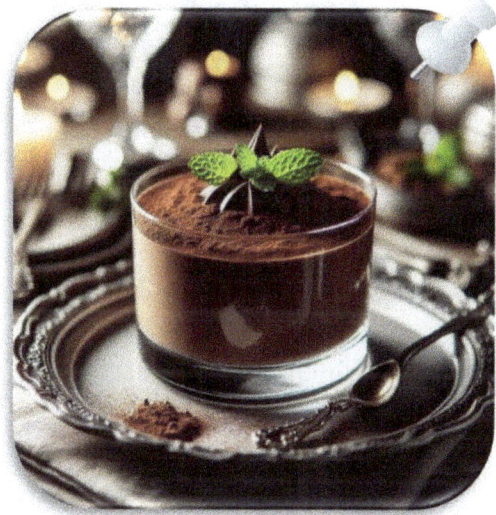

Instrucciones:

1. **Preparar los anacardos:** Después de haber estado en remojo durante al menos 4 horas, escurre los anacardos y enjuágalos con agua fresca. Este paso ayuda a suavizarlos y facilita una textura más cremosa al licuar.

2. **Mezclar los ingredientes:** En una licuadora o procesador de alimentos, combina los anacardos remojados con cacao crudo en polvo, leche de almendra, sirope de agave, extracto de vainilla y una pizca de sal. Estos ingredientes se unirán para formar la base de la mousse.

3. **Procesar la mezcla:** Licúa a alta velocidad hasta obtener una textura suave y homogénea. Detén la licuadora ocasionalmente para raspar los lados del recipiente y asegurarte de que todo esté bien incorporado.

4. **Ajustar la dulzura:** Prueba la mezcla y, si lo deseas, añade más sirope de agave para intensificar el dulzor. Puedes ajustar también el cacao si prefieres un sabor más profundo.

5. **Refrigerar:** Vierte la mousse en recipientes individuales o en un tazón grande. Refrigera durante al menos 2 horas para que tome cuerpo y adquiera una textura firme y sedosa.

6. **Servir y decorar:** Justo antes de servir, decora con chocolate negro rallado, frutos rojos frescos o incluso un toque de coco rallado. Sirve frío y disfruta de esta mousse irresistible.

Recetas Complementarias

Tartaletas de frutas con base de nuez

Ingredientes

Para la base:

- 1 taza de nueces (puedes usar nueces de la India o nueces comunes).

- 1 taza de dátiles Medjool deshuesados (remojados si están duros).

- 1/2 taza de coco rallado (opcional)

- 1/4 de cucharadita de sal himalaya

- 1 cucharadita de extracto de vainilla (opcional)

Para el relleno puedes usar tu relleno favorito, aquí tienes una opción:

- 2 plátanos

- 1 taza de fresas (o frutas de tu elección) recuerda las combinaciones correctas

- 1/2 taza de leche de coco o un aguacate (para un relleno cremoso)

- 1 cucharada de jarabe de arce o agave (opcional, al gusto)

- Jugo de 1/2 limón (para sabor y conservación)

Instrucciones

1. **Procesar las nueces:** Coloca las nueces después de remojarlas unas 2 horas en un procesador de alimentos y tritúralas hasta que estén finamente molidas. No las conviertas en pasta; busca una textura arenosa que sirva como base firme.

2. **Agregar los ingredientes húmedos:** Añade los dátiles sin hueso, el coco rallado, una pizca de sal y el extracto de vainilla. Procesa hasta que la mezcla se vuelva pegajosa y se una con facilidad. Si es necesario, detén el procesador para raspar los lados y asegurar que todo se integre bien.

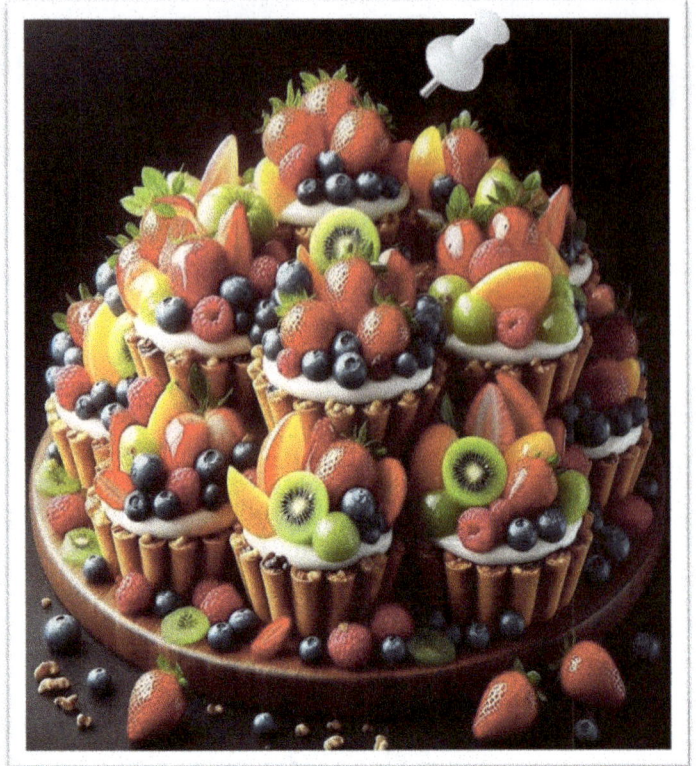

Recetas Complementarias

3. **Formar la base:** Presiona la mezcla en el fondo y los lados de un molde para tartaletas, preferiblemente desmontable o de silicona para facilitar el desmolde. Asegúrate de compactarla bien para que mantenga su forma al servir.

4. **Refrigerar:** Lleva la base al refrigerador y déjala enfriar durante unos 30 minutos mientras preparas el relleno. Esto ayudará a que se endurezca y tome consistencia.

Preparación del relleno:

1. **Preparar el relleno:** En un tazón, aplasta los plátanos maduros hasta obtener una textura suave. Añade jugo de limón, leche de coco y jarabe de arce. Mezcla bien hasta que todo se integre en una crema homogénea y ligeramente espesa.

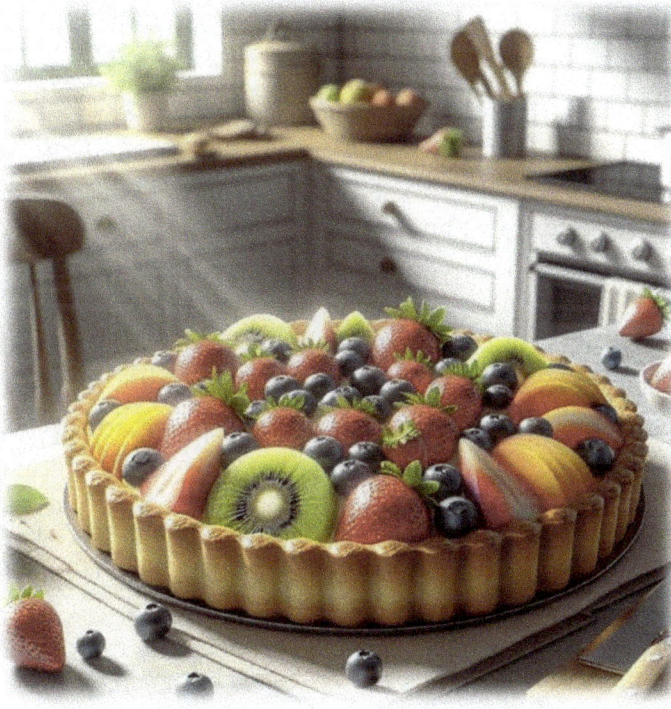

2. **Verter sobre la base:** Saca la base de la nevera y vierte el relleno de plátano sobre ella. Usa una espátula para alisar la superficie y distribuir la mezcla de manera uniforme.

3. **Decorar:** Coloca fresas frescas u otras frutas de tu elección sobre el relleno. Puedes jugar con los colores y formas para lograr una presentación atractiva y apetecible.

4. **Refrigerar y servir:** Lleva la tartaleta nuevamente al refrigerador y déjala enfriar durante al menos 1 hora para que tome consistencia. Una vez firme, retira con cuidado del molde, corta en porciones y sirve. Disfrútala fría para resaltar su textura y sabor.

Recetas Complementarias

Galletas de Almendra Crudas

Ingredientes:

- 1 taza de almendras crudas
- 1/2 taza de dátiles deshuesados
- 1/4 de taza de coco rallado (opcional)
- 1 cucharadita de extracto de vainilla
- 1 pizca de sal Himalaya
- Cacao crudo derretido para decorar (opcional)

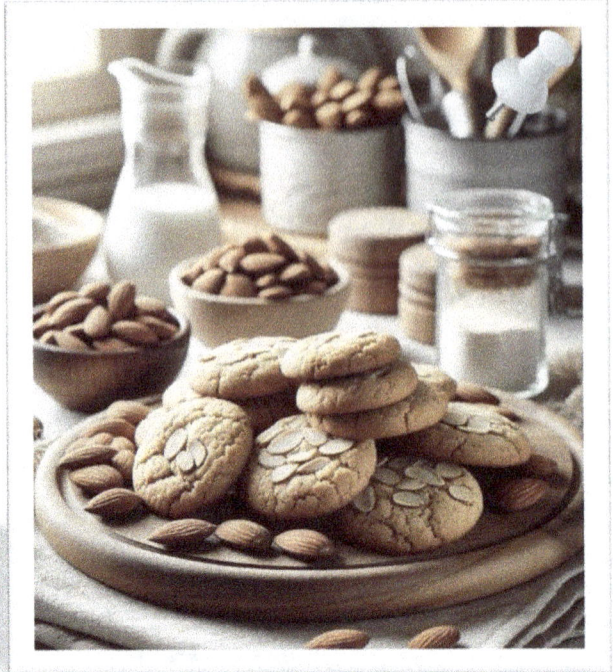

Instrucciones:

1. **Procesar los ingredientes principales:** Coloca las almendras crudas en un procesador de alimentos y pulsa varias veces hasta que estén finamente molidas, sin llegar a convertirlas en mantequilla.

   Añade los dátiles sin su semilla, el coco rallado (si decides usarlo), el extracto de vainilla y una pizca de sal. Procesa hasta que la mezcla se una y forme una masa pegajosa y moldeable. Si es necesario, raspa los lados del procesador para integrar bien todos los ingredientes.

2. **Formar las galletas:** Con las manos ligeramente húmedas, toma pequeñas porciones de la masa y forma bolitas. Luego, aplánalas suavemente para darles forma de galleta.

   Colócalas en una bandeja forrada con papel de hornear, dejando un poco de espacio entre cada una.

3. **Decorar (opcional):** Si lo deseas, derrite un poco de chocolate negro y rócialo sobre las galletas para darles un toque especial. También puedes espolvorear coco rallado o semillas por encima.

4. **Refrigerar:** Lleva la bandeja al refrigerador y deja enfriar las galletas durante al menos 30 minutos. Esto ayudará a que se endurezcan y sean más fáciles de manipular.

5. **Servir:** Una vez frías, sirve las galletas como snack, postre o regalo casero. Se conservan bien en un recipiente hermético dentro del refrigerador por varios días.

Recetas Complementarias

Helado de plátano con leche de almendras:

Ingredientes:

- 3 plátanos maduros

- 1 taza de leche de almendra

- 1 cucharadita de extracto de vainilla

- Miel o jarabe de arce (maple) al gusto (opcional)

- Nueces picadas, cacao en trocitos o frutas frescas para decorar (opcional)

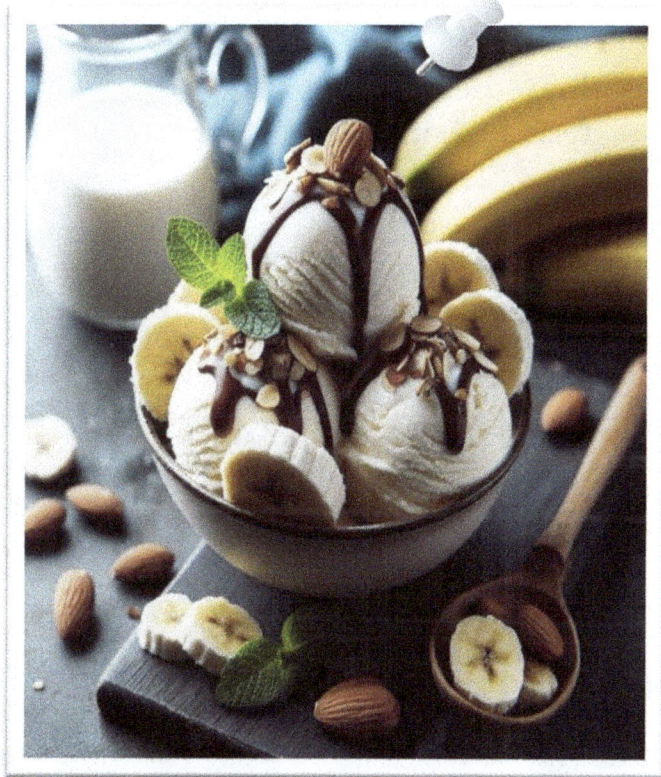

Instrucciones:

1. **Preparar los plátanos:** Pela los plátanos maduros y córtalos en rodajas. Colócalas en una bandeja o recipiente plano y congélalas durante al menos 2 horas, o hasta que estén completamente sólidas. Este paso es clave para lograr la textura cremosa del helado.

2. **Preparar el helado:** Coloca los plátanos congelados en una licuadora o procesador de alimentos. Añade leche de almendras y extracto de vainilla.

   Mezcla a alta velocidad hasta obtener una consistencia suave y cremosa. Si es necesario, detén la licuadora para raspar los lados y asegurar que todo se integre bien.

   Si prefieres un helado más dulce, puedes añadir miel o jarabe de arce y mezclar nuevamente.

3. **Congelar nuevamente (opcional):** Si deseas una textura más firme, transfiere la mezcla a un recipiente hermético y congélala durante 1 a 2 horas antes de servir.

4. **Servir y decorar:** Sirve el helado en tazones individuales. Decora con nueces picadas, chips de chocolate, frutas frescas o coco rallado para un toque extra de sabor y textura.

Recetas Complementarias

Capítulo 6: Bebidas Nutrientes
Zumo Verde Détox con Col rizado y Manzana Verde

Ingredientes para una receta básica:

- 1 taza de hojas de col rizada (sin tallos)
- 1 manzana verde, cortada en trozos (puedes dejar la cáscara si está bien lavada)
- 1/2 pepino (opcional, para añadir frescura)
- 1/2 jugo de un limón
- 1 trozo pequeño de jengibre fresco (opcional, para un toque picante)
- Agua (según sea necesario)

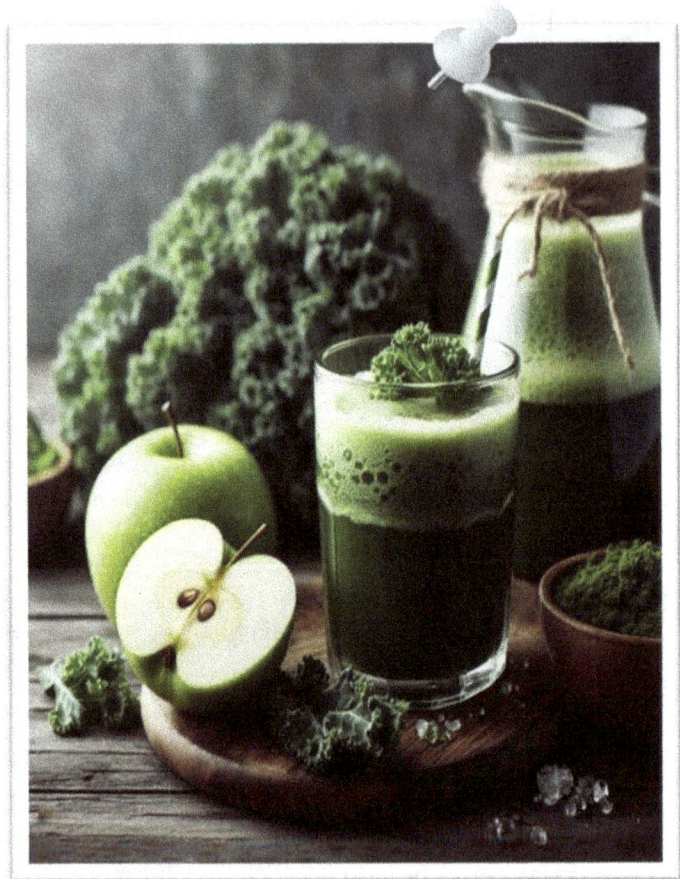

Instrucciones:

1. **Preparar los ingredientes:** Lava cuidadosamente las hojas de Col rizado, la manzana y el pepino. Corta la manzana y el pepino en trozos pequeños para facilitar el licuado y asegurar una mezcla uniforme.

2. **Extraer el zumo:** Coloca todos los ingredientes en un extractor de jugos, sin añadir agua. Si utilizas una licuadora de alta velocidad, como una VitaMix, agrega aproximadamente ½ taza de agua para facilitar la integración de los ingredientes. Esto también ayuda a suavizar la textura final del zumo.

3. **Colar (opcional):** Si deseas una textura más fina y sin pulpa, cuela el zumo utilizando un colador fino o una bolsa para hacer leche vegetal. Este paso es opcional y depende de tu preferencia personal.

4. **Servir y decorar:** Vierte el zumo en un vaso y disfruta de inmediato para aprovechar al máximo sus nutrientes. Puedes decorar con una hoja de Col rizado o una rodaja de manzana en el borde del vaso para darle un toque visual fresco y apetecible.

Recetas Complementarias

Variaciónes con Frutas y Verduras

Ingredientes:

- 1 taza de Col rizado (sin tallos)
- 1 manzana verde
- 1/2 taza de piña fresca (para un toque dulce)
- 1/2 pepino
- 1 taza de agua de coco (o agua regular)
- Jugo de 1 limón
- Unas hojas de menta (opcional, para dar frescura)

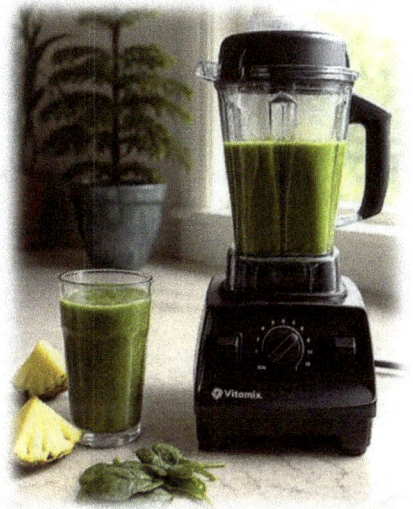

Instrucciones:

1. **Preparar los ingredientes:** Lava bien todos los ingredientes que vayas a utilizar (frutas, verduras, hierbas) y córtalos en trozos pequeños o manejables. Esto facilitará el licuado y ayudará a obtener una mezcla más uniforme.

2. **Licuado:** Coloca todos los ingredientes en la licuadora. Procesa a alta velocidad hasta obtener una textura suave y homogénea. Si la mezcla está muy espesa, puedes añadir un poco de agua para ajustar la consistencia.

3. **Colar (opcional):** Si prefieres un zumo más fluido y sin pulpa, cuela la mezcla utilizando un colador fino o una bolsa para hacer leche vegetal. Este paso es opcional y depende de tu gusto personal. Otra opción mejor es licuar suficiente tiempo como para que todo se disuelva y no se tenga que colar, como 3 minutos, si se pone caliente agregue hielo en vez de agua.

4. **Servir:** Vierte el zumo en un vaso y disfruta de inmediato para aprovechar su frescura. Si lo prefieres bien frío, añade algunos cubitos de hielo o enfría previamente los ingredientes antes de licuar.

Beneficios de los Ingredientes:

- Col rizada: rico en antioxidantes, vitaminas A, C y K, además de ser una buena fuente de calcio y fibra.
- Manzana verde: aporta vitamina C y es baja en calorías; también ayuda en la digestión.
- Pepino: hidratante y bajo en calorías, es excelente para la piel.
- Jengibre: con propiedades antiinflamatorias y digestivas.
- Limón: rico en vitamina C y ayuda a desintoxicar el cuerpo.

Recetas Complementarias

Leche de Almendra Casera

Ingredientes:

- 1 taza de almendras crudas y remojadas por 2 horas (preferiblemente orgánicas)

- 4 tazas de agua filtrada (para la leche)

- Un endulzante al gusto como la miel, el jarabe de arce o los dátiles, etc.)

- 1 cucharadita de extracto de vainilla (opcional, para dar sabor)

- Una pizca de sal de himalaya (opcional)

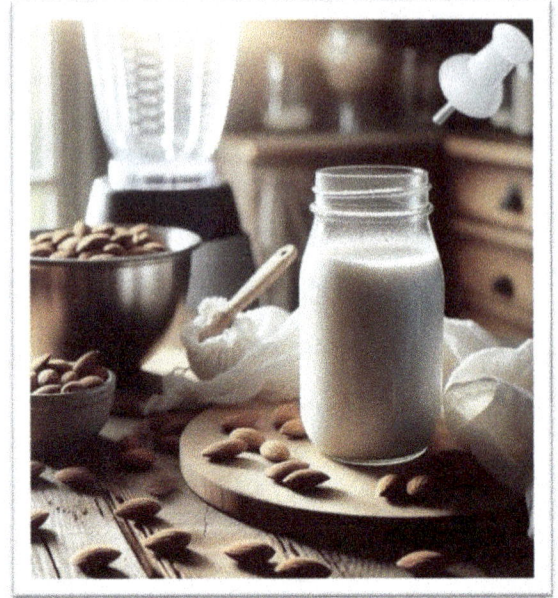

Instrucciones:

1. **Remojar las almendras:** Coloca las almendras crudas en un tazón grande y cúbrelas con agua fresca. Déjalas en remojo durante al menos 8 horas o toda la noche. Este proceso las ablanda, facilita la licuación y mejora la digestión.

2. **Escurrir y enjuagar:** Una vez transcurrido el tiempo de remojo, escurre las almendras y enjuágalas bien bajo agua corriente para eliminar impurezas y restos de enzimas.

3. **Licuar:** En una licuadora, agrega las almendras remojadas junto con 4 tazas de agua filtrada. Si lo deseas, añade un toque de edulcorante natural (como dátiles, miel o jarabe de arce), extracto de vainilla y una pizca de sal para realzar el sabor.

   Licúa a alta velocidad durante 1 a 2 minutos, hasta obtener una mezcla blanca, cremosa y bien integrada.

4. **Colar:** Coloca una bolsa para leche vegetal, un colador fino o un paño de muselina sobre un tazón grande. Vierte la mezcla y exprime con firmeza para extraer la mayor cantidad de líquido posible.

   El residuo de almendra (pulpa) que queda puede reservarse para otras recetas como batidos, galletas, granola o incluso mascarillas caseras.

5. **Almacenar:** Transfiere la leche de almendra a un recipiente hermético y guárdala en el refrigerador. Se conserva fresca durante 3 a 4 días. Antes de cada uso, agita bien, ya que es normal que se separe ligeramente.

Recetas Complementarias

Leche de Pistacho (La preferida de Jeanine)

Ponga media taza de pistachos y 4-5 dátiles grandes de Medjool sin semillas dentro del vaso de la licuadora agregue suficiente agua pura para llegar a la línea de medio litro/500 ml, licue por 2 minutos o hasta que vea todos los pedazos oscuros del dátil desaparecer y sirva al gusto. Para hacer un litro duplica la receta. Esta leche dura 3 días refrigerada.

Variaciones: A algunas personas le gusta agregar sal, otras vainilla y otras mesclan varias nueces. Experimenta hasta encontrar el sabor que te guste más.

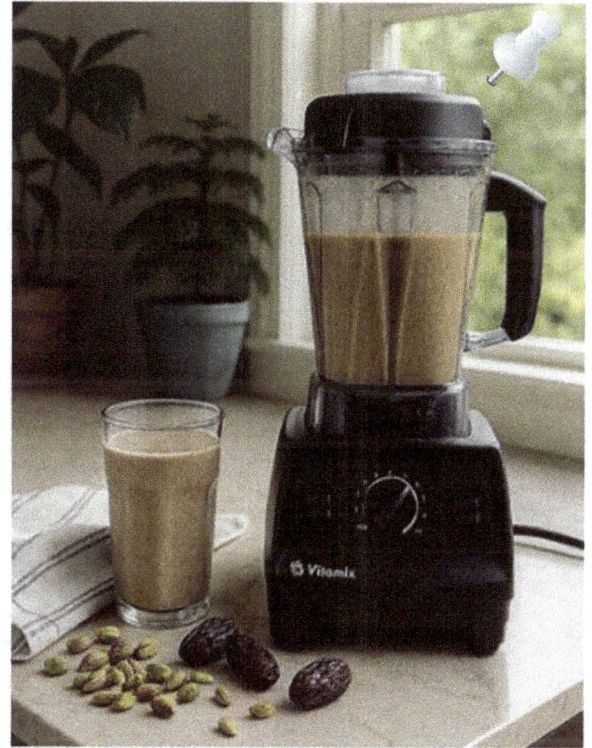

Variaciones de leches de nueces:

 Nota: Este mismo método se puede usar para todas las demás nueces; ½ taza de tu nuez favorita y 3-4 dátiles grandes de Medjool sin semilla en 500ml/ ½ litro.

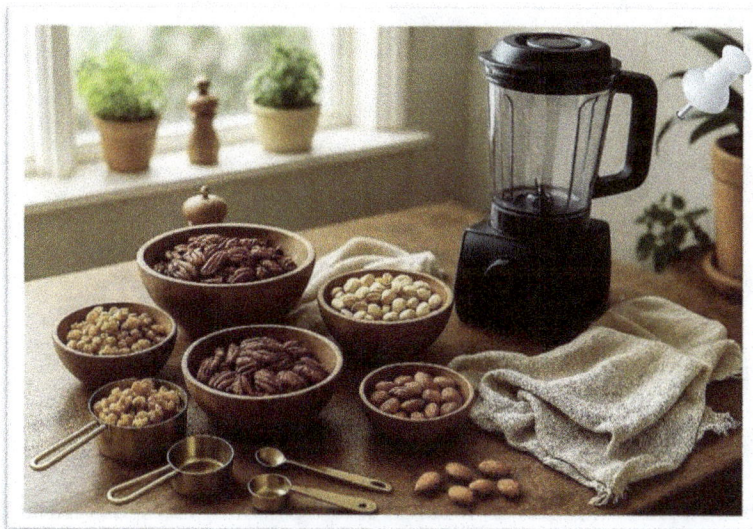

Es preferible remojar las nueces antes de usarlas, para removerle las toxinas y ablandarlas.

Recetas Complementarias

Consejos Adicionales para Aprovechar tu Leche de Almendra y Aprovechar la pulpa de almendra

Después de colar la leche, no deseches la pulpa que queda. Esta fibra suave y ligeramente dulce puede transformarse en deliciosas recetas:

- Úsala como base para galletas crudiveganas o barritas energéticas.

- Añádela a batidos para darles cuerpo y nutrientes extra.

- Mézclala con yogur vegetal, frutas y semillas para un desayuno completo y saciante.

Variaciones de sabor

Personaliza tu leche de almendra según tu gusto o el momento del día:

- Añade cacao crudo en polvo para una versión tipo chocolate, perfecta como bebida reconfortante.

- Incorpora canela, nuez moscada o cardamomo para un perfil más cálido y especiado.

- Experimenta con dátiles, vainilla o incluso cúrcuma para crear combinaciones únicas.

Usos cotidianos

La leche de almendra es versátil y se adapta fácilmente a distintas preparaciones:

- Ideal para batidos, aportando cremosidad sin lácteos.

- Perfecta para acompañar cereales o granola.

- Funciona muy bien en café de cereales o como base para bebidas calientes.

- También puedes disfrutarla sola, bien fría, como una bebida ligera y nutritiva.

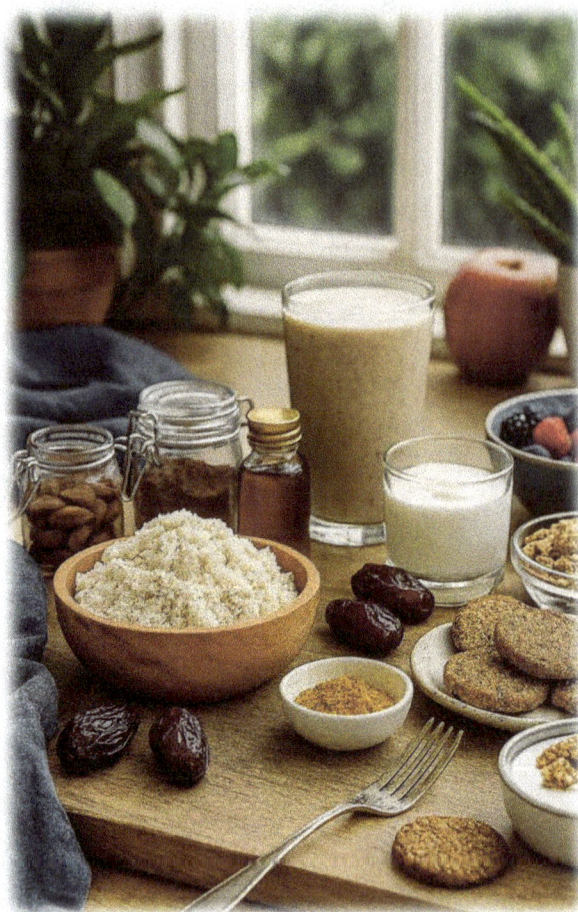

Recetas Complementarias

Agua Infusionada con Frutas

Ingredientes Básicos

- Agua (agua filtrada o mineral)
- Frutas frescas (elige la combinación que más te guste)
- Hojas de menta o albahaca (opcional, para un sabor extra)

Opciones de Sabor

1. Agua de Fresa y Limón
- 1 taza de fresas frescas, cortados en rodajas
- 1 limón, en rodajas
- Hojas de menta (opcional)

2. Agua de Pepino y Lima
- 1 pepino, cortado en rodajas
- 1 lima, en rodajas
- Hojas de menta (opcional)

3. Agua de Arándano y Naranja
- 1 taza de arándanos frescos
- 1 naranja, en rodajas

- Hojas de albahaca (opcional)

4. Agua de Sandía y Hierbabuena
- 2 tazas de sandía cortada en cubos
- 2 hojas de hierbabuena

5. Agua de Piña y Coco
- 1 taza de piña fresca, cortada en cubos
- 1 cucharada de coco rallado (opcional)
- Hojas de menta (opcional)

Instrucciones

1. **Preparar las frutas y hierbas:** Lava bien las frutas que hayas elegido (como fresas, cítricos, manzana, piña, etc.) y córtalas en rodajas o trozos pequeños. Si vas a usar hierbas frescas como menta, albahaca o romero, enjuágalas cuidadosamente para conservar su aroma y frescura.

2. **Infusionar:** Coloca las frutas y las hierbas en una jarra grande. Llena con agua fresca y, si lo deseas, añade algunos cubos de hielo para enfriar la bebida desde el inicio. Revuelve suavemente para distribuir los ingredientes.

3. **Refrigerar:** Lleva la jarra al refrigerador y deja reposar la mezcla durante al menos 1 a 2 horas. Para un sabor más profundo y aromático, puedes dejarla toda la noche. Cuanto más tiempo repose, más se intensifican los sabores.

4. **Servir y disfrutar:** Sirve el agua infusionada en vasos individuales. Puedes colar las frutas si prefieres una textura más limpia, aunque dejarlas en la jarra aporta un toque visual fresco y decorativo. Disfrútala bien fría como parte de tu rutina diaria o para sorprender a tus invitados.

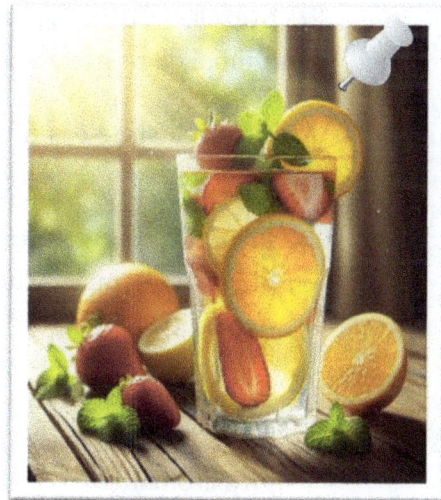

Recetas Complementarias

Batido de Frutos Rojos

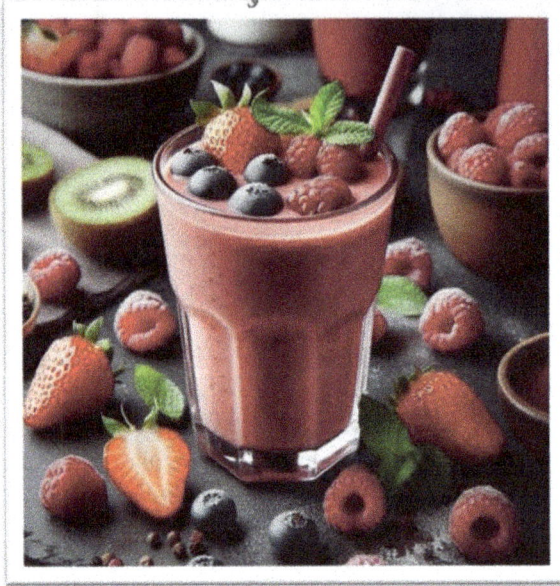

Ingredientes

- 1 taza de frutos rojos (puedes usar fresas, frambuesas, arándanos y/o moras; frescos o congelados)

- 1 taza de leche de almendra, leche de coco o cualquier otra leche vegetal)

- 1 cucharada de miel o jarabe de agave (opcional, según tu preferencia de dulzor)

- 1 cucharada de semillas de chía o linaza (opcional, para agregar fibra y nutrientes)

- Hielo (opcional, si deseas un batido más frío y espeso)

Instrucciones

1. **Preparar los ingredientes:** Si usas frutos rojos frescos (como fresas, frambuesas, arándanos o moras), lávalos bien bajo agua corriente.

Si optas por frutos congelados, no es necesario descongelarlos, pero déjalos reposar unos minutos si están demasiado duros para facilitar el licuado.

2. **Mezclar:** Coloca los frutos rojos en una licuadora junto con la leche vegetal o animal de tu preferencia.

Añade miel (si deseas un toque dulce) y semillas de chía o linaza para enriquecer el batido con fibra y omega-3.

3. **Licuado:** Licúa a alta velocidad hasta obtener una mezcla suave y homogénea. Si prefieres una textura más espesa, añade algunos cubos de hielo y vuelve a mezclar.

4. **Probar y ajustar:** Prueba el batido y ajusta la dulzura o la consistencia según tu gusto. Puedes añadir más miel, leche o incluso una pizca de canela para darle un giro aromático.

5. **Servir y decorar:** Vierte el batido en un vaso grande y decora con algunos frutos rojos frescos, semillas o incluso un toque de coco rallado. Disfrútalo de inmediato para aprovechar su frescura y sabor.

Recetas Complementarias

Capítulo 7 Recetas Ancestrales y Consejos

Tepache vivo de piña (fermento en frío),1,5 L

Ingredientes: cáscara y corazón de 1 piña madura lavada, 1/2 taza de panela/piloncillo rallado o 8 dátiles en trozos, 2 clavos de olor, 1 trocito de canela, 1,5 L de agua filtrada.

Preparación: Coloca todo en frasco de vidrio. Cubre con tela. Fermenta 48–72 h a temperatura ambiente (burbujeo suave). Cuela y refrigera.

Notas: Dulzor y tiempo a tu gusto. Si usas dátiles, licua previamente con parte del agua.

Memoria de origen: Bebida mesoamericana de patio y vereda; compartida en jornadas de trabajo y descanso.

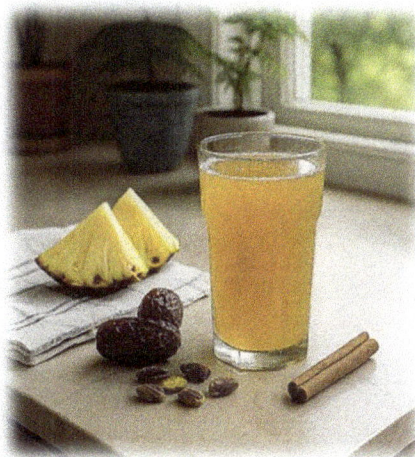

Horchata de semillas germinadas – 1 L

Ingredientes: 1/2 taza de arroz integral o amaranto **germinado** (o 1/3 taza de almendras remojadas), 3 cdas de semillas de chía, 4 tazas de agua, 2 dátiles, 1 cdta de vainilla, pizca de canela.

Preparación: Licuar todo, colar con bolsa lechera si se desea más fina, refrigerar.

Nota: La germinación (8–12 h remojo + enjuagues) hace más digestiva la base.

Memoria de origen: De las aguas dulces de semillas que refrescaban plazas y mercados.

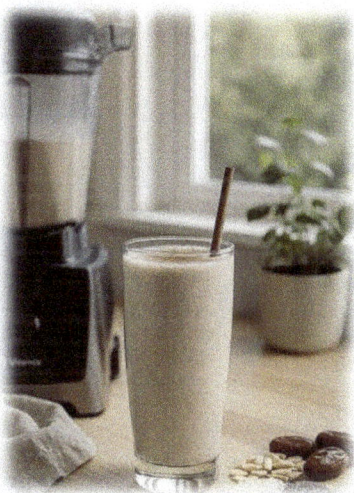

Mole verde crudo de pepita – 2 tazas

Ingredientes: 3/4 taza de pepitas de calabaza (remojadas 4 h), 1 taza de hojas verdes (quelites/espinaca), 1/2 taza de cilantro, 1/4 taza de perejil, 1 chile verde sin semillas (al gusto), 1 diente de ajo, jugo de 1 limón, 1/2 taza de agua, 1/4 cdta sal.

Preparación: Licua y sirve con "tortillas" crudas o fideos de calabacín.*Memoria de origen:* Herbolaria, pepita y piedra: triada de muchas cocinas del centro y sur de America.

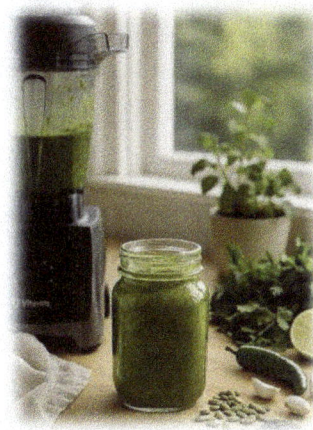

Recetas Complementarias

Curtido vivo de repollo (fermento) – 1 frasco de 1 L

Ingredientes: 1 repollo pequeño finamente rebanado, 1 zanahoria rallada, 1/2 cebolla morada en pluma, 1 cdta de sal marina por cada 500 g de verduras, orégano y chile seco al gusto.

Preparación: Masajea con la sal hasta que suelte jugo. Empaca firmemente en frasco, cubierto por su propia salmuera. Fermenta 5–7 días (sabor ácido perfumado).

Memoria de origen: Primo del chucrut europeo y del "encurtido" criollo: economía, sabor y probióticos.

Tortillas crudas de maíz germinado y linaza – 8–10 piezas

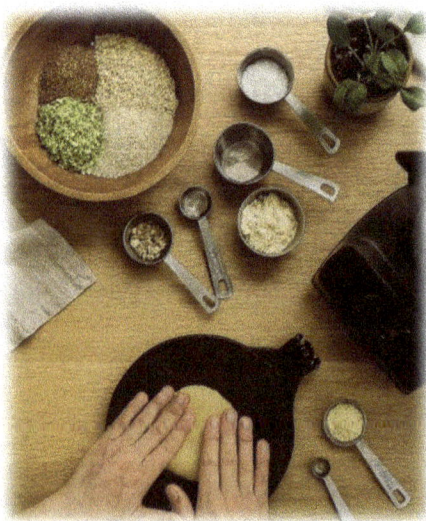

Ingredientes: 1 taza de maíz blanco **germinado** (o 3/4 taza de elote tierno rallado), 1/2 taza de linaza molida, 1/2 taza de calabacín rallado y escurrido, pizca de sal, agua solo si hace falta.

Preparación: Procesa a masa maleable. Extiende discos finos sobre hojas deshidratadoras. Deshidrata a 46 °C/115 °F por 6–8 h (voltea a mitad).

Memoria de origen: El círculo sagrado de nuestra mesa, reinterpretado sin cocción alta.

Cacao ceremonial frío – 2 porciones

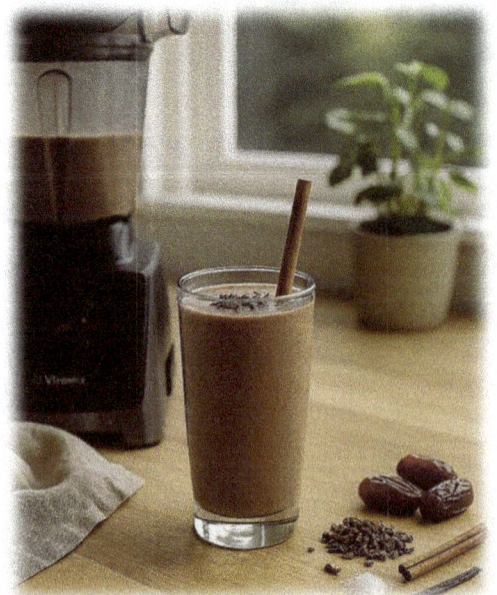

Preparacion: 3 cdas de nibs o pasta de cacao crudo, 2 tazas de agua, 2 dátiles, pizca de chile y canela, y sal, 1 cdta de vainilla.

Preparación: Remoja nibs y dátiles 30 min. Licua largo hasta espumar y sirve.

Memoria de origen: Bebida de encuentro y palabra; hoy, pausa consciente y gratitud.

Recetas Complementarias

Consejos:

1. **Organiza tu despensa**: Mantén ingredientes básicos siempre a mano para facilitar la preparación de comidas y refrigerios saludables.

2. **Experimenta con recetas:** La cocina crudivegana ofrece una gran versatilidad. Anímate a preparar batidos, ensaladas, salsas y postres nutritivos.

3. **Germina tus legumbres**: Germinar legumbres y granos no solo es sencillo de hacer en casa, sino que también incrementa su valor nutricional.

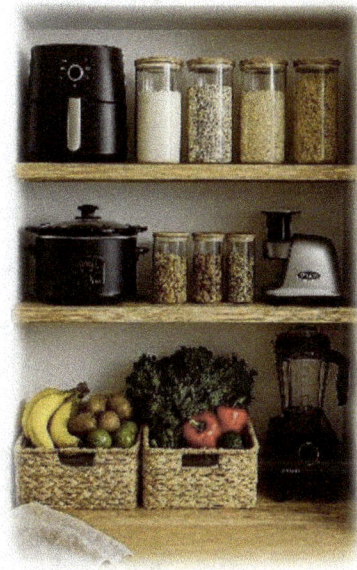

Almacenamiento Adecuado de Ingredientes Crudos

Conservar correctamente ingredientes como granos (incluida la quinua), semillas y otros productos crudos es fundamental para preservar su frescura, sabor y valor nutricional. A continuación, te comparto algunos consejos prácticos para almacenarlos de forma eficiente:

1. **Utiliza contenedores herméticos:** Guarda granos, semillas y legumbres en recipientes bien sellados para protegerlos de la humedad, el aire y los insectos. Puedes usar frascos de vidrio, recipientes plásticos con tapa o bolsas de almacenamiento al vacío.

2. **Almacena en un lugar fresco y seco:** Conserva los ingredientes en un espacio fresco, seco y oscuro, lejos de la luz solar directa y de fuentes de calor. La despensa o los armarios cerrados son opciones ideales.

3. **Refrigeración o congelación:** Para prolongar la vida útil de semillas y granos ricos en aceites (como la chía o la linaza), considera guardarlos en el refrigerador o congelador. Asegúrate de que estén en recipientes herméticos para evitar la absorción de olores.

4. **Rotación de alimentos:** Aplica el principio PEPS: "primero en entrar, primero en salir". Utiliza primero los ingredientes más antiguos y coloca los nuevos detrás para mantener el orden y evitar desperdicios.

Recetas Complementarias

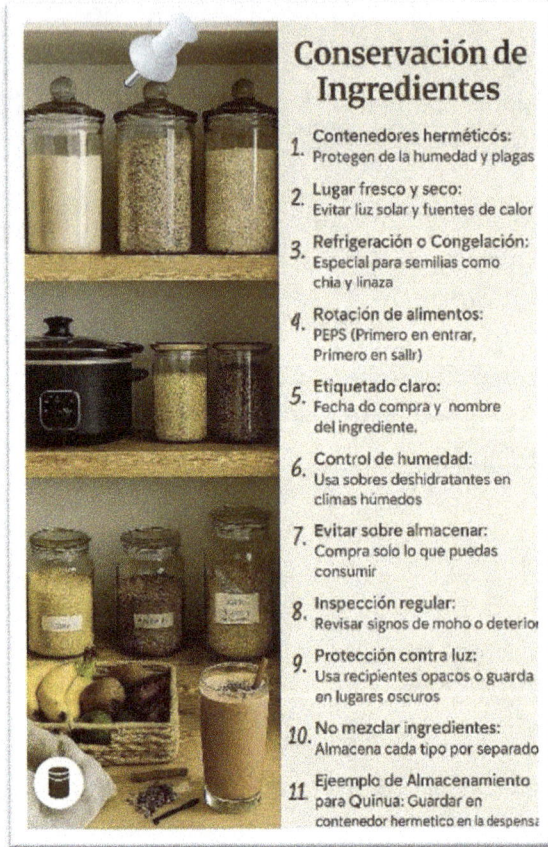

Conservación de Ingredientes

1. Contenedores herméticós: Protegen de la humedad y plagas
2. Lugar fresco y seco: Evitar luz solar y fuentes de calor
3. Refrigeración o Congelación: Especial para semillas como chia y linaza
4. Rotación de alimentos: PEPS (Primero en entrar, Primero en salir)
5. Etiquetado claro: Fecha do compra y nombre del ingrediente.
6. Control de humedad: Usa sobres deshidratantes en climas húmedos
7. Evitar sobre almacenar: Compra solo lo que puedas consumir
8. Inspección regular: Revisar signos de moho o deterior
9. Protección contra luz: Usa recipientes opacos o guarda en lugares oscuros
10. No mezclar ingredientes: Almacena cada tipo por separado
11. Ejeemplo de Almacenamiento para Quinua: Guardar en contenedor hermetico en la despensa

5. **Etiquetado claro:** Etiqueta tus frascos o recipientes con la fecha de compra y el nombre del ingrediente. Esto te ayudará a controlar la frescura y a saber cuándo es mejor consumirlos.

6. **Control de humedad:** Si vives en un clima húmedo, puedes colocar un sobre deshidratante o un pequeño saco de tela con arroz dentro del contenedor para absorber el exceso de humedad y prevenir el deterioro.

7. **Evita el sobrealmacenamiento:** Aunque puede ser tentador comprar en grandes cantidades, trata de almacenar solo lo que puedas consumir en un plazo razonable. La frescura es clave, especialmente para ingredientes propensos a volverse rancios.

8. **Inspección regular:** Revisa tus ingredientes periódicamente para detectar signos de moho, plagas o deterioro. Retira cualquier producto en mal estado para evitar que contamine el resto.

9. **Protección contra la luz:** La exposición a la luz puede degradar nutrientes y alterar el sabor. Usa recipientes opacos o guarda los ingredientes en lugares oscuros.

10. **No mezcles ingredientes:** Almacena cada tipo de grano o semilla por separado para evitar la contaminación cruzada y asegurar que cada uno mantenga su frescura y propiedades.

11. **Ejemplo de almacenamiento para quinua:** Guarda la quinua seca en un recipiente hermético, preferiblemente en la despensa.

Siguiendo estos consejos, podrás maximizar la frescura y la vida útil de tus ingredientes crudos, asegurando que siempre tengas productos de alta calidad para tus comidas.

Recetas Complementarias

Conclusión

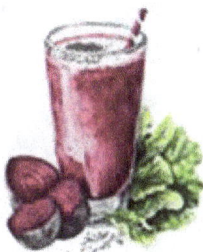

Al llegar al final de esta sección, quiero tomar un momento para reflexionar sobre el valioso recorrido que hemos compartido a lo largo de estas páginas. ✦ *("valioso recorrido" se mantiene, pero se refuerza con una pausa que da solemnidad)*

La cocina crudivegana no es simplemente una tendencia alimentaria; es una invitación profunda a restaurar nuestra relación con la comida, con nuestro cuerpo y con el mundo que habitamos.

Cada receta que has explorado representa un pequeño paso hacia un estilo de vida que prioriza la energía, la vitalidad y el respeto por todos los seres vivos. Comer de forma cruda y vegana significa reconectar con los alimentos en su estado más puro, aprovechando su riqueza nutricional y su capacidad para sanar. ✦ *("significa reconectar" mejora la fluidez)*

Desde el primer sorbo de un batido revitalizante hasta la última cucharada de un postre indulgente de cacao, espero que hayas experimentado la frescura y el placer que los ingredientes vivos pueden ofrecer.

Recetas Complementarias

Este libro no solo celebra la abundancia de frutas, verduras, nueces y semillas, sino que también busca informar, inspirar y empoderar. ✦ (*"sino que también busca" mejora la coordinación de ideas*)

Al elegir una dieta crudivegana, te unes a un movimiento que promueve la sostenibilidad, la salud y la ética. Al optar por alimentos vivos, no solo nutres tu cuerpo, sino que también enciendes una llama de conciencia hacia el bienestar del planeta y de todos sus habitantes.

Mi deseo es que las recetas aquí contenidas se conviertan en parte de tu día a día, que te animen a experimentar, a crear y a compartir comidas llenas de amor y vitalidad con quienes te rodean. ✦ (*"se conviertan en parte de tu día a día" mejora la naturalidad*)

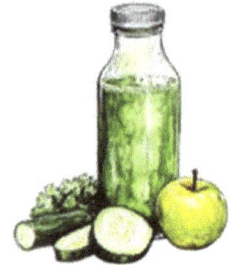

Recuerda que la cocina es un arte, y tú eres el artista. No temas adaptar, reinventar y jugar con los sabores; la magia de la cocina crudivegana reside en su flexibilidad y en la diversidad que ofrece.

Te invito a seguir explorando, aprendiendo y creciendo en este camino de alimentación consciente. Que cada comida sea una celebración de la vida, un momento para disfrutar y agradecer los regalos que la tierra nos brinda. ✦ (*"celebración de la vida" refuerza el tono espiritual y poético*)

Desde este punto de partida, que cada bocado sea una invitación a vivir con intención, alegría y plenitud.

Gracias por acompañarme en esta aventura hacia un bienestar integral. ¡Tu viaje hacia una vida cruda y vibrante apenas comienza! Prepárate para descubrir nuevas formas de sanar, crear y florecer desde adentro hacia afuera. ✦ *Agregué el signo de exclamación final para cerrar con energía y entusiasmo!*

Cuatro Semanas de Menús

Libro # 3: Cuatro Semanas de Menús

Cuatro Semanas de Menús

Aviso de Responsabilidad

Esta publicación está destinada únicamente a *fines educativos e informativos*. El contenido presentado en este documento no pretende ser, ni debe interpretarse como, consejo, diagnóstico o tratamiento médico. Se recomienda a los lectores que consulten con un profesional de la salud calificado antes de realizar cualquier cambio en su dieta, prácticas de salud o rutinas de estilo de vida. El autor y el editor declinan toda responsabilidad por los efectos adversos que resulten del uso de la información contenida en esta guía.

La información nutricional proporcionada está destinada únicamente a fines educativos e informativos. Se basa en valores estimados de fuentes de datos comúnmente disponibles y puede variar según los ingredientes específicos, el tamaño de las porciones y los métodos de preparación utilizados. Esta información no pretende reemplazar el asesoramiento médico o nutricional profesional. Las personas con necesidades dietéticas específicas, condiciones médicas o alergias deben consultar a un proveedor de atención médica autorizado o a un dietista registrado antes de realizar cambios significativos en su dieta.

Todas las recetas de esta sección fueron elaboradas por Mariángeli Morauske

Cuatro Semanas de Menús

Primera Semana

Día 1: Batido de Mango, Ensalada de Espinaca y Rollitos de Nori

Desayuno: Batido Tropical de Mango

- Ingredientes: 1 T de Mango, 1 plátano, ½ T de piña, 1 cda de jengibre fresco, 1 T de agua, 1 cda de coco rallado 1 cda de linaza molida, 1 cda de jugo de limón.
- Preparación: Licúa todo y sirve frío.

Información nutricional:

- Calorías: 250 kcal
- Carbohidratos (CHO): 50 g
- Proteínas: 3 g (rica en tirosina, fenilalanina)
- Grasas: 4 g (contiene ácidos grasos omega-3 y omega-6)
- Vitaminas: Vit C 80 mg (89% de la IDR), Vit B6 0.5 mg (38% de la IDR).
- Minerales: Potasio 600 mg (17% de la IDR), Magnesio 30 mg (8% de la IDR).
- Índice Glucémico: Moderado (~55).
- Factor Inflamatorio: Ligeramente antiinflamatorio.

Almuerzo: Ensalada de Espinaca con Aderezo de Tahini

- Ingredientes: Espinaca (2 tazas), pepino (1 taza,), aguacate (1/2 unidad mediana,), zanahoria rallada (1/2 taza,), semillas de girasol (2 cdas), jugo de limón (1 cda, 15 ml), Tahini (1 cda, 15 g), aceite de oliva (1 cda, 15 ml).
- Preparación: Mezcla las verduras en un recipiente. Combina Tahini, jugo de limón y aceite de oliva para el aderezo y rocíalo sobre la ensalada.

Información nutricional:

- Calorías: 320 kcal
- Carbohidratos (CHO): 15 g
- Proteínas: 7 g (rica en arginina, glutamina)
- Grasas: 24 g (incluye omega-6 y ácido oleico)
- Vitaminas: Vit K 250 mcg (208% de la IDR), Vit A 9,000 UI (180% de la IDR).
- Minerales: Calcio 80 mg (6% de la IDR), Magnesio 50 mg (12% de la IDR).
- Índice Glucémico: Bajo
- Factor Inflamatorio: Neutral.

Cena: Rollitos de Nori con Crema de Nueces

- Ingredientes: 2 láminas de nori, ½ taza de col morada rallada zanahoria rallada (1/2 taza), Calabacín en tiras (1/2 taza), aguacate (1/2 unidad mediana), nueces (1/4 taza), ajo (1 diente), jugo de limón (1 cda).
- Preparación: Mezcla las nueces, ajo y jugo de limón en una crema suave. Rellena las láminas de nori con las verduras y la crema de nueces, luego enróllalas.

Información nutricional:

- Calorías: 270 kcal
- Carbohidratos (CHO): 18 g
- Proteínas: 6 g (rica en arginina, glutamina)
- Grasas: 20 g (incluye omega-3 y ácido linoleico)
- Vitaminas: Vit C 30 mg (33% de la IDR), Vit A 7,000 UI (140% de la IDR).
- Minerales: Hierro 2.5 mg (14% de la IDR), Magnesio 45 mg (11% de la IDR).
- Índice Glucémico Estimado: Bajo (35).
- Factor Inflamatorio: Ligeramente antiinflamatorio.

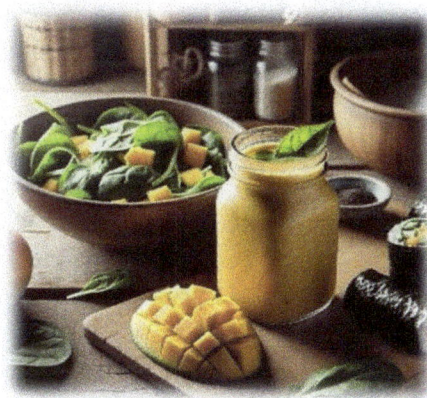

Cuatro Semanas de Menús

Día 2: Tazón de Frutas y Chía, Tacos de Lechuga y Ensalada de Remolacha

Desayuno: Tazón de Frutas con Coco y Chía

- Ingredientes: Fresas (1 taza,), kiwi (1 unidad), moras (1/2 taza), coco rallado (1 cda), semillas de chía (1 cda), nueces (2 cdas), canela (1/4 cdita), agua (1 taza).
- Preparación: Intercala capas de frutas, coco, chía y nueces en un tazón. Espolvorea con canela antes de servir.

Información nutricional:
- Calorías: 220 kcal
- Carbohidratos (CHO): 25 g
- Proteínas: 4 g (arginina, ácido aspártico)
- Grasas: 10 g (ácidos grasos omega-3 y omega-6)
- Vitaminas: Vit C 120 mg (133% de la IDR), Vit K 5 mcg (4% de la IDR).
- Minerales: Calcio 50 mg (4% de la IDR), Magnesio 40 mg (10% de la IDR).
- Índice Glucémico: Moderado (50).
- Factor Inflamatorio: Ligeramente antiinflamatorio.

Almuerzo: Tacos de Lechuga con Crema de Aguacate

- Ingredientes: Hojas de lechuga romana (4 hojas grandes), aguacate (1 unidad mediana), tomate (1/2 taza), cebolla roja (1/4 taza), cilantro fresco (1 cda), jugo de limón (1 cda), ajo en polvo (1/4 cdita), semillas de sésamo (1 cda).
- Preparación: Mezcla el aguacate con el jugo de limón y el ajo en polvo para hacer la crema. Coloca las hojas de lechuga como base y añade el tomate, la cebolla, el cilantro y la crema de aguacate. Espolvorea con semillas de sésamo antes de servir.

Información nutricional:
- Calorías: 250 kcal
- Carbohidratos (CHO): 15 g
- Proteínas: 5 g (glutamina, arginina)
- Grasas: 20 g (omega-6, ácido oleico)
- Vitaminas: Vit K 150 mcg (125% de la IDR), Vit C 40 mg (45% de la IDR).
- Minerales: Magnesio 40 mg (10% de la IDR), Hierro 2 mg (11% de la IDR).
- Índice Glucémico: Bajo (30).
- Factor Inflamatorio: Ligeramente antiinflamatorio.

Cena: Ensalada de Remolacha con Aderezo Cítrico

- Ingredientes: Remolacha rallado (1 taza), zanahoria rallada (1/2 taza), Calabacín en tiras (1/2 taza), espinaca fresca (1 taza), jugo de limón (2 cdas), aceite de oliva (1 cda), jengibre fresco (1 cdita), semillas de calabaza (2 cdas).
- Preparación: Combina las verduras en un recipiente grande. Prepara el aderezo mezclando el jugo de limón, el aceite de oliva y el jengibre rallado. Rocía el aderezo sobre la ensalada y decora con las semillas de calabaza.

Información nutricional:
- Calorías: 240 kcal
- Carbohidratos (CHO): 20 g
- Proteínas: 7 g (arginina, glutamina)
- Grasas: 12 g (omega-6, ácido linoleico)
- Vitaminas: Vit A 10,000 UI (200% de la IDR), Vit C 45 mg (50% de la IDR).
- Minerales: Zinc 2 mg (18% de la IDR), Fósforo 80 mg (11% de la IDR).
- Índice Glucémico: Moderado (40). Factor Inflamatorio: Neutral.

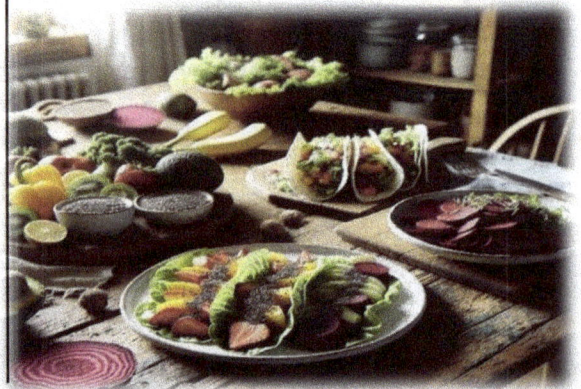

Cuatro Semanas de Menús

Día 3: Batido Verde, Ensalada de Arcoíris Y Rollitos Verde con Calabaza

Desayuno: Batido Verde Cítrico

- Ingredientes: Jugo de naranja (1 taza), toronja (1/2 taza), hierbabuena fresca (1 cda), linaza molida (1 cda), agua de coco (1 taza), 1 cda de jengibre fresco rallado, 1 kiwi, ½ cdita de ralladura de limón.
- Preparación: Licúa todos los ingredientes hasta obtener una mezcla suave. Servir frío.

    Información nutricional:
- Calorías: 180 kcal
- Carbohidratos (CHO): 40 g
- Proteínas: 3 g (prolina, ácido aspártico)
- Grasas: 2 g (ácidos grasos omega-3)
- Vitaminas: Vitamina C 150 mg (167% de la IDR), Vitamina A 600 UI (12% de la IDR).
- Minerales: Potasio 500 mg (14% de la IDR), Magnesio 25 mg (6% de la IDR).
- Índice Glucémico: Moderado (55).
- Factor Inflamatorio: Antiinflamatorio.

Almuerzo: Ensalada Arcoíris con Vinagreta de Limón

- Ingredientes: Col rizada (2 tazas), zanahoria rallada (1/2 taza), pimientos de colores (1/2 taza), pepino (1 taza), rábanos (1/2 taza), jugo de limón (2 cdas, 30 ml), aceite de oliva (1 cda, 15 ml), semillas de girasol (2 cdas).
- Preparación: Mezcla todos los vegetales en un recipiente y rocía con la vinagreta de limón y aceite de oliva.

    Información nutricional:
- Calorías: 200 kcal
- Carbohidratos (CHO): 20 g
- Proteínas: 6 g (arginina, glutamina)
    Grasas: 12 g (ácidos grasos omega-6)
- Vitaminas: Vit A 7,000 UI (140% de la IDR), Vit C 60 mg (67% de la IDR).
- Minerales: Magnesio 45 mg (11% de la IDR), Hierro 2.8 mg (15% de la IDR).
- Índice Glucémico Estimado: Bajo (35).
- Factor Inflamatorio: Neutral.

Cena: Rollitos Verdes con Crema de Semillas de Calabaza

- Ingredientes: 4 hojas grandes de acelga Calabacín rallado (1/2 taza), zanahoria rallada (1/2 taza), aguacate (1/2 unidad), semillas de calabaza (1/4 taza), ajo (1 diente), jugo de limón (1 cda/15 ml), aceite de oliva (1 cda/15 ml).
- Preparación: Usa las hojas de acelga como envoltorio y rellénalas con los vegetales. Prepara la crema licuando las semillas de calabaza, ajo, jugo de limón y aceite de oliva.

    Información nutricional:
- **Calorías:** 250 kcal
- Carbohidratos (CHO): 15 g
- Proteínas: 7 g (arginina, glutamina)
- Grasas: 16 g (ácidos grasos omega-6, ácido linoleico)
- Vitaminas: Vit C 45 mg (50% de la IDR), Vit A 8,000 UI (160% de la IDR).
- Minerales: Zinc 2 mg (18% de la IDR), Fósforo 90 mg (13% de la IDR).
- Índice Glucémico: Bajo (30).
- Factor Inflamatorio: Neutral

Cuatro Semanas de Menús

Día 4: Tazón de frutas con Chía y Coco, Rollitos de Col y Hummus

Desayuno: Tazón de Frutas Cítricas con Chía y Coco

- Ingredientes: Toronja (1 taza), naranja (1/2 taza), 1 kiwi, 1/2 taza de fresas, (1 cda de coco rallado, semillas de chía (1 cda), jugo de limón (1 cda), menta fresca (1 cda).
- Preparación: Mezcla todas las frutas en un tazón, espolvorea con coco rallado y semillas de chía, y decora con menta fresca.

Información nutricional:

- Calorías: 180 kcal y Carb (CHO): 40 g
- Proteínas: 3 g (prolina, arginina)
- Grasas: 2 g (ácidos grasos omega-3)
- Vitaminas: Vit C 160 mg (178% de la IDR), Vit A 500 UI (10% de la IDR).
- Minerales: Potasio 450 mg (13% de la IDR), Magnesio 25 mg (6% de la IDR).
- Índice Glucémico: Moderado (55).
- Factor Inflamatorio: Antiinflamatorio.

Almuerzo: Rollitos de Col Rizada con Hummus de Almendras

- Ingredientes: 4 hojas grandes de col rizada, zanahoria rallada (1/2 taza), pepino en tiras (1 taza), pimientos de colores (1/2 taza), almendras molidas (1/4 taza), jugo de limón (1 cda), ajo (1 diente), aceite de oliva (1 cda, ~15 ml).
- Preparación: Mezcla las almendras molidas, el jugo de limón, el ajo y el aceite de oliva para preparar un hummus. Rellena las hojas de col con los vegetales y el hummus.

Información nutricional:

- Calorías: 300 kcal
- Carbohidratos (CHO): 20 g
- Proteínas: 9 g (arginina, glutamina)
- Grasas: 18 g (ácidos grasos omega-6, ácido oleico)
- Vitaminas: Vit A 7,000 UI (140% de la IDR), Vita C 45 mg (50% de la IDR).
- Minerales: Zinc 2 mg (18% de la IDR), Magnesio 50 mg (12% de la IDR).
- Índice Glucémico: Bajo (35).

- Factor Inflamatorio: Ligeramente antiinflamatorio.

Cena: Fideos de Calabacín con paté de nueces y aguacate

- Ingredientes: Fideos de calabacín (1,5 tazas), paté de nueces (nueces 1/4 taza), 1 diente de ajo, 1 cucharada de jugo de limón, pisca de sal marina, ½ aguacate, albahaca fresca (1 cucharada), aceite de oliva (1 cucharadita,5 ml), ralladura de limón (1/2 cucharadita), pimienta negra al gusto.

  Preparación: Corte el calabacín en forma de espiral y mezcle suavemente con aceite de oliva, ralladura de limón y albahaca. Unte el paté de nueces sobre los fideos y cubra con aguacate en rodajas. Adorne con pimienta negra y sirva frío.

Información Nutricional:

- Calorías: 420 kcal
- Carbohidratos (CHO): 14 g
- Proteína: 8 g (arginina, glutamina)
- Grasa: 38 g (omega-3 y grasas monoinsaturadas)
- Vitaminas: Vit E 3.5 mg (23% de la IDR), Vit K 40 µg (33% de la IDR), Folato 90 µg (22% de la IDR)
- Minerales: Magnesio 90 mg (21% de la IDR), Potasio 550 mg (16% de la IDR), Zinc 1,2 mg (11% de la IDR)
- Índice glucémico: muy bajo (~15)
- Factor Inflamatorio: Fuertemente antiinflamatorio.

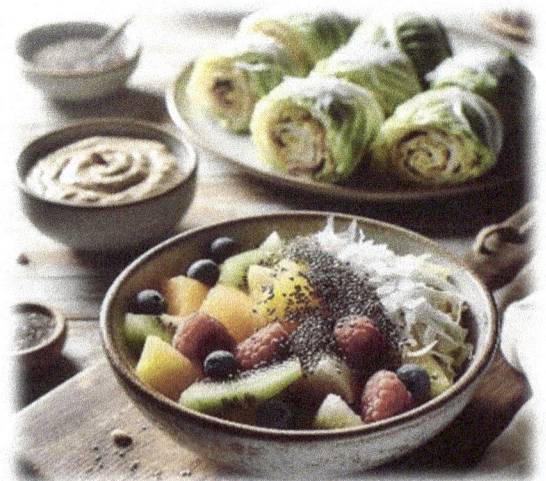

Cuatro Semanas de Menús

Día 5: Batido de Pina y Espinaca, Ensalada de Col Rizada, y Fideos de Calabacín

Desayuno: Batido Verde con Piña y Espinaca

- Ingredientes: Piña (1 taza), espinaca (1 taza), plátano (1 unidad mediana), jugo de limón (1 cda, 15 ml), agua (1 taza), semillas de chía (1 cda), 1 cda rallada de jengibre fresco, 1 cda rallada de coco rallado.
- Preparación: Licúa todos los ingredientes y sirve frío.
  #### Información nutricional:
- Calorías: 220 kcal
- Carbohidratos (CHO): 40 g
- Proteínas: 3 g (rica en glutamina, arginina)
- Grasas: 2 g (ácidos grasos omega-3)
- Vitaminas: Vit C 110 mg (122% de la IDR), Vit K 50 mcg (42% de la IDR).
- Minerales: Potasio 550 mg (16% de la IDR), Magnesio 35 mg (9% de la IDR).
- Índice Glucémico: Moderado (55).
- Factor Inflamatorio: Antiinflamatorio.

Almuerzo: Ensalada de Col Rizada con Aderezo Cremoso de Aguacate

- **Ingredientes:** Col rizada (2 tazas), aguacate (1 unidad mediana), pepino (1 taza), zanahoria rallada (1/2 taza), jugo de limón (2 cdas), aceite de oliva (1 cda, 15 ml), ajo en polvo (1/4 cdita), semillas de girasol (2 cdas).
- **Preparación:** Mezcla las verduras en un recipiente. Licúa el aguacate, el jugo de limón, el ajo en polvo y el aceite para preparar un aderezo cremoso. Rocía sobre la ensalada.

Información nutricional:
- Calorías: 320 kcal
- Carbohidratos (CHO): 15 g
- Proteínas: 7 g (glutamina, arginina)
- Grasas: 24 g (ácidos grasos omega-6, ácido oleico)

- Vitaminas: Vit K 250 mcg (208% de la IDR), Vit A 9,000 UI (180% de la IDR).
- Minerales: Magnesio 50 mg (12% de la IDR), Calcio 80 mg (6% de la IDR).
- Índice Glucémico Estimado: Bajo (30).
- Factor Inflamatorio: Neutral.

Cena: Fideos de Calabacín con Salsa de Nuez y Albahaca

- **Ingredientes:** Calabacín (1 taza), zanahoria en tiras (1/2 taza), col morada rallada (1/2 taza), nueces (1/4 taza), albahaca fresca (1/2 taza), jugo de limón (1 cda, 15 ml), ajo (1 diente), aceite de oliva (1 cda, 15 ml).
- **Preparación:** Usa un espiralizador para hacer los fideos de calabacín. Licúa las nueces, albahaca, jugo de limón, ajo y aceite de oliva para la salsa. Mezcla los fideos con la salsa antes de servir.

Información nutricional:
- Calorías: 290 kcal
- Carbohidratos (CHO): 12 g
- Proteínas: 6 g (arginina, glutamina)
- Grasas: 22 g (ácidos grasos omega-3, ácido linoleico)
- Vitaminas: Vit C 40 mg (45% de la IDR), Vit K 150 mcg (125% de la IDR).
- Minerales: Fósforo 90 mg (13% de la IDR), Magnesio 60 mg (15% de la IDR).
- Índice Glucémico Estimado: Bajo (~30).
- Factor Inflamatorio: Neutral.

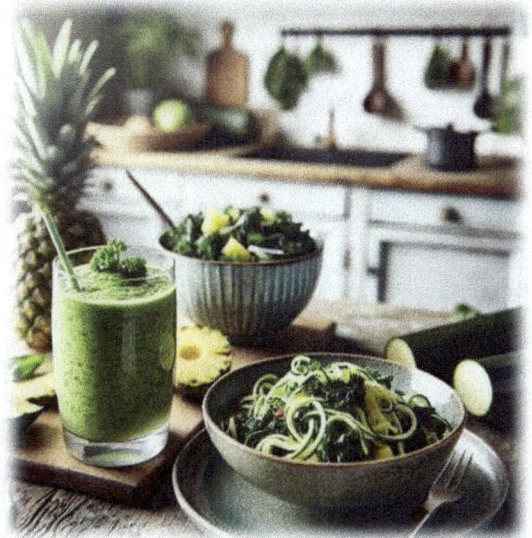

Cuatro Semanas de Menús

Día 6: Batido de Bayas y Espinaca, Tazón de Primavera, y Sushi Vegetal

Desayuno: Batido Antioxidante con Bayas y Espinaca

- Ingredientes: Moras (1 taza), fresas (1/2 taza), espinaca (1 taza), agua de coco (1 taza, 240 ml), semillas de chía (1 cda), jugo de limón (1 cda, 15 ml), 1 cda de jengibre fresco rallado, coco rallado (1 cda).
- Preparación: Licúa todos juntos.

Información nutricional:

- Calorías: 190 kcal
- Carbohidratos (CHO): 30 g
- Proteínas: 4 g (arginina, glutamina)
- Grasas: 3 g (ácidos grasos omega-3)
- Vitaminas: Vit. C 80 mg (89% de la IDR), Vit K 40 mcg (33% de la IDR).
- Minerales: Potasio 500 mg (14% de la IDR), Magnesio 30 mg (8% de la IDR).
- Índice Glucémico: Moderado (50).
- Factor Inflamatorio: Antiinflamatorio.

Almuerzo: Tazón de Primavera con Aderezo de Limón

- Ingredientes: Col rizada (2 tazas), col morada rallada (1/2 taza), zanahoria rallada (1/2 taza), 1, pepino en tiras (1/2 taza), semillas de girasol (2 cdas), jugo de limón (2 cdas, 30 ml), aceite de oliva (1 cda, 15 ml).
- Preparación: Mezcla las verduras en un recipiente grande. Rocía con el aderezo de limón y aceite de oliva.

Información nutricional:

- Calorías: 320 kcal
- Carbohidratos (CHO): 18 g
- Proteínas: 6 g (arginina, glutamina)
- Grasas: 26 g (ácidos grasos omega-6, ácido oleico)
- Vitaminas: Vit A 12,000 UI (240% de la IDR), Vit C 50 mg (56% de la IDR).
- Minerales: Calcio 100 mg (8% de la IDR), Magnesio 55 mg (14% de la IDR).
- Índice Glucémico: Bajo (30).

- Factor Inflamatorio: Ligeramente antiinflamatorio.

Cena: Sushi Vegetal con Crema de Anacardos

- Ingredientes: Láminas de nori (2 unidades), calabacín en tiras (1/2 taza), zanahoria rallada (1/2 taza), espárragos (1/2 taza), aguacate (1/2 unidad), anacardos (1/4 taza), ajo (1 diente), jugo de limón (1 cda, 15 ml).
- Preparación: Licúa los anacardos, el ajo y el jugo de limón para hacer una crema. Rellena las láminas de nori con los vegetales y la crema, luego enróllalas firmemente.

Información nutricional:

- Calorías: 290 kcal
- Carbohidratos (CHO): 15 g
- Proteínas: 7 g (arginina, glutamina)
- Grasas: 20 g (ácidos grasos omega-6, ácido linoleico)
- Vitaminas: Vit C 40 mg (45% de la IDR), Vit A 7,000 UI (140% de la IDR).
- Minerales: Hierro 3 mg (17% de la IDR), Magnesio 55 mg (14% de la IDR).
- Índice Glucémico: Bajo (30).
- Factor Inflamatorio: Neutral.

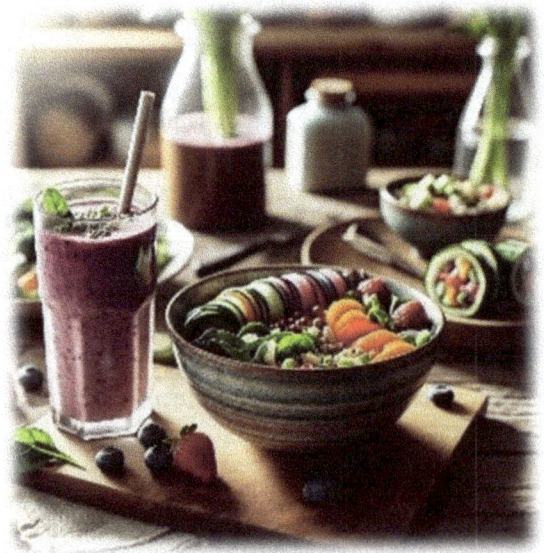

Cuatro Semanas de Menús

Día 7: Batido con cúrcuma, Tazón Primera, y Sushi Vegetal con almendras

Desayuno: Batido Tropical y Cúrcuma

- Ingredientes: ½ T de Mango, de piña, y de jugo de naranja, 1 cda de jengibre fresco, ¼ cdita de cúrcuma en polvo, 1 cda de semillas de chía, 1 T de agua, 1 cda de coco rallado.
- Preparación: Licúa todos los ingredientes hasta obtener una mezcla homogénea y sirve frío.

Información nutricional:

- Calorías: 220 kcal
- Carbohidratos (CHO): 45 g
- Proteínas: 3 g (prolina, arginina)
- Grasas: 2 g (ácidos grasos omega-3)
- Vitaminas: Vitamina C 110 mg (122% de la IDR), Vitamina A 900 UI (18% de la IDR).
- Minerales: Potasio 550 mg (16% de la IDR), Magnesio 30 mg (8% de la IDR).
- Índice Glucémico Estimado: Moderado (55).
- Factor Inflamatorio: Antiinflamatorio.

Almuerzo: Tazón Crudo de Primavera con Aderezo de Limón

- Ingredientes: Col rizado (2 tazas), col morada rallada (1/2 taza), zanahoria rallada (1/2 taza), aguacate (1 unidad mediana,), pepino en tiras (1/2 taza), semillas de girasol (2 cdas), jugo de limón (2 cdas, 30 ml), aceite de oliva (1 cda, 15 ml).
- Preparación: Mezcla las verduras en un recipiente grande y rocía con el aderezo de limón y aceite de oliva.

Información nutricional:

- Calorías: 320 kcal
- Carbohidratos (CHO): 18 g
- Proteínas: 6 g (arginina, glutamina)
- Grasas: 26 g (omega-6, ácido oleico)
- Vitaminas: Vitamina A 12,000 UI (240% de la IDR), Vitamina C 50 mg (56% de la IDR).
- Minerales: Calcio 100 mg (8% de la IDR), Magnesio 55 mg (14% de la IDR).
- Índice Glucémico Estimado: Bajo (30).

- Factor Inflamatorio: Ligeramente antiinflamatorio.

Cena: Sushi Vegetal con Crema de Almendras

- Ingredientes: Láminas de nori (2 unidades), calabacín en tiras (1/2 taza), zanahoria rallada (1/2 taza), espárragos (1/2 taza), aguacate (1/2 unidad mediana), almendras molidas (1/4 taza), ajo (1 diente), jugo de limón (1 cda, 15 ml).
- Preparación: Mezcla las almendras molidas, ajo y jugo de limón para una crema suave. Rellena las láminas de nori con los vegetales y la crema, y luego enróllalas firmemente.

Información nutricional:

- Calorías: 310 kcal
- Carbohidratos (CHO): 14 g
- Proteínas: 7 g (arginina, glutamina)
- Grasas: 24 g (ácidos grasos omega-6, ácido oleico)
- Vitaminas: Vitamina C 40 mg (45% de la IDR), Vitamina K 150 mcg (125% de la IDR).
- Minerales: Magnesio 50 mg (12% de la IDR), Zinc 2 mg (18% de la IDR).
- Índice Glucémico Estimado: Bajo (30).
- Factor Inflamatorio: Ligeramente antiinflamatorio

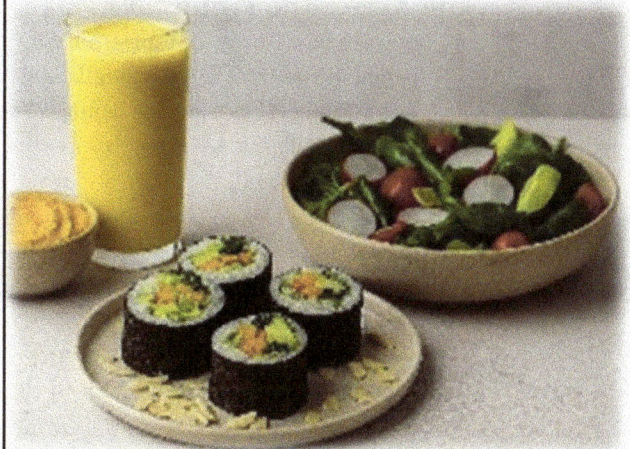

Segunda Semana

Día 8: Batido Fresas y Mango, Ensalada de Espinaca, y Calabacín Marinado con Crema de Nuez

Desayuno: Batido de Fresas y Mango con Linaza

- Ingredientes: Mango (1/2 taza), fresas (1 taza), agua de coco (1 taza), linaza molida (1 cda), menta fresca (1 cda), jugo de limón (1 cda, 15 ml), coco rallado (1 cda), agua (1/2 taza).
- Preparación: Licúa todos los ingredientes hasta obtener una mezcla homogénea y sirve frío.

Información nutricional:
- Calorías: 190 kcal
- Carbohidratos (CHO): 45 g
- Proteínas: 3 g (rica en prolina, arginina)
- Grasas: 2 g (omega-3, omega-6)
- Vitaminas: Vit C 120 mg (133% de la IDR), Vit A 500 UI (10% de la IDR).
- Minerales: Potasio 500 mg (14% de la IDR), Magnesio 25 mg (6% de la IDR).
- Índice Glucémico: Moderado (55).
- Factor Inflamatorio: Ligeramente antiinflamatorio.

Almuerzo: Ensalada de Espinaca Baby con Aderezo de Tahini y Naranja

- Ingredientes: 2 tazas de espinaca baby, pepino (½ taza), ½, zanahoria rallada (½ taza), Tahini (1 cda), jugo de naranja (2 cdas, 30 ml), semillas de sésamo (1 cda), aceite de oliva (1 cda, 15 ml).
- Preparación: Mezcla las verduras en un recipiente y rocía con un aderezo preparado con Tahini, jugo de naranja y aceite de oliva. Decora con semillas de sésamo.

Información nutricional:
- Calorías: 240 kcal
- Carbohidratos (CHO): 16 g
- Proteínas: 6 g (arginina, glutamina)
- Grasas: 18 g (omega-6, ácido oleico)

- Vitaminas: Vit A 10,000 UI (200% de la IDR), Vit C 40 mg (45% de la IDR).
- Minerales: Calcio 80 mg (6% de la IDR), Magnesio 40 mg (10% de IDR).
- Índice Glucémico: Bajo (30).
- Factor Inflamatorio: Neutral.

Cena: Calabacín Marinado con Crema de Nueces
- Ingredientes: Calabacín en tiras (1 taza), col morada rallada (1/2 taza), albahaca fresca (1/4 taza), nueces (1/4 taza), ajo (1 diente), jugo de limón (1 cda, 15 ml), aceite de oliva (1 cda, 15 ml), agua (2 cdas).
- Preparación: Mezcla el calabacín con la col morada y la albahaca. Licúa las nueces, ajo, jugo de limón, aceite de oliva y agua formado una crema. Rocía la crema sobre las verduras.

Información nutricional:
- Calorías: 280 kcal
- Carbohidratos (CHO): 12 g
- Proteínas: 5 g (glutamina, arginina)
- Grasas: 22 g (omega-3, ácido linoleico)
- Vitaminas: Vit C 40 mg (45% de IDR), Vit K 150 mcg (125% de IDR).
- Minerales: Magnesio 50 mg (12% de la IDR), Zinc 2 mg (18% de la IDR).
- Índice Glucémico: Bajo (30).

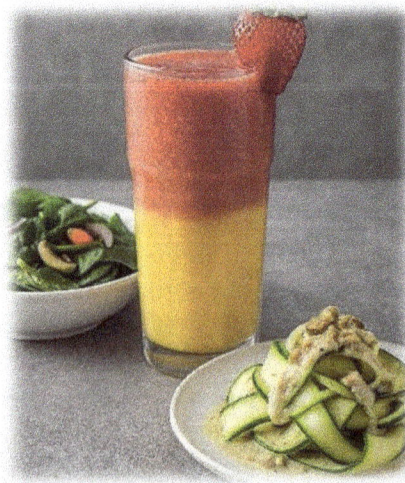

Cuatro Semanas de Menús

Día 9: Batido verde, Rollitos de Acelga, y Calabacín con Pesto

Desayuno: Batido Verde con Kiwi y Espinaca

- Ingredientes: Espinaca (1 taza), kiwi (2 unidades), 1 plátano, 1 cda de jengibre fresco rallado, agua (1 taza), jugo de limón (1 cda, 15 ml), semillas de chía (1 cda), coco rallado (1 cda).

- Preparación: Licúa todos los ingredientes hasta obtener una mezcla homogénea y sirve frío.

Información nutricional:

- Calorías: 200 kcal
- Carbohidratos (CHO): 40 g
- Proteínas: 3 g (glutamina, arginina)
- Grasas: 2 g (ácidos grasos omega-3)
- Vitaminas: Vitamina C 120 mg (133% de la IDR), Vitamina K 40 mcg (33% de la IDR).
- Minerales: Potasio 550 mg (16% de la IDR), Magnesio 30 mg (8% de la IDR).
- Índice Glucémico Estimado: Moderado (55).
- Factor Inflamatorio: Antiinflamatorio.

Almuerzo: Rollitos de Acelga con Crema de Semillas de Girasol

- Ingredientes: 4 grandes de acelga, zanahoria rallada (1/2 taza), pepino en tiras (1 taza), remolacha rallada (1/2 taza), semillas de girasol (2 cdas), jugo de limón (1 cda, 15 ml), ajo (1 diente), aceite de oliva (1 cda, 15 ml).

- Preparación: Licúa las semillas de girasol, el jugo de limón, el ajo y el aceite de oliva para preparar la crema. Usa las hojas de acelga como base y rellena con los vegetales y la crema.

Información nutricional:

- Calorías: 280 kcal
- Carbohidratos (CHO): 18 g
- Proteínas: 7 g (arginina, glutamina)
- Grasas: 20 g (omega-6, ácido linoleico)
- Vitaminas: Vit A 10,000 UI (200% de la IDR), Vit C 50 mg (56% de la IDR).

- Minerales: Magnesio 45 mg (11% de la IDR), Zinc 2 mg (18% de la IDR).
- Índice Glucémico: Bajo (30).
- Factor Inflamatorio: Neutral.

Cena: Fideos de Calabacín con Pesto de Almendras

- Ingredientes: Fideos de Calabacin (1 taza), albahaca fresca (1/2 taza), zanahoria en tiras (1/2 taza), almendras molidas (1/4 taza), ajo (1 diente), jugo de limón (1 cda, 15 ml), aceite de oliva (1 cda, 15 ml), agua (2 cdas).

- Preparación: Licúa las almendras, albahaca, ajo, jugo de limón, aceite de oliva y agua para hacer un pesto. Mezcla los fideos de calabacín y las zanahorias con el pesto y sirve.

Información nutricional:

- Calorías: 300 kcal
- Carbohidratos (CHO): 15 g
- Proteínas: 6 g (arginina, glutamina)
- Grasas: 22 g (omega-3, ácido oleico)
- Vitaminas: Vit C 40 mg (45% de la IDR), Vit K 150 mcg (125% de la IDR).
- Minerales: Calcio 80 mg (6% de la IDR), Magnesio 50 mg (12% de la IDR).
- Índice Glucémico: Bajo (30).
- Factor Inflamatorio: Ligeramente antiinflamatorio.

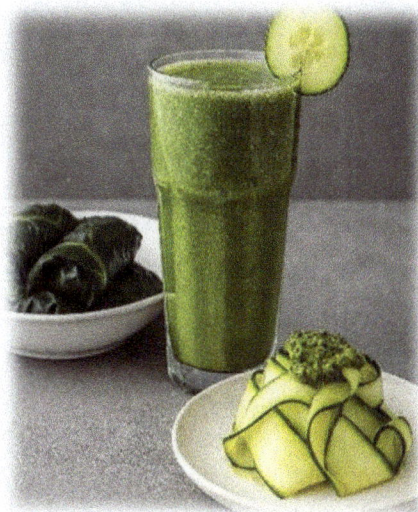

Cuatro Semanas de Menús

Día 10: Batido Pina, Fideos de pepino, y Ensalada de Espárragos con Pesto

Desayuno: Batido de Piña y Menta

- Ingredientes: Piña (1 taza), agua de coco (1 taza, 240 ml), menta fresca (1 cda), linaza molida (1 cda), jugo de limón (1 cda, 15 ml), coco rallado (1 cda), 1 plátano, agua (1/2 taza).
- Preparación: Licúa todos los ingredientes hasta obtener una mezcla suave y sirve frío.

Información nutricional:

- Calorías: 220 kcal
- Carbohidratos (CHO): 50 g
- Proteínas: 3 g (prolina, arginina)
- Grasas: 3 g (omega-3)
- Vitaminas: Vit C 100 mg (111% de la IDR), Vit A 600 UI (12% de la IDR).
- Minerales: Potasio 500 mg (14% de la IDR), Magnesio 25 mg (6% de la IDR).
- Índice Glucémico: Moderado (55).
- Factor Inflamatorio: Antiinflamatorio.

Almuerzo: Fideos de Pepino con Aderezo Cremoso de Tahini

- Ingredientes: Fideos de pepino (1 taza), remolacha rallado (1/2 taza), zanahoria rallada (1/2 taza), perejil fresco (1/4 taza), Tahini (1 cda), jugo de limón (1 cda, 15 ml), aceite de oliva (1 cda, 15 ml), semillas de sésamo (1 cda).
- Preparación: Mezcla los fideos de pepino, el remolacha y la zanahoria. Combina el tahini, el jugo de limón y el aceite de oliva para hacer el aderezo. Rocía sobre las verduras y decora con semillas de sésamo.

Información nutricional:

- Calorías: 260 kcal
- Carbohidratos (CHO): 18 g
- Proteínas: 6 g (arginina, glutamina)
- Grasas: 18 g (omega-6, ácido oleico)
- Vitaminas: Vit A 9,000 UI (180% de la IDR), Vit C 50 mg (56% de la IDR).

- Minerales: Calcio 80 mg (6% de la IDR), Magnesio 40 mg (10% de la IDR).
- Índice Glucémico: Bajo (30).
- Factor Inflamatorio: Neutral.

Cena: Ensalada de Espárragos con Pesto de Nuez

- Ingredientes: Espárragos (1 taza), col morada rallada (1/2 taza), espinaca (1 taza), nueces (1/4 taza), albahaca fresca (1/2 taza), ajo (1 diente), aceite de oliva (1 cda, 15 ml), jugo de limón (1 cda, 15 ml).
- Preparación: Mezcla los espárragos, la col morada y la espinaca en un recipiente. Licúa las nueces, la albahaca, el ajo, el jugo de limón y el aceite de oliva para preparar el pesto y viértelo sobre las verduras.

Información nutricional:

- Calorías: 280 kcal
- Carbohidratos (CHO): 10 g
- Proteínas: 7 g (arginina, glutamina)
- Grasas: 22 g (omega-3, ácido linoleico)
- Vitaminas: Vit C 40 mg (45% de la IDR), Vit K 150 mcg (125% de la IDR).
- Minerales: Magnesio 55 mg (14% de la IDR), Zinc 2 mg (18% de la IDR).
- Índice Glucémico: Bajo (30).
- Factor Inflamatorio: Ligeramente antiinflamatorio.

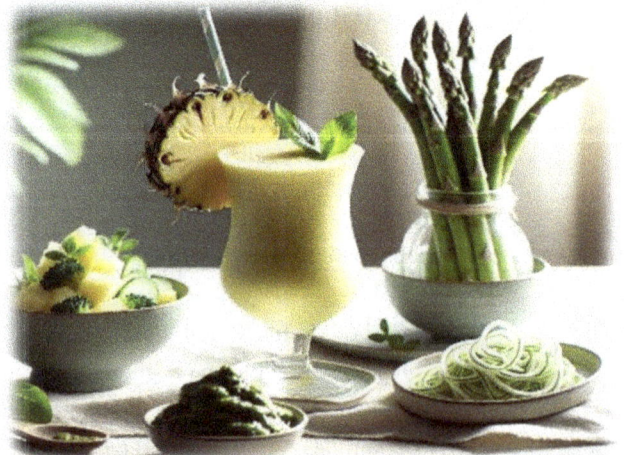

Cuatro Semanas de Menús

Día 11: Batido Cítrico, Sopa de Aguacate, y Ensalada de Col Morada

Desayuno: Batido Cítrico de Kiwi y Chía

- Ingredientes: 2 Kiwi, jugo de naranja (1 taza, 240 ml), jugo de limón (1 cda, 15 ml), agua de coco (1 taza, 240 ml), semillas de chía (1 cda), coco rallado (1 cda), 1 cda de jengibre fresco rallado, agua (1/2 taza).
- Preparación: Licúa todos los ingredientes hasta obtener una mezcla homogénea.

Información nutricional:

- Calorías: 190 kcal
- Carbohidratos (CHO): 40 g
- Proteínas: 3 g (prolina, arginina)
- Grasas: 2 g (omega-3)
- Vitaminas: Vit C 130 mg (144% de la IDR), Vit A 400 UI (8% de la IDR).
- Minerales: Potasio 500 mg (14% de la IDR), Magnesio 30 mg (8% de la IDR).
- Índice Glucémico: Moderado (55).
- Factor Inflamatorio: Antiinflamatorio.

Almuerzo: Sopa de Aguacate y Pepino con Hierbas Frescas

- Ingredientes: Pepino (1 taza), aguacate (1 unidad mediana), albahaca fresca (1/4 taza), perejil fresco (1/4 taza), jugo de limón (1 cda, 15 ml), ajo (1 diente), aceite de oliva (1 cda, 15 ml), agua (1/2 taza).
- Preparación: Licúa todos los ingredientes hasta obtener una sopa cremosa. Sirve fría y decora con más albahaca o perejil.

Información nutricional:

- Calorías: 260 kcal
- Carbohidratos (CHO): 12 g
- Proteínas: 4 g (rica en glutamina, arginina)
- Grasas: 22 g (omega-6, ácido oleico)
- Vitaminas: Vitamina K 25 mcg (21% de la IDR), Vitamina C 25 mg (28% de la IDR).

- Minerales: Potasio 500 mg (14% de la IDR), Magnesio 30 mg (8% de la IDR).
- Índice Glicémico Estimado: Bajo (35).
- Factor Inflamatorio: Ligeramente antiinflamatorio.

Cena: Ensalada de Col Morada y Espinaca con Aderezo de Nuez

- Ingredientes: Col morada rallada (1 taza), espinaca (2 tazas), zanahoria rallada (1/2 taza), Calabacin rallada (1/2 taza), nueces (1/4 taza), ajo (1 diente), aceite de oliva (1 cda, 15 ml), jugo de limón (1 cda, 15 ml).
- Preparación: Mezcla las verduras en un recipiente. Licúa las nueces, el ajo, el aceite de oliva y el jugo de limón para hacer el aderezo y viértelo sobre la ensalada.

Información nutricional:

- Calorías: 290 kcal
- Carbohidratos (CHO): 15 g
- Proteínas: 6 g (arginina, glutamina)
- Grasas: 20 g (omega-3, ácido linoleico)
- Vitaminas: Vit C 40 mg (45% de la IDR), Vit K 150 mcg (125% de la IDR).
- Minerales: Magnesio 50 mg (12% de la IDR), Zinc 2 mg (18% de la IDR).
- Índice Glucémico: Bajo (30).
- Factor Inflamatorio: Neutral.

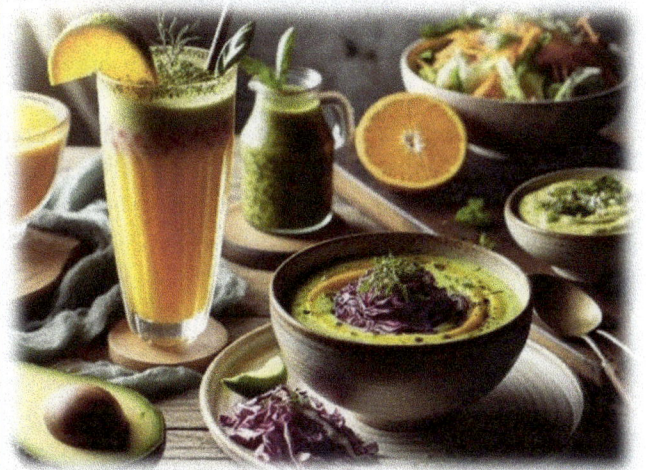

Día 12: Batido Antioxidante, Ensalada de Espinaca, y Brotes de Calabacín

Desayuno: Batido Antioxidante con Bayas y Limón

- Ingredientes: Moras (1 taza), jugo de naranja (1 taza, 240 ml), jugo de limón (1 cda, 15 ml), linaza molida (1 cda), coco rallado (1 cda), menta fresca (1 cda), agua (1/2 taza), 1 cda de jengibre fresco brallado.
- Preparación: Licúa todos los ingredientes hasta obtener una mezcla homogénea y sirve al gusto.

Información nutricional:

- Calorías: 190 kcal
- Carbohidratos (CHO): 40 g
- Proteínas: 3 g (prolina, glutamina)
- Grasas: 2 g (omega-3)
- Vitaminas: Vit C 120 mg (133% de la IDR), Vit A 500 UI (10% de la IDR).
- Minerales: Potasio 500 mg (14% de la IDR), Magnesio 25 mg (6% de la IDR).
- Índice Glucémico: Moderado (55).
- Factor Inflamatorio: Antiinflamatorio.

Almuerzo: Ensalada de Espinaca con Aderezo Cremoso de Almendra

- Ingredientes: Espinaca (2 tazas), remolacha rallada (1/2 taza), pepino en tiras (1 taza), zanahoria en tiras (1/2 taza), almendras molidas (1/4 taza), aceite de oliva (1 cda, 15 ml), jugo de limón (1 cda, 15 ml), ajo (1 diente).
- Preparación: Mezcla las almendras, el aceite de oliva, el jugo de limón y el ajo para preparar el aderezo. Coloca la espinaca y los vegetales en un recipiente y añade el aderezo antes de servir.

Información nutricional:

- Calorías: 320 kcal
- Carbohidratos (CHO): 14 g
- Proteínas: 8 g (arginina, glutamina)
- Grasas: 24 g (omega-6, ácido oleico)

- Vitaminas: Vit K 250 mcg (208% de la IDR), Vit C 45 mg (50% de la IDR).
- Minerales: Magnesio 50 mg (12% de la IDR), Zinc 2 mg (18% de la IDR).
- Índice Glucémico: Bajo (30).
- Factor Inflamatorio: Ligeramente antiinflamatorio.

Cena: Botes de Calabacín con Crema de Anacardos

- Ingredientes: calabacín cortadas por la mitad (1 taza), zanahorias en tiras (1/2 taza), remolacha rallada (1/2 taza), aguacate en cubos (1/2 unidad), anacardos (1/4 taza), jugo de limón (1 cda, 15 ml), ajo (1 diente), aceite de oliva (1 cda, 15 ml).
- Preparación: Licúa los anacardos, el ajo, el aceite de oliva y el jugo de limón hasta obtener una crema suave. Rellena los calabacines con la crema de anacardos y decora con los vegetales y los cubos de aguacate.

Información nutricional:

- Calorías: 290 kcal
- Carbohidratos (CHO): 12 g
- Proteínas: 7 g (arginina, glutamina)
- Grasas: 22 g (omega-3, ácido linoleico)
- Vitaminas: Vit C 40 mg (45% de la IDR), Vit K 150 mcg (125% de la IDR).
- Minerales: Magnesio 55 mg (14% de la IDR), Zinc 2 mg (18% de la IDR).
- Índice Glucémico: Bajo (30).
- Factor Inflamatorio: Neutral.

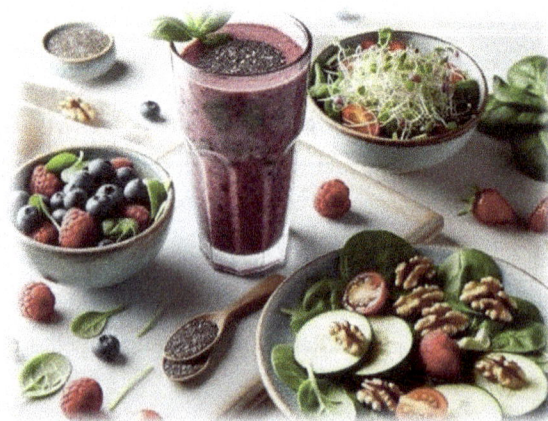

Cuatro Semanas de Menús

Día 13: Batido Tropical, Rollitos de Col Rizada, y Sushi Vegetal

Desayuno: Batido Tropical con Jengibre

- Ingredientes: Piña (1 taza), mango (1/2 taza), jugo de naranja (1 taza, 240 ml), 1 cda de jengibre fresco rallado, coco rallado (1 cda), semillas de chía (1 cda), agua (1/2 taza), jugo de limón (1 cda, 15 ml).
- Preparación: Licúa todos los ingredientes y sirve frío.

Información nutricional:

- Calorías: 230 kcal
- Carbohidratos (CHO): 50 g
- Proteínas: 3 g (prolina, arginina)
- Grasas: 2 g (omega-3)
- Vitaminas: Vit C 110 mg (122% de la IDR), Vit A 700 UI (14% de la IDR).
- Minerales: Potasio 550 mg (16% de la IDR), Magnesio 30 mg (8% de la IDR).
- Índice Glucémico: Moderado (55).
- Factor Inflamatorio: Antiinflamatorio.

Almuerzo: Rollitos de Col Rizada con Hummus de Almendras

- Ingredientes: Col rizada (4 hojas grandes), zanahoria rallada (1/2 taza), tiras de pepino (1 taza), ½ aguacate mediano, almendras molidas (1/4 taza), jugo de limón (1 cda, 15 ml), ajo en polvo (1/4 cdita), aceite de oliva (1 cda, 15 ml).
- Preparación: Mezcla las almendras molidas, el jugo de limón, el ajo en polvo y el aceite de oliva para hacer un hummus cremoso. Rellena las hojas de col rizada con los vegetales y el hummus.

Información nutricional:

- Calorías: 300 kcal
- Carbohidratos (CHO): 20 g
- Proteínas: 7 g (arginina, glutamina)
- Grasas: 18 g (omega-6, ácido oleico)
- Vitaminas: Vit A 8,000 UI (160% de la IDR), Vit C 45 mg (50% de la IDR).
- Minerales: Zinc 2 mg (18% de la IDR), Magnesio 50 mg (12% de la IDR).

- Índice Glucémico: Bajo (30).
- Factor Inflamatorio: Neutral.

Cena: Sushi Vegetal con Crema de Almendras

- Ingredientes: 2 láminas de nori, calabacín en tiras (1/2 taza), zanahoria rallada (1/2 taza), espárragos (1/2 taza), ½ aguacate mediano, almendras molidas (1/4 taza), ajo (1 diente), jugo de limón (1 cda, 15 ml).
- Preparación: Licúa las almendras molidas, ajo y jugo de limón para hacer una crema suave. Rellena las láminas de nori con los vegetales y la crema, y luego enróllalas firmemente.

Información nutricional:

- Calorías: 310 kcal
- Carbohidratos (CHO): 14 g
- Proteínas: 7 g (arginina, glutamina)
- Grasas: 24 g (omega-6, ácido oleico)
- Vitaminas: Vit C 40 mg (45% de la IDR), Vit K 150 mcg (125% de la IDR).
- Minerales: Magnesio 50 mg (12% de la IDR), Zinc 2 mg (18% de la IDR).
- Índice Glucémico: Bajo (30).
- Factor Inflamatorio: Ligeramente antiinflamatorio.

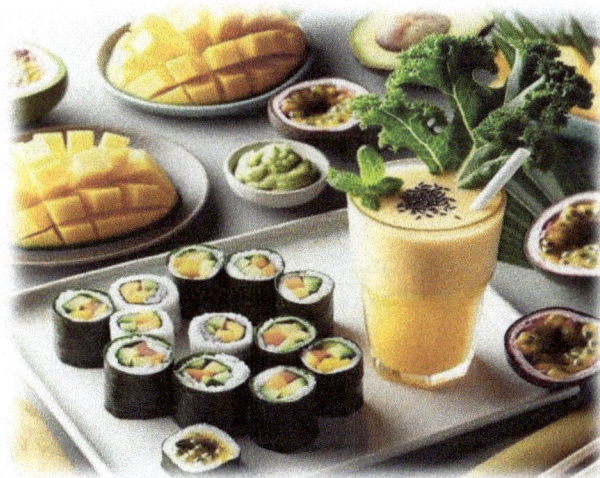

Cuatro Semanas de Menús

Día 14: Batido Verde, Ensalada de Espinaca, y Rollitos de Nori

Desayuno: Batido Verde con Espinaca y Kiwi

- Ingredientes: Espinaca (1 taza), kiwi (2 unidades), agua de coco (1 taza, 240 ml), jugo de limón (1 cda, 15 ml), semillas de chía (1 cda), coco rallado (1 cda), 1 cda de jengibre fresco rallado, agua (1/2taza).
- Preparación: Licúa todo hasta obtener una mezcla homogénea y sirve frío.

Información nutricional:

- Calorías: 200 kcal
- Carbohidratos (CHO): 40 g
- Proteínas: 3 g (glutamina, arginina)
- Grasas: 2 g (omega-3)
- Vitaminas: Vit C 120 mg (133% de la IDR), Vit K 40 mcg (33% de la IDR).
- Minerales: Potasio 550 mg (16% de la IDR), Magnesio 30 mg (8% de la IDR).
- Índice Glucémico: Moderado (55).
- Factor Inflamatorio: Antiinflamatorio.

Almuerzo: Ensalada de Espinaca con Aderezo de Nuez

- Ingredientes: Espinaca (2 tazas), pepino (1 taza), zanahoria rallada (1/2 taza), col morada rallada (1/2 taza), nueces (1/4 taza), 1 diente de ajo, jugo de limón (1 cda, 15 ml), aceite de oliva (1 cda, 15 ml).
- Preparación: Mezcla las verduras en un recipiente. Licúa las nueces, el ajo, el jugo de limón y el aceite de oliva para crear un aderezo suave. Rocíalo sobre la ensalada antes de servir.

Información nutricional:

- Calorías: 280 kcal, Carbohidratos (CHO): 15 g
- Proteínas: 7 g (arginina, glutamina)
- Grasas: 22 g (omega-6, ácido linoleico)
- Vitaminas: Vit C 40 mg (45% de la IDR), Vit K 150 mcg (125% de la IDR).
- Minerales: Magnesio 50 mg (12% de la IDR), Zinc 2 mg (18% de la IDR).
- Índice Glucémico: Bajo (30).
- Factor Inflamatorio: Neutral.

Cena: Rollitos de Nori con Crema de Anacardos y Verduras

- Ingredientes: 2 láminas de nori, calabacín en tiras (1/2 taza), zanahoria rallada (1/2 taza), espárragos en trozos (1/2 taza), aguacate (1/2 unidad), anacardos (1/4 taza), 1 diente de ajo, jugo de limón (1 cda, 15 ml).
- Preparación: Licúa los anacardos, el ajo y el jugo de limón. Rellena las láminas de nori con las verduras y la crema de anacardos. Enrolla los rollitos y corta en porciones pequeñas.

Información nutricional:

- Calorías: 300 kcal
- Carbohidratos (CHO): 14 g
- Proteínas: 7 g (arginina, glutamina)
- Grasas: 22 g (omega-6, ácido linoleico)
- Vitaminas: Vit C 40 mg (45% de la IDR), Vit A 6,000 UI (120% de la IDR).
- Minerales: Hierro 2 mg (11% de la IDR), Magnesio 50 mg (12% de la IDR).
- Índice Glucémico: Bajo (30).
- Factor Inflamatorio: Ligeramente antiinflamatorio.

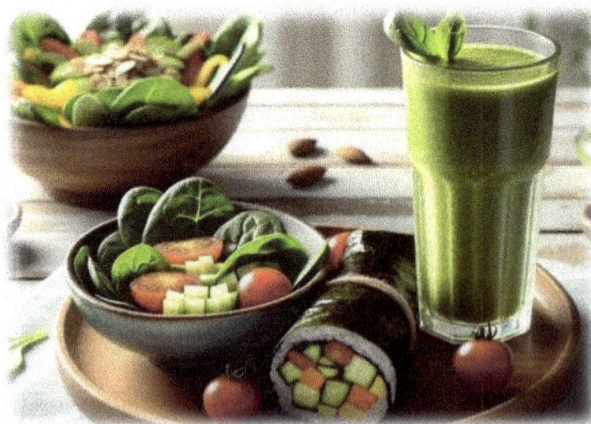

Cuatro Semanas de Menús

Tercera Semana

Día 15: Batido, Ensalada de Espárragos y Rollitos de Calabacín

Desayuno: Batido de Naranja y Papaya con Jengibre

- Ingredientes: 1 taza de papaya cortada, 1 taza jugo de naranja, 1 cda de jengibre fresco rallado, 1 cda de semillas de lino, 1 cda de coco rallado, ½ taza de agua, 1 cda, 15 ml jugo de limón, 1 cda de hojas de menta.
- Preparación: Licúa todos los ingredientes y sirve frio.

Información nutricional:

- Calorías: 200 kcal
- Carbohidratos (CHO): 35 g
- Proteínas: 3 g
- Grasas: 2 g
- Vitaminas: Vit C 120 mg (133% de la IDR), Vit A 900 UI (18% de la IDR).
- Minerales: Potasio 500 mg, Magnesio 25 mg.

Almuerzo: Ensalada de Espárragos y Palmitos con Aderezo de Limón

- Ingredientes: 1 taza de espárragos cortados, ½ taza de palmitos cortados, 2 tazas de espinaca cortada, ½ taza de tomates cortados, 1 cda, 15 ml de jugo de limón, 1 cda, 15 ml de aceite de oliva, ¼ cdita de ajo en polvo, 1 cda de semillas de girasol.
- Preparación: Mezcla los vegetales en un tazón. Rocía con el aderezo de limón, aceite de oliva y ajo en polvo.

Información nutricional:

- Calorías: 250 kcal
- Carbohidratos (CHO): 14 g
- Proteínas: 6 g
- Grasas: 20 g
- Vitaminas: Vit C 35 mg, Vit A 6,000 UI.
- Minerales: Magnesio 40 mg, Calcio 50 mg.

Cena: Rollitos de Calabacín con Crema de Ajonjolí y Jengibre

- Ingredientes: 1 taza de calabacín, 1/2 taza de zanahoria rallada, ½ taza de pimientos morrones, 1 cda de ajonjolí tostado, 1 cda de jengibre fresco rallado, 1 diente de ajo, 1 cda/15 ml de jugo de limón, 1 cda/15 ml de aceite de ajonjolí.
- Preparación: Rellena las tiras de calabacín con zanahoria y pimientos. Prepara la crema mezclando el ajonjolí, el jengibre, el ajo, el jugo de limón y el aceite de ajonjolí, luego úsala como aderezo.

Información nutricional:

- Calorías: 270 kcal
- Carbohidratos (CHO): 10 g
- Proteínas: 7 g
- Grasas: 22 g
- Vitaminas: Vit C 25 mg, Vit A 7,000 UI.
- Minerales: Hierro 2 mg, Magnesio 50 mg.

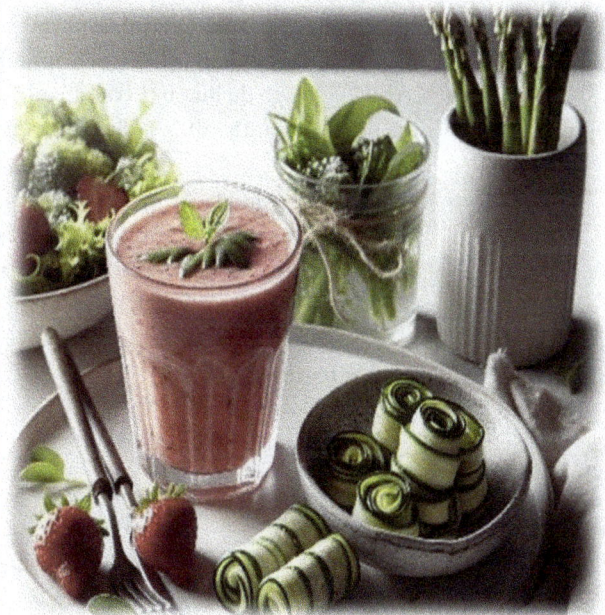

Cuatro Semanas de Menús

Día 16: Batido de Mango, Ensalada de Rábanos, y Rollos de Pepinos

Desayuno: Batido de Mango y Piña con Coco y Chía

- Ingredientes: 1/2 taza mango, piña (1 taza), agua de coco (1 taza, 240 ml), semillas de chía (1 cda), coco rallado (1 cda), jugo de limón (1 cda, 15 ml), 1 cda menta fresca, agua (1/2 taza).
- Preparación: Licúa todos los ingredientes hasta obtener un batido homogéneo y sirve frío.

Información nutricional:

- Calorías: 210 kcal
- Carbohidratos (CHO): 45 g
- Proteínas: 3 g
- Grasas: 3 g
- Vitaminas: Vit C 120 mg, Vit A 600 UI.
- Minerales: Potasio 550 mg, Magnesio 30 mg.

Almuerzo: Ensalada de Rábanos y Pimientos con Tahini y Limón

- Ingredientes: Rábanos en rodajas (1 taza), pimientos de colores (1 taza), espinaca (2 tazas), cebolla morada (1/2 taza), Tahini (1 cda, 15 g), jugo de limón (1 cda, 15 ml), aceite de oliva (1 cda, 15 ml), ½ cdita de ajo en polvo.
- Preparación: Mezcla todos los vegetales en un tazón. Prepara el aderezo con Tahini, jugo de limón, ajo en polvo y aceite de oliva. Rocía sobre la ensalada antes de servir.

Información nutricional:

- Calorías: 260 kcal
- Carbohidratos (CHO): 18 g
- Proteínas: 6 g
- Grasas: 20 g
- Vitaminas: Vit A 8,000 UI, Vit C 50 mg.
- Minerales: Calcio 80 mg, Zinc 2 mg.

Cena: Rollos de Pepino con Crema de Almendras y Eneldo

- Ingredientes: Pepino en tiras (1 taza), zanahoria rallada (1/2 taza), albahaca fresca (10 g), almendras molidas (1/4 taza), ½ cdita de eneldo fresco, 1 cda, 15 ml de jugo de limón, 1 diente de ajo, 2 cdas.
- Preparación: Licúa las almendras, eneldo, jugo de limón, ajo y agua para hacer la crema. Usa el pepino como envoltura y rellénalo con la crema de almendras y las verduras.

Información nutricional:

- Calorías: 290 kcal
- Carbohidratos (CHO): 14 g
- Proteínas: 7 g
- Grasas: 22 g
- Vitaminas: Vitamina C 35 mg, Vitamina K 150 mcg.
- Minerales: Magnesio 50 mg, Calcio 70 mg.

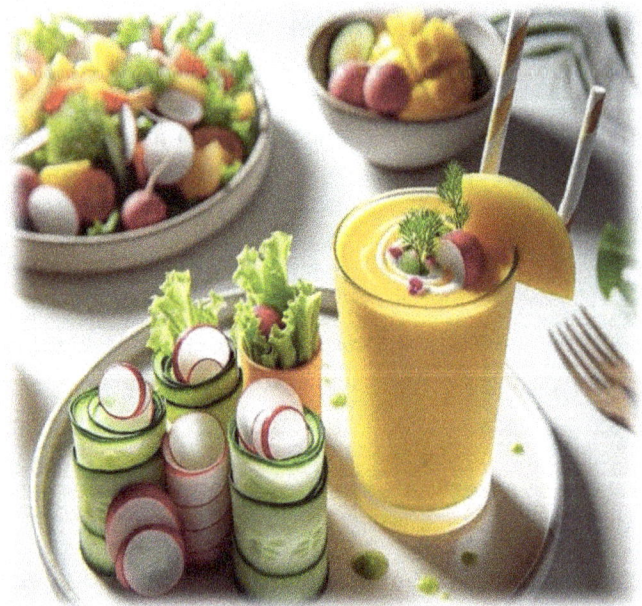

Día 17: Batido de Fresas, Ensalada de Coliflor y Carpaccio de Remolacha

Desayuno: Batido de Fresas y Toronja con Semillas de Lino

- Ingredientes: Fresas (1 taza,), jugo de toronja (1 taza, 240 ml), semillas de lino (1 cda), 1 ½ cdta de coco rallado, 1 cda de jengibre fresco, ½ taza de agua, 1 cda de hojas de menta.
- Preparación: Licúa todos los ingredientes hasta obtener una mezcla homogénea y sirve frío.

Información nutricional:

- Calorías: 180 kcal
- Carbohidratos (CHO): 30 g
- Proteínas: 3 g
- Grasas: 2 g
- Vitaminas: Vit C 90 mg (100% de la IDR), Vit A 300 UI (6% de la IDR).
- Minerales: Potasio 400 mg, Magnesio 20 mg.

Almuerzo: Ensalada de Coliflor con Vinagreta de Mostaza y Limón

- Ingredientes: Coliflor cruda en floretes (1 taza), espinaca baby (1 taza), pimientos morrones en tiras (1/2 taza), cebolla morada en rodajas (1/4 taza), jugo de limón (1 cda, 15 ml), mostaza (1 cda), aceite de oliva (1 cda, 15 ml), ½ cdita de ajo en polvo.
- Preparación: Mezcla los vegetales en un tazón. Prepara la vinagreta combinando el jugo de limón, mostaza, aceite y ajo en polvo. Rocía sobre la ensalada antes de servir.

Información nutricional:

- Calorías: 220 kcal
- Carbohidratos (CHO): 15 g
- Proteínas: 5 g
- Grasas: 15 g
- Vitaminas: Vit C 50 mg, Vit A 5,000 UI.
- Minerales: Calcio 60 mg, Magnesio 30 mg.

Cena: Carpaccio de Remolacha con Pesto de Albahaca

- Ingredientes: Remolacha crudo en rodajas finas (1 taza), albahaca fresca (1/2 taza), nueces (1/4 taza), 1 diente de ajo, jugo de limón (1 cda, 15 ml), aceite de oliva (1 cda, 15 ml), agua (2 cdas).
- Preparación: Coloca las rodajas de remolacha en un plato. Licúa la albahaca, nueces, ajo, limón, aceite y agua para preparar el pesto. Rocía el pesto sobre las remolachas y sirve.

Información nutricional:

- Calorías: 240 kcal
- Carbohidratos (CHO): 18 g
- Proteínas: 6 g
- Grasas: 18 g
- Vitaminas: Vit C 30 mg, Vit K 100 mcg.
- Minerales: Hierro 2 mg, Zinc ~2 mg.

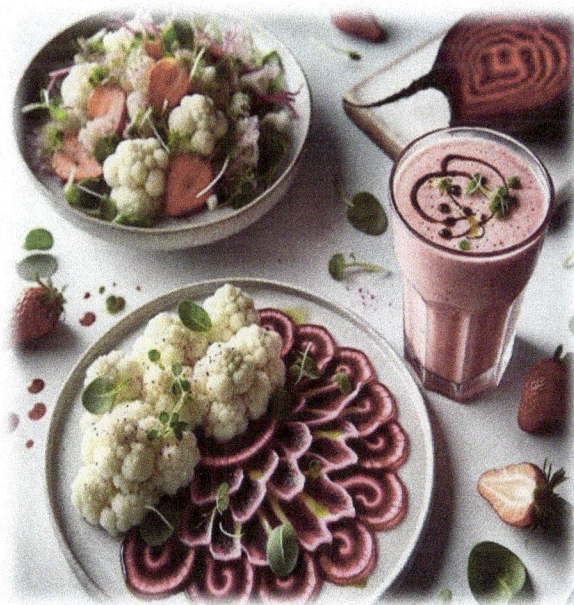

Cuatro Semanas de Menús

Día 18: Batido de Papaya, Ensalada de Calabaza, y Rollitos de Espinaca

Desayuno: Batido de Papaya y Coco con Semillas de Girasol

- Ingredientes: Papaya (1 taza), coco rallado (1 cda), agua de coco (1 taza, 240 ml), semillas de girasol tostadas (1 cda), jugo de limón (1 cda, 15 ml), 1 cda cortada de hojas de menta cortada, agua (1/2 taza), 1 cda cortada de jengibre fresco
- Preparación: Licúa todos los ingredientes hasta obtener una mezcla homogénea. Sirve frío y decora con hojas de menta.

Información nutricional:

- Calorías: 200 kcal
- Carbohidratos (CHO): 35 g
- Proteínas: 4 g
- Grasas: 3 g
- Vitaminas: Vit C 90 mg (100% de la IDR), Vit A 1000 UI (20% de la IDR).
- Minerales: Potasio 400 mg, Magnesio 25 mg.

Almuerzo: Ensalada de Calabaza con Aderezo de Cilantro y Lima

- Ingredientes: Calabaza rallada (1 taza), pepino en rodajas (1 taza), zanahoria rallada (1/2 taza), 2 cda cortada de cilantro fresco, jugo de lima (1 cda, 15 ml), aceite de oliva (1 cda, 15 ml), ¼ cdita de ajo en polvo, semillas de calabaza tostadas (2 cda).
- Preparación: Mezcla las verduras en un tazón. Prepara el aderezo con jugo de lima, aceite de oliva, cilantro y ajo en polvo. Rocía sobre la ensalada y decora con semillas de calabaza.

Información nutricional:

- Calorías: 240 kcal
- Carbohidratos (CHO): 16 g
- Proteínas: 5 g
- Grasas: 18 g
- Vitaminas: Vit A 10,000 UI, Vit C 40 mg.
- Minerales: Zinc2 mg, Magnesio ~45 mg.

Cena: Rollitos de Espinaca con Crema de Girasol

- Ingredientes: Hojas de espinaca (1 taza), zanahoria en tiras (1/2 taza), remolacha rallada (1/2 taza), semillas de girasol molidas (1/4 taza), 1 diente de ajo (1 diente, jugo de limón (1 cda, 15 ml), agua (2 cdas), aceite de oliva (1 cda, 15 ml).
- Preparación: Mezcla las semillas de girasol, ajo, jugo de limón, agua y aceite para hacer una crema suave. Usa las hojas de espinaca para envolver las verduras y rellénalas con la crema.

Información nutricional:

- Calorías: 260 kcal
- Carbohidratos (CHO): 15 g
- Proteínas: 7 g
- Grasas: 20 g
- Vitaminas: Vit C 30 mg, Vit K 150 mcg.
- Minerales: Hierro 2 mg, Calcio 70 mg/

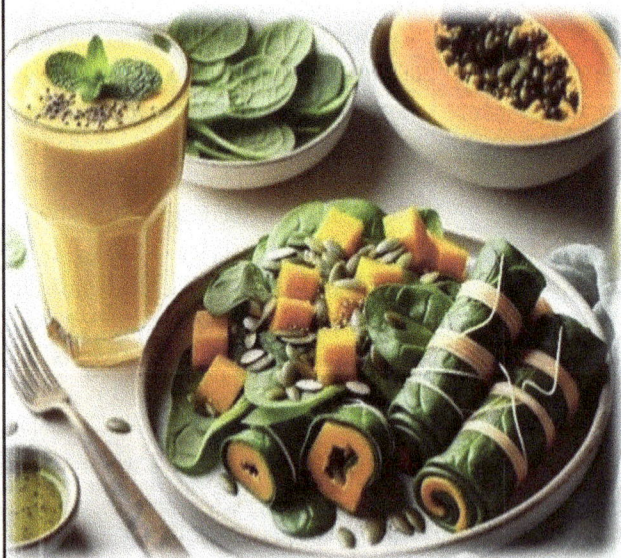

Cuatro Semanas de Menús

Día 19: Batido de Kiwi, Tazón Tropical Carpaccio de Calabacín

Desayuno: Batido de Kiwi y Lima con Coco y Albahaca

- Ingredientes: 2 Kiwi, agua de coco (1 taza, 240 ml), jugo de lima (1 cda, 15 ml), coco rallado (1 cda), 1 cda cortada de hojas de albahaca, 1 cda cortada de jengibre fresco, agua (1/2 taza), semillas de lino (2 cda).
- Preparación: Licúa todos los ingredientes hasta obtener una mezcla suave. Sirve frío y decora con hojas de albahaca o ralladura de coco para un toque fresco.

Información nutricional:

- Calorías: 190 kcal
- Carbohidratos (CHO): 30 g
- Proteínas: 3 g
- Grasas: 3 g
- Vitaminas: Vit C 90 mg (100% de la IDR), Vit A 300 UI (6% de IDR).
- Minerales: Potasio 400 mg, Magnesio 25 mg.

Almuerzo: Tazón Tropical con Aderezo Cremoso de Lima

- Ingredientes: Mango (1/2 taza), piña (1/2 taza), pepino en rodajas (1 taza), 2 cda cortada de cilantro fresco, jugo de lima (1 cda, 15 ml), aceite de oliva (1 cda, 15 ml), semillas de sésamo tostadas (2 cda), agua (1/4 taza).
- Preparación: Mezcla las frutas y el pepino en un tazón. Prepara el aderezo licuando el cilantro, jugo de lima, aceite y agua hasta obtener una textura suave. Rocía sobre el tazón y espolvorea las semillas de sésamo.

Información nutricional:

- Calorías: 250 kcal
- Carbohidratos (CHO): 35 g
- Proteínas: 3 g
- Grasas: 12 g
- Vitaminas: Vit C 80 mg, Vit A 900 UI.
- Minerales: Potasio 400 mg, Magnesio 20 mg.

Cena: Carpaccio de Calabacín con Crema de Anacardos

- Ingredientes: Calabacín en rodajas finas (1 taza), zanahorias en tiras (1/2 taza), espinaca baby (1 taza), anacardos (1/4 taza), 1 diente de ajo, jugo de limón (1 cda, 15 ml), agua (1/4 taza), aceite de oliva (1 cda, 15 ml).
- Preparación: Coloca las rodajas de calabacín en un plato. Licúa los anacardos, ajo, jugo de limón, agua y aceite para hacer una crema. Sirve las rodajas con la crema y acompaña con zanahorias y espinaca.

Información nutricional:

- Calorías: 270 kcal
- Carbohidratos (CHO): 18 g
- Proteínas: 6 g
- Grasas: 20 g
- Vitaminas: Vit C 35 mg, Vit K 120 mcg.
- Minerales: Magnesio 45 mg, Zinc 2 mg.

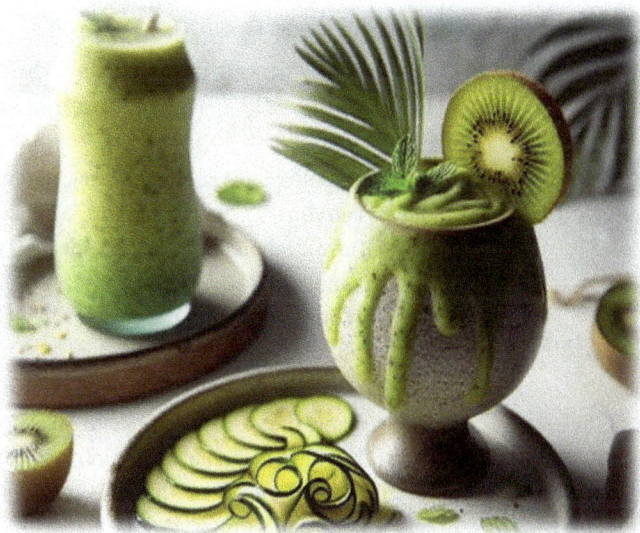

Cuatro Semanas de Menús

Día 20: Batido Verde, Ensalada de Col rizado, y Rollos de Col Rizado

Desayuno: Batido Verde de Manzana y Albahaca

- Ingredientes: 1 manzana verde, 1 cda cortada de hojas de albahaca, jugo de limón (1 cda, 15 ml), semillas de lino (2 cda), agua de coco (1 taza, 240 ml), 1 cda cortada de jengibre fresco, agua (1/2 taza).
- Preparación: Licúa todos los ingredientes hasta obtener una mezcla homogénea. Sirve frío y decora con hojas de albahaca o ralladura de jengibre para un toque extra de frescura.

Información nutricional:

- Calorías: 180 kcal
- Carbohidratos (CHO): 35 g
- Proteínas: 3 g
- Grasas: 2 g
- Vitaminas: Vit C 60 mg (66% de la IDR), Vit A 300 UI (6% de la IDR).
- Minerales: Potasio 450 mg, Magnesio 20 mg.

Almuerzo: Ensalada Fresca de Col Rizada con Vinagreta de Mostaza y Miel

- Ingredientes: Col rizado (2 tazas), pimientos rojos en tiras (1/2 taza), zanahoria rallada (1/2 taza), cebolla morada en rodajas (1/4 taza), mostaza (1 cda, 15 g), miel (1 cda), jugo de limón (1 cda, 15 ml), aceite de oliva (1 cda, 15 ml).
- Preparación: Mezcla los vegetales en un recipiente grande. Prepara la vinagreta combinando la mostaza, la miel, el jugo de limón y el aceite de oliva. Rocía sobre la ensalada antes de servir.

Información nutricional:

- Calorías: 260 kcal
- Carbohidratos (CHO): 20 g
- Proteínas: 5 g
- Grasas: 18 g
- Vitaminas: Vit C 40 mg, Vit A 8,000 UI.
- Minerales: Magnesio 40 mg, Calcio ~80 mg.

Cena: Rollos de Col Rizada con Crema de Almendra y Cúrcuma

- Ingredientes: 4 hojas de col rizada, zanahoria rallada (1/2 taza), remolacha rallada (1/2 taza), almendras molidas (1/4 taza), cúrcuma en polvo (1/4 cdita), ¼ cdita de ajo en polvo, jugo de limón (1 cda, 15 ml), agua (2 cdas).
- Preparación: Mezcla las almendras, la cúrcuma, el ajo en polvo, el jugo de limón y el agua para hacer una crema suave. Usa las hojas de col rizada para envolver las verduras y rellénalas con la crema.

Información nutricional:

- Calorías: 280 kcal
- Carbohidratos (CHO): 14 g
- Proteínas: 7 g
- Grasas: 22 g
- Vitaminas: Vit C 30 mg, Vit A 10,000 UI.
- Minerales: Hierro 2 mg, Magnesio 50 mg.

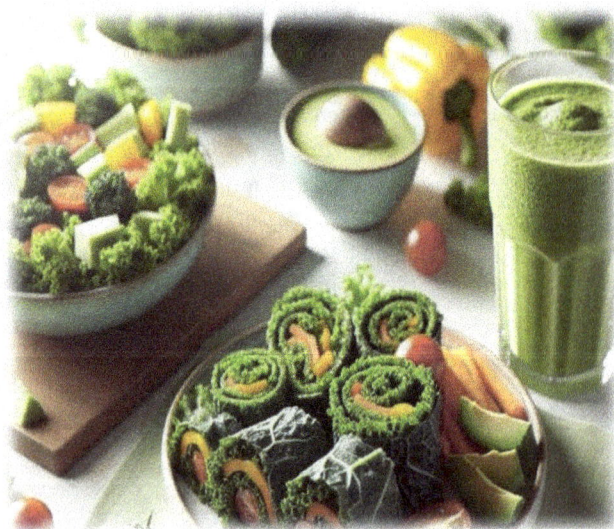

Cuatro Semanas de Menús

Día 21: Batido Tropical, Ensalada de Espárragos, y Carpaccio de Calabacín y Pesto

Desayuno: Batido Tropical de Guayaba y Coco

- Ingredientes: Guayaba (1 taza), coco rallado (1 cda), agua de coco (1 taza, 240 ml), jugo de limón (1 cda, 15 ml), 1 cda cortada de jengibre fresco, semillas de chía (1 cda), agua (1/2 taza), 1 cda cortada de hojas de albahaca.
- Preparación: Licúa todos los ingredientes hasta obtener una mezcla homogénea. Sirve frío y, si deseas, decora con coco rallado adicional o una ramita de albahaca fresca para un toque especial.

Información nutricional:

- Calorías: 200 kcal
- Carbohidratos (CHO): 35 g
- Proteínas: 3 g
- Grasas: 3 g
- Vitaminas: Vit C 90 mg (100% de la IDR), Vit A 400 UI (8% de la IDR).
- Minerales: Potasio 400 mg, Magnesio 20 mg.

Almuerzo: Ensalada de Espárragos y Palmitos con Aderezo de Tahini

- Ingredientes: Espárragos (1 taza), palmitos en rodajas (1/2 taza), Col rizado (1 taza), cebolla morada (1/4 taza), Tahini (1 cda, 15 g), jugo de limón (1 cda, 15 ml), aceite de oliva (1 cda, 15 ml), 2 cda cortada de semillas de sésamo.
- Preparación: Mezcla los vegetales en un recipiente grande. Prepara el aderezo combinando tahini, jugo de limón y aceite de oliva. Rocía sobre la ensalada antes de servir y decora con las semillas de sésamo.

Información nutricional:

- Calorías: 270 kcal
- Carbohidratos (CHO): 15 g
- Proteínas: 6 g
- Grasas: 20 g
- Vitaminas: Vit A 7,000 UI, Vit C 40 mg.
- Minerales: Magnesio 50 mg, Zinc 2 mg.

Cena: Carpaccio de Calabacín con Pesto de Cilantro

- Ingredientes: Calabacín en rodajas finas (1 taza), espinaca baby (1 taza), nueces (1/4 taza), 2 cda cortada de cilantro fresco jugo de limón (1 cda, 15 ml), 1 diente de ajo, aceite de oliva (1 cda, 15 ml), agua (2 cdas).
- Preparación: Coloca las rodajas de calabacín en un plato. Licúa las nueces, el cilantro, el ajo, el jugo de limón, el aceite y el agua para preparar el pesto. Rocía sobre el carpaccio y sirve acompañado de espinaca baby.

Información nutricional:

- Calorías: 280 kcal
- Carbohidratos (CHO): 12 g
- Proteínas: 7 g
- Grasas: 22 g
- Vitaminas: Vit K 150 mcg, Vit C 30 mg.
- Minerales: Magnesio 55 mg, Calcio 70 mg.

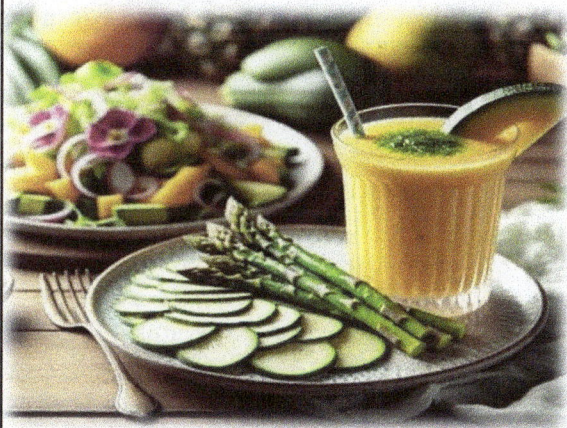

Cuatro Semanas de Menús

Cuarta Semana

Día 22: Batido Tropical, Ensalada Vere, y Rollitos Crudos

Desayuno: Batido tropical con jengibre

- Ingredientes: Mango (1 taza), 1 plátano maduro, piña (1/2 taza), 1 cda cortada de jengibre fresco, agua (1 taza), coco rallado (1 cda), linaza molida (1 cda), jugo de limón (1 cda, 15 ml).
- Preparación: Licúa todos los ingredientes hasta obtener una mezcla homogénea.

Información nutricional:

- Calorías: 250 kcal
- Carbohidratos (CHO): 50 g
- Proteínas: 3 g (tirosina, fenilalanina)
- Grasas: 4 g (ácidos grasos: omega-3, omega-6)
- Vitaminas: Vit C 80 mg (89% IDR), Vit B6 0.5 mg (38% IDR).
- Minerales: Potasio 600 mg (17% IDR), Magnesio 30 mg (8% IDR).
- Nivel glicémico: Estimado: Moderado (55)
- Factor inflamatorio: Ligeramente antiinflamatorio.

Almuerzo: Ensalada verde con aderezo de Tahini

- Ingredientes: Espinaca (2 tazas), pepino (1 taza), ½ aguacate, zanahoria rallada (1/2 taza), semillas de girasol (2 cdas), limón (1/2 unidad, 30 ml), Tahini (1 cda), aceite de oliva (1 cda, 15 ml).
- Preparación: Mezcla los vegetales en un tazón grande. Para el aderezo, mezcla Tahini, limón y aceite de oliva hasta integrar.

Información nutricional:

- Calorías: 320 kcal
- Carbohidratos (CHO): 15 g
- Proteínas: 7 g (arginina, glutamina)
- Grasas: 24 g (ácidos grasos: omega-6, ácido oleico)
- Vitaminas: Vit K 250 mcg (208% IDR), Vit A 9,000 UI (180% IDR).

- Minerales: Calcio 80 mg (6% IDR), Magnesio 50 mg (12% IDR).
- Nivel glicémico: Estimado: Bajo (30).
- Factor inflamatorio: Neutral.

Cena: Rollitos crudos con crema de nueces

- Ingredientes: 2 láminas de nori, col morada rallada (1/2 taza), zanahoria rallada (1/2 taza), calabacín en tiras (1/2 taza), ½ aguacate, nueces (1/4 taza), 1 diente de ajo, jugo de limón (1 cda, 15 ml).
- Preparación: Licúa las nueces, ajo y limón para la crema. Rellena las láminas de nori con los vegetales y crema, y enrolla.

Información nutricional:

- Calorías: 270 kcal
- Carbohidratos (CHO): 18 g
- Proteínas: 6 g (arginina, glutamina)
- Grasas: 20 g (ácidos grasos: omega-3, ácido linoleico)
- Vitaminas: Vit C 30 mg (33% IDR), Vit A 7,000 UI (140% IDR).
- Minerales: Hierro 2.5 mg (14% IDR), Magnesio 45 mg (11% IDR).
- Nivel glicémico: Bajo (35).
- Factor inflamatorio: Ligeramente antiinflamatorio.

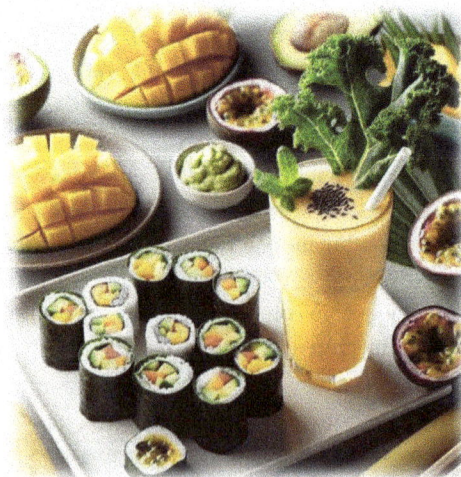

Cuatro Semanas de Menús

Día 23: Parfait "postre frio de frutas", Tacos de Lechuga, y Ensalada de Remolacha

Desayuno: Parfait de frutas y semillas

- Ingredientes: Fresas (1 taza), 1 kiwi, moras (1/2 taza), coco rallado (1 ½ cda), chía (2 cda), nueces (2 cdas), canela en polvo (1/4 cdita), agua (1 taza).
- Preparación: En un vaso, intercalar capas de frutas, coco, chía y nueces. Espolvorear con canela al servir.

Información nutricional:

- Calorías: 220 kcal
- Carbohidratos (CHO): 25 g
- Proteínas: 4 g (arginina, ácido aspártico)
- Grasas: 10 g (ácidos grasos: omega-3, omega-6)
- Vitaminas: Vit C 120 mg (133% IDR), Vit K 5 mcg (4% IDR).
- Minerales: Calcio 50 mg (4% IDR), Magnesio 40 mg (10% IDR).
- Nivel glicémico: Estimado: Moderado (50)
- Factor inflamatorio: Ligeramente antiinflamatorio.

Almuerzo: Tacos de lechuga con crema de aguacate

- Ingredientes: 4 hojas grandes de lechuga romana,1 aguacate, tomates (1/2 taza), cebolla roja (1/4 taza), 1 cda cortada de cilantro fresco, limón (1 cda, 15 ml), ajo en polvo (1/4 cdita), semillas de sésamo (2 cda).
- Preparación: Mezclar el aguacate, limón y ajo en polvo para hacer la crema. Colocar los vegetales sobre las hojas de lechuga y añadir la crema y las semillas de sésamo.

Información nutricional:

- Calorías: 250 kcal
- Carbohidratos (CHO): 15 g
- Proteínas: 5 g (glutamina, arginina)
- Grasas: 20 g (ácidos grasos: omega-6, ácido oleico)

- Vitaminas: Vitamina K 150 mcg (125% IDR), Vitamina C 40 mg (45% IDR).
- Minerales: Magnesio 40 mg (10% IDR), Hierro 2 mg (11% IDR).
- Nivel glucémico: Bajo (30)
- Factor Inflamatorio: Ligeramente antiinflamatorio.

Cena: Ensalada de remolacha con aderezo cítrico

- Ingredientes: Remolacha rallado (1 taza), zanahoria rallada (1/2 taza), calabacín en tiras (1/2 taza), espinaca (1 taza), limón (2 cdas, 30 ml), aceite de oliva (1 cda, 15 ml), 1 cda cortada de jengibre fresco, semillas de calabaza (2 cdas, ~16 g).
- Preparación: Mezclar los vegetales en un tazón. Combinar el limón, aceite y jengibre para el aderezo y verter sobre la ensalada.

Información nutricional:

- Calorías: 240 kcal
- Carbohidratos (CHO): 20 g
- Proteínas: 7 g (arginina, glutamina)
- Grasas: 12 g (ácidos grasos: omega-6, ácido linoleico)
- Vitaminas: Vit A 10,000 UI (200% IDR), Vit C 45 mg (50% IDR).
- Minerales: Zinc 2 mg (18% IDR), Fósforo 80 mg (11% IDR).
- Nivel glucémico: Moderado (40)
- Factor Inflamatorio: Neutral.

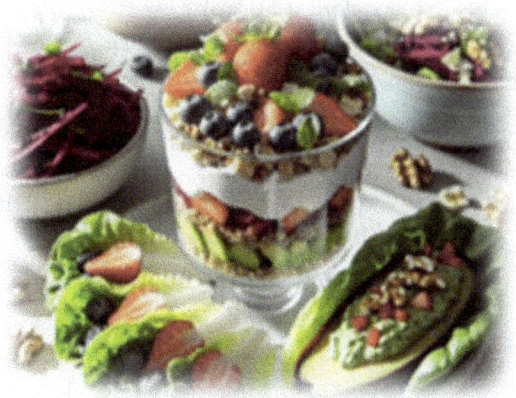

Cuatro Semanas de Menús

Día 24: Batido Cítrico, Ensalada de Arcoíris, y Rollitos Verdes

Desayuno: Batido cítrico con hierbabuena

- Ingredientes: Naranjas (1 taza de jugo, 240 ml), toronja (1/2 taza), hierbabuena fresca (1 cda), linaza molida (1 cda), agua de coco (1 taza, 240 ml), 1 cda cortada de jengibre fresco, 1 kiwi, ¼ cdit de ralladura de limón.
- Preparación: Licúa todos los ingredientes y sirve frío.

Información nutricional:

- Calorías: 180 kcal
- Carbohidratos (CHO): 40 g
- Proteínas: 3 g (prolina, ácido aspártico)
- Grasas: 2 g (ácidos grasos omega-3)
- Vitaminas: Vit C 150 mg (167% IDR), Vit A 600 UI (12% IDR).
- Minerales: Potasio 500 mg (14% IDR), Magnesio 25 mg (6% IDR).
- Nivel glicémico: Moderado (55).
- Factor inflamatorio: Antiinflamatorio.

Almuerzo: Ensalada arcoíris con vinagreta de limón

- Ingredientes: Col rizada (2 tazas), zanahoria rallada (1/2 taza), pimientos de colores (1/2 taza), pepino (1 taza), rábanos (1/2 taza), limón (2 cdas, 30 ml), aceite de oliva (1 cda, 15 ml), semillas de girasol (2 cdas).
- Preparación: Mezclar los vegetales y añadir el aderezo.

Información: nutricional:

- Calorías: 200 kcal
- Carbohidratos (CHO): 20 g
- Proteínas: 6 g (arginina, glutamina)
- Grasas: 12 g (ácidos grasos omega-6)
- Vitaminas: Vit A 7,000 UI (140% IDR), Vit C 60 mg (67% IDR).
- Minerales: Magnesio 45 mg (11% IDR), Hierro 2.8 mg (15% IDR).

- Nivel glicémico: Bajo (35).
- Factor inflamatorio: Neutral.

Cena: Rollitos verdes con crema de semillas

- Ingredientes: 4 hojas grandes de, calabacín rallado (1/2 taza), zanahoria rallada (1/2 taza), aguacate (1/2 unidad), semillas de calabaza (1/4 taza), 1 diente de ajo, jugo de limón (1 cda, 15 ml), aceite de oliva (1 cda, 15 ml).
- Preparación: Rellena las hojas de acelga con los ingredientes, mezcla las semillas con ajo y limón para la crema.

Información nutricional:

- Calorías: 250 kcal
- Carbohidratos (CHO): 15 g
- Proteínas: 7 g (arginina, glutamina)
- Grasas: 16 g (ácidos grasos omega-6, ácido linoleico)
- Vitaminas: Vit C 45 mg (50% IDR), Vit A 8,000 UI (160% IDR).
- Minerales: Zinc ~2 mg (18% IDR), Fósforo 90 mg (13% IDR).
- Nivel glicémico: Bajo (30).
- Factor inflamatorio: Neutral.

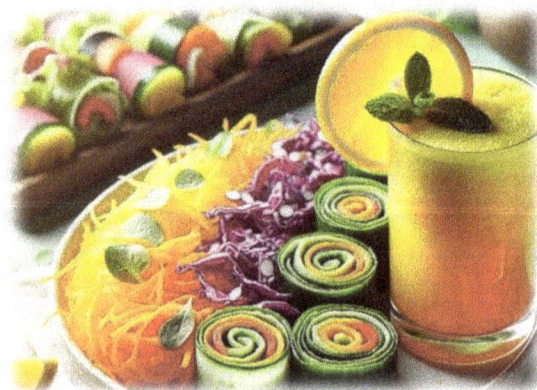

Cuatro Semanas de Menús

Día 25: Tazón de Frutas, Rollitos de Col Rizada, y Ensalada de Calabacín con Pesto

Desayuno: Tazón de frutas cítricas con chía y coco

- Ingredientes: Toronja (1 taza), naranja (1/2 taza), kiwi (1 unidad), fresas (1/2 taza), coco rallado (1.5 cda), semillas de chía (2 cda), jugo de limón (1 cda, 15 ml), 1 cda cortada de menta fresca.
- Preparación: Mezclar las frutas, espolvorear coco y chía, y decorar con menta fresca.

Información nutricional:

- Calorías: 180 kcal
- Carbohidratos (CHO): 40 g
- Proteínas: 3 g (prolina, arginina)
- Grasas: 2 g (ácidos grasos omega-3)
- Vitaminas: Vit C 160 mg (178% IDR), Vit A 500 UI (10% IDR).
- Minerales: Potasio 450 mg (13% IDR), Magnesio 25 mg (6% IDR).
- Nivel glicémico: Moderado (55).
- Factor inflamatorio: Antiinflamatorio.

Almuerzo: Rollitos de col rizada con hummus de almendras

- Ingredientes: 4 hojas grandes de col rizada, zanahoria rallada (1/2 taza,), pepino en tiras (1 taza), pimientos de colores (1/2 taza), almendras molidas (1/4 taza), jugo de limón (1 cda, 15 ml), 1 diente de ajo, aceite de oliva (1 cda, 15 ml).
- Preparación: Mezclar almendras, limón, ajo y aceite de oliva para el hummus. Rellenar las hojas de col con los vegetales y el hummus.

Información nutricional:

- Calorías: 300 kcal
- Carbohidratos (CHO): 20 g
- Proteínas: 9 g (arginina, glutamina)
- Grasas: 18 g (ácidos grasos omega-6, ácido oleico)

- Vitaminas: Vit A 7,000 UI (140% IDR), Vit C 45 mg (50% IDR).
- Minerales: Zinc 2 mg (18% IDR), Magnesio 50 mg (12% IDR).
- Nivel glicémico: Estimado: Bajo (35).
- Factor inflamatorio: Ligeramente antiinflamatori.

Cena: Ensalada de calabacín con pesto de nuez

- Ingredientes: Calabacín rallada (1 taza), col morada rallada (1/2 taza), espinaca (1 taza), nueces (1/4 taza), albahaca fresca (1/2 taza), jugo de limón (1 cda, 15 ml), 1 diente de ajo, aceite de oliva (1 cda, 15 ml).
- Preparación: Licuar nueces, albahaca, limón, ajo y aceite para el pesto. Mezclar las verduras y servir con el pesto.

Información nutricional:

- Calorías: 290 kcal
- Carbohidratos (CHO): 12 g
- Proteínas: 6 g (arginina, glutamina)
- Grasas: 22 g (ácidos grasos omega-3, ácido linoleico)
- Vitaminas: Vit C 40 mg (45% IDR), Vit K 150 mcg (125% IDR).
- Minerales: Fósforo 90 mg (13% IDR), Magnesio 60 mg (15% IDR).
- Nivel glicémico: Bajo (30).
- Factor inflamatorio: Neutral.

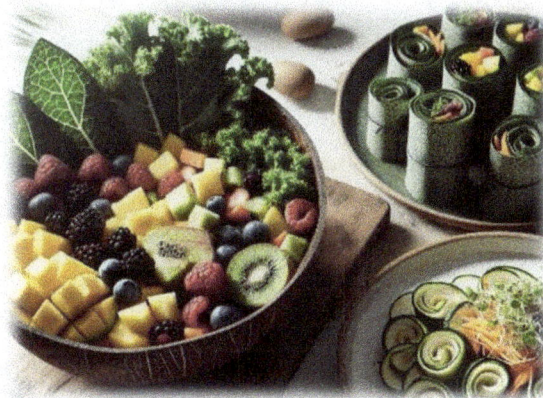

Cuatro Semanas de Menús

Día 26: Batido Verde, Ensalada de Col Rizada, y Espaguetis de Calabacín

Desayuno: Batido verde con piña y espinaca

- Ingredientes: Piña (1 taza), espinaca (1 taza), 1 plátano maduro (1 unidad mediana), limón (1 cda, 15 ml), agua (1 taza), semillas de chía (2 cda), 1 cda cortada de jengibre fresco, coco rallado (1.5 cda).
- Preparación: Licúa todos los ingredientes y sirve frio.

Información nutricional:

- Calorías: 220 kcal
- Carbohidratos (CHO): 40 g
- Proteínas: 3 g (glutamina, arginina)
- Grasas: 2 g (ácidos grasos omega-3)
- Vitaminas: Vit C 110 mg (122% IDR), Vit K 50 mcg (42% IDR).
- Minerales: Potasio 550 mg (16% IDR), Magnesio 35 mg (9% IDR).
- Nivel glicémico: Moderado (55).
- Factor inflamatorio: Antiinflamatorio.

Almuerzo: Ensalada de col rizada con aderezo cremoso de aguacate

- Ingredientes: Col rizada (2 tazas), 1 aguacate, pepino (1 taza), zanahoria rallada (1/2 taza), limón (2 cdas, 30 ml), aceite de oliva (1 cda, 15 ml), ajo en polvo (1/4 cdita), semillas de girasol (3 cdas,).
- Preparación: Mezclar los vegetales en un tazón y preparar el aderezo cremoso licuando aguacate, limón, ajo y aceite de oliva.

Información nutricional:

- Calorías: 320 kcal
- Carbohidratos (CHO): 15 g
- Proteínas: 7 g (glutamina, arginina)
- Grasas: 24 g (ácidos grasos: omega-6, ácido oleico)
- Vitaminas: Vit K 250 mcg (208% IDR), Vit A 9,000 UI (180% IDR).

- Minerales: Magnesio 50 mg (12% IDR), Calcio 80 mg (6% IDR).
- Nivel glicémico: Bajo (30).
- Factor inflamatorio: Neutral.

Cena: Espaguetis de calabacín con salsa de nueces y albahaca

- Ingredientes: Calabacín (1 taza), zanahoria en tiras (1/2 taza), col morada rallada (1/2 taza), nueces (1/4 taza), albahaca fresca (1/2 taza), jugo de limón (1 cda, 15 ml), 1 diente de ajo, aceite de oliva (1 cda, 15 ml).
- Preparación: Preparar los espaguetis con un rallador y mezclar la salsa licuando nueces, albahaca, limón, ajo y aceite.

Información nutricional aproximada:

- Calorías: 290 kcal
- Carbohidratos (CHO): 12 g
- Proteínas: 6 g (arginina, glutamina)
- Grasas: 22 g (ácidos grasos: omega-3, ácido linoleico)
- Vitaminas: Vit C 40 mg (45% IDR), Vit K 150 mcg (125% IDR).
- Minerales: Fósforo 90 mg (13% IDR), Magnesio 60 mg (15% IDR).
- Nivel glicémico: Bajo (30).
- Factor inflamatorio: Neutral.

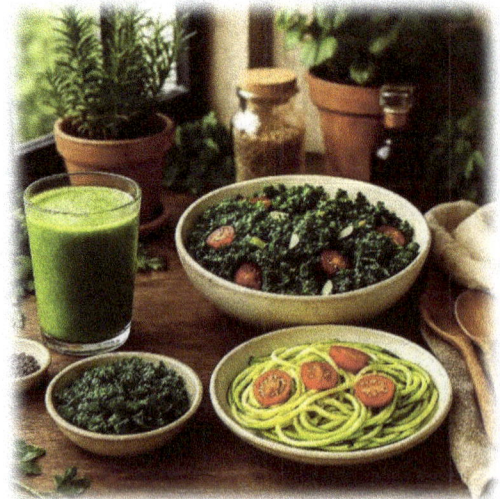

Cuatro Semanas de Menús

Día 27: Batido Antioxidante, Tazón Primera, y Sushi Vegetal

Desayuno: Batido antioxidante con bayas y espinaca

- Ingredientes: Moras (1 taza), fresas (1/2 taza), espinaca (1 taza), agua de coco (1 taza, 240 ml), semillas de chía (2 cda,), jugo de limón (1 cda, 15 ml), 1 cda cortada de jengibre fresco, coco rallado (1.5 cda).
- Preparación: Licúa todos los ingredientes y sirve frío.

Información nutricional aproximada:

- Calorías: 190 kcal
- Carbohidratos (CHO): 30 g
- Proteínas: 4 g (arginina, glutamina)
- Grasas: 3 g (ácidos grasos omega-3)
- Vitaminas: Vit C 80 mg (89% IDR), Vit K 40 mcg (33% IDR).
- Minerales: Potasio 500 mg (14% IDR), Magnesio 30 mg (8% IDR).
- Nivel glicémico: Moderado (50).
- Factor inflamatorio: Antiinflamatorio.

Almuerzo: Tazón de Primavera con Aderezo de Limón

- Ingredientes: Col rizado (2 tazas), col morada rallada (1/2 taza), zanahoria rallada (1/2 taza), 1 aguacate, pepino en tiras (1/2 taza), semillas de girasol (3 cdas,), jugo de limón (2 cdas, 30 ml), aceite de oliva (1 cda, 15 ml).
- Preparación: Combina todas las verduras en un tazón grande. Prepara un aderezo mezclando el jugo de limón con el aceite de oliva y rocía sobre la ensalada.

Información nutricional aproximada:

- Calorías: 320 kcal
- Carbohidratos (CHO): 18 g
- Proteínas: 6 g (arginina, glutamina)
- Grasas: 26 g (omega-6, ácido oleico)
- Vitaminas: Vit A 12,000 UI (240% de la IDR), Vit C 50 mg (56% de la IDR).
- Minerales: Calcio 100 mg (8% de la IDR), Magnesio 55 mg (14% de la IDR).
- Índice Glucémico: Bajo (30).
- Factor Inflamatorio: Ligeramente antiinflamatorio.

Cena: Sushi Vegetal con Crema de Anacardos

- Ingredientes: 2 láminas de nori, calabacín en tiras (1/2 taza), zanahoria rallada (1/2 taza), espárragos (1/2 taza), aguacate (1/2 unidad, ~75 g), anacardos (1/4 taza), 1 diente de ajo, jugo de limón (1 cda, 15 ml).
- Preparación: Licúa los anacardos, el ajo y el jugo de limón hasta obtener una crema suave. Coloca las verduras y la crema en las láminas de nori y enróllalas firmemente.

Información nutricional:

- Calorías: 290 kcal
- Carbohidratos (CHO): 15 g
- Proteínas: 7 g (arginina, glutamina)
- Grasas: 20 g (omega-6, ácido linoleico)
- Vitaminas: Vit C 40 mg (45% de la IDR), Vit A 7,000 UI (140% de la IDR).
- Minerales: Hierro 3 mg (17% de la IDR), Magnesio 55 mg (14% de la IDR).
- Índice Glucémico: Bajo (30).
- Factor Inflamatorio: Neutral.

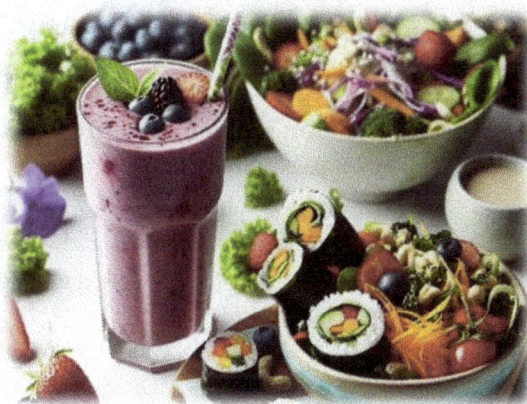

Cuatro Semanas de Menús

Día 28: Batido Tropical, Tazón curdo de Primavera, y Sushi Vegetal

Desayuno: Batido tropical con cúrcuma

- Ingredientes: Mango (1/2 taza), piña (1/2 taza), naranja (1 taza de jugo, 240 ml), 1 cda cortada de jengibre fresco, cúrcuma en polvo (1/4 cdita), semillas de chía (2 cda), agua (1 taza), coco rallado (1 1/2 cda).
- Preparación: Licúa todos los ingredientes hasta obtener una mezcla suave.

Información nutricional aproximada:

- Calorías: 220 kcal
- Carbohidratos (CHO): 45 g
- Proteínas: 3 g (prolina, arginina)
- Grasas: 2 g (ácidos grasos omega-3)
- Vitaminas: Vit C 110 mg (122% IDR), Vit A 900 UI (18% IDR).
- Minerales: Potasio 550 mg (16% IDR), Magnesio 30 mg (8% IDR).
- Nivel glicémico: Moderado (55).
- Factor inflamatorio: Antiinflamatorio.

Almuerzo: Tazón crudo de primavera con aderezo de limón

- Ingredientes: Col rizado (2 tazas), col morada rallada (1/2 taza), zanahoria rallada (1/2 taza), 1 aguacate, pepino en tiras (1/2 taza), semillas de girasol (3 cdas), limón (2 cdas, 30 ml), aceite de oliva (1 cda, 15 ml).
- Preparación: Mezclar las verduras en un tazón grande y aderezar con limón y aceite de oliva.

Información nutricional aproximada:

- Calorías: 320 kcal
- Carbohidratos (CHO): 18 g
- Proteínas: 6 g (arginina, glutamina)
- Grasas: 26 g (ácidos grasos omega-6, ácido oleico)
- Vitaminas: Vit A 12,000 UI (240% IDR), Vit C 50 mg (56% IDR).
- Minerales: Calcio 100 mg (8% IDR), Magnesio 55 mg (14% IDR).
- Nivel glicémico: Bajo (30).

- Factor inflamatorio: Ligeramente antiinflamatorio.

Cena: Sushi vegetal con crema de anacardos

- Ingredientes: 2 láminas de nori, calabacín en tiras (1/2 taza), zanahoria rallada (1/2 taza), espárragos (1/2 taza), aguacate (1/2 unidad), anacardos (1/4 taza), 1 diente de ajo, jugo de limón (1 cda, 15 ml).
- Preparación: Licuar los anacardos con ajo y limón para la crema. Rellenar las láminas de nori con los vegetales y la crema, y enrollar.

Información nutricional aproximada:

- Calorías: 290 kcal
- Carbohidratos (CHO): 15 g
- Proteínas: 7 g (arginina, glutamina)
- Grasas: 20 g (ácidos grasos: omega-6, ácido linoleico)
- Vitaminas: Vit C 40 mg (45% IDR), Vit A 7,000 UI (140% IDR).
- Minerales: Hierro 3 mg (17% IDR), Magnesio 55 mg (14% IDR).
- Nivel glicémico: Bajo (30).
- Factor inflamatorio: Neutral.

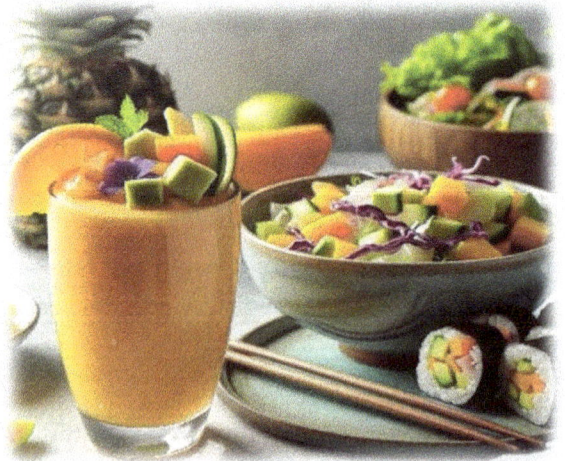

Libro # 4: Alta Cocina Vegana Cruda

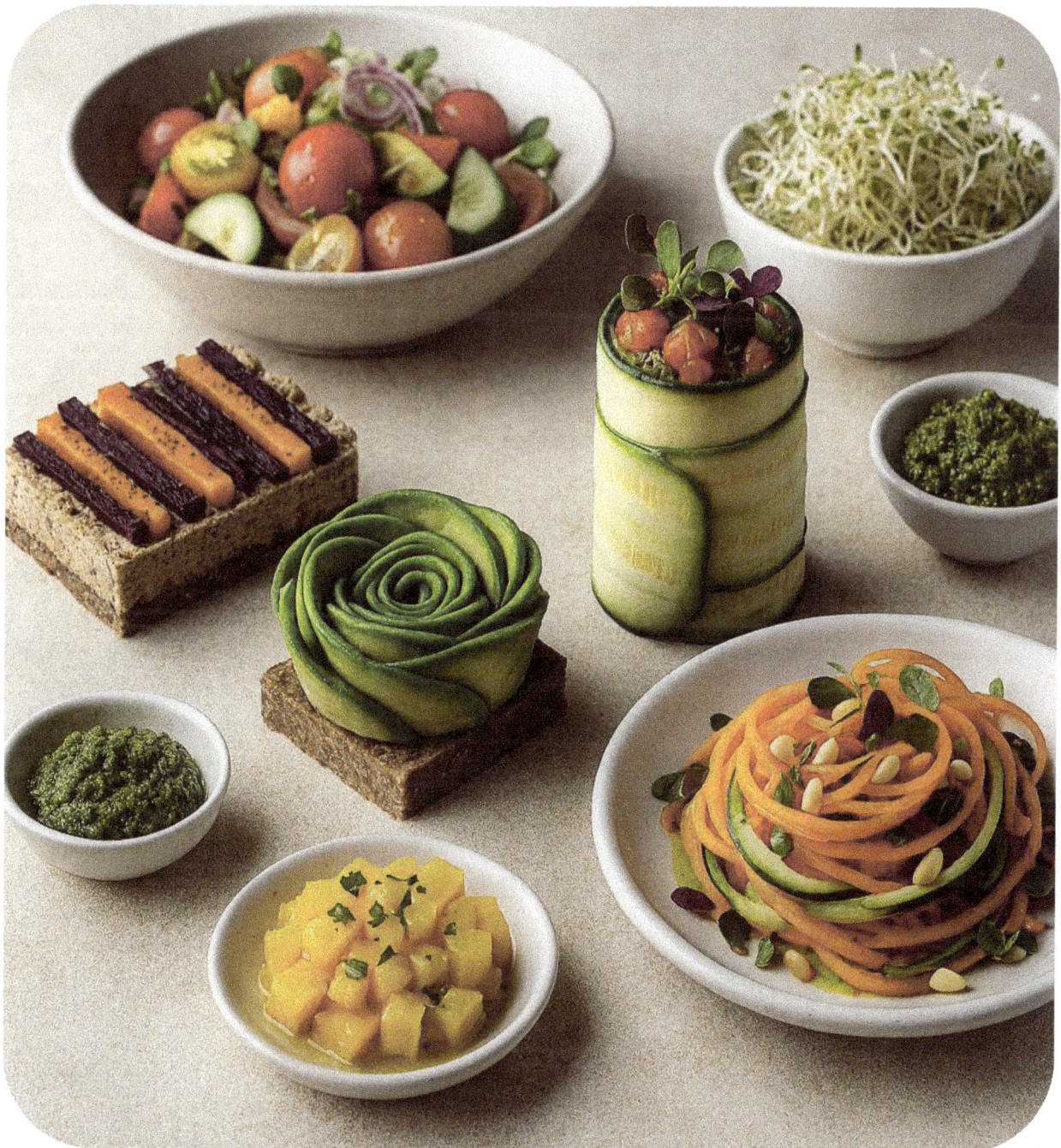

Nota: Las imágenes incluidas en las páginas 138 y 139 se reproducen con autorización de sus propietarios, obtenida mediante la plataforma Etsy (*www.etsy.com*). Todos los derechos pertenecen a sus respectivos autores.

Aviso de Responsabilidad

El propósito de esta publicación es únicamente para *fines educativos e informativos*. El contenido presentado en este documento no pretende ser, ni debe interpretarse como, consejo, diagnóstico o tratamiento médico. Se recomienda a los lectores que consulten con un profesional de la salud calificado antes de realizar cualquier cambio en su dieta, prácticas de salud o rutinas de estilo de vida. El autor y el editor declinan toda responsabilidad por los efectos adversos que resulten del uso de la información contenida en esta guía.

La información nutricional proporcionada aquí es únicamente con fines educativos e informativos. Se basa en valores estimados de fuentes de datos comúnmente disponibles y puede variar según los ingredientes específicos, el tamaño de las porciones y los métodos de preparación utilizados. Esta información no pretende reemplazar el asesoramiento médico o nutricional profesional. Las personas con necesidades dietéticas específicas, condiciones médicas o alergias particulares deben consultar a un proveedor de atención médica autorizado o a un dietista registrado antes de realizar cambios significativos en su dieta.

Asimismo, no respaldamos ni promovemos de manera oficial ninguno de los productos mencionados en este libro. Su inclusión responde únicamente a fines informativos y educativos.

Libro #4: Alta Cocina Vegana Cruda

Palabras Importantes para el Lector

Imagina un sendero donde cada bocado es medicina, cada receta una revelación, y cada día una oportunidad para sanar desde adentro. Este libro no es solo una guía de alimentación viva; es una invitación a redescubrir el poder autocurativo de la naturaleza, a reconectar con la sabiduría ancestral y a transformar tu cocina en un laboratorio de vida.

En estas páginas exploraremos métodos naturales para la reparación del cuerpo desde una nueva perspectiva, alejándonos de fórmulas rígidas y acercándonos a una comprensión holística del cuerpo, el alma y el espíritu. Aprenderás cómo el pH y la combinación de alimentos influyen directamente en tu energía, digestión y bienestar físico y emocional, y cómo pequeñas decisiones pueden generar grandes transformaciones y resultados positivos.

Introduciremos el arte de remojar y germinar como prácticas que despiertan la vitalidad dormida en cada semilla, grano y nuez. Estas técnicas, simples pero poderosas, convierten ingredientes cotidianos en superalimentos vivos, llenos de enzimas, minerales y nutrición.

Para que esta aventura sea accesible y práctica, incluiremos una sección dedicada al equipo esencial —desde licuadoras hasta deshidratadores— y a los libros recomendados, junto con los recursos que han inspirado este camino. No necesitas una cocina profesional, solo disposición, creatividad y motivación.

Además, encontrarás en este libro un menú semanal, una lista de compras organizada por categorías y una colección de recetas variadas y coloridas que celebran los tonos, texturas y sabores de la creación. Cada plato está diseñado para nutrir el cuerpo y elevar el espíritu, con instrucciones claras y adaptables para toda la familia.

¡Comer sano es esencial para vivir sano! Pareciera ser un concepto de sentido común, ¿verdad? Eso pensaría cualquiera. Pero existen muchas ideas distintas sobre lo que realmente significa "comer sano". A lo largo de los años, y después de mucho leer y estudiar, hemos descubierto que nada se compara con una dieta vegana basada exclusivamente en alimentos crudos.

Sin embargo, para muchos este concepto puede parecer extraño o incluso radical. Hemos escuchado comentarios como: "¿Comida cruda vegana? ¿Qué es eso? ¿Qué comen entonces? ¿Lo único que comen es ensalada?" Al final del libro responderemos estas preguntas con una sola imagen.

Estas conversaciones han sido para nosotras oportunidades valiosas para compartir los beneficios y la sorprendente variedad que ofrece esta elección alimenticia.

Una dieta crudivegana brinda al cuerpo la maravillosa oportunidad de recibir los nutrientes de energía vital que tanto necesita para vivir a su máximo potencial. Creemos que en el corazón de una vida saludable —como parte de un estilo de vida ideal— está una dieta de alimentos crudos, que representa una de las formas más efectivas de proveer los nutrientes necesarios para mantener la salud y fomentar la autocuración.

Esperamos con ansiosa anticipación compartir este tiempo contigo… y al mismo tiempo disfrutar juntas de una comida deliciosa.

Esta sección del libro nace de una pasión compartida por la salud, la belleza natural y la fe en que lo simple puede ofrecernos una vida extraordinaria y exponencial. Hemos recorrido este sendero con éxito, cultivando gratitud y aprendiendo de cada cambio, cada descubrimiento, cada logro y cada historia. Hoy lo queremos compartir contigo, con la esperanza de que tú también puedas vivir al máximo potencial de tu vida.

Prepárate para continuar la travesía hacia una vida mejor, incorporando la parte culinaria más emocionante y transformadora posible, que no solo te alimentará, sino que también te renovará. Porque cuando los alimentos están vivos, nosotros también lo estaremos.

Capítulo 1: Curas Naturales

En su libro *Curas Naturales*, Kevin Trudeau hace declaraciones tan importantes e interesantes que las consideramos suficientemente valiosas como para incluir algunas de ellas en este libro sobre el arte de vivir sano. Él afirma que "la salud no es la ausencia de enfermedad y malestares, sino un estado de completo bienestar físico, mental y social". Nosotros también compartimos esta perspectiva holística.

Algunas de sus afirmaciones adicionales contienen una sabiduría profunda, como: "Solo tu cuerpo puede curarse o sanarse a sí mismo", "Nuestro cuerpo fue diseñado para estar sano y nunca enfermarse", "El pH de nuestro cuerpo debe mantenerse siempre alcalino", y "No hay nada malo con las bacterias; mientras más estemos expuestos a ellas, mejor funcionarán nuestros sistemas". Cada uno de estos conceptos podría ser el tema central de un libro por sí solo.

Al hablar sobre las enfermedades, Trudeau propone que todas se clasifican en tres categorías:

1. A punto de enfermarse

2. Medio enfermo

3. Muy enfermo

Según él, nos enfermamos cuando nuestro sistema inmunológico está débil o comprometido, lo que permite que bacterias o virus —como el del resfriado— se desarrollen hasta

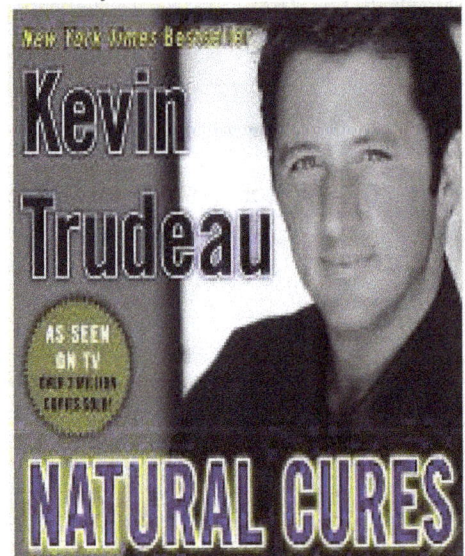

el punto en que nos afectan negativamente. Esta debilidad inmunológica, afirma él, es resultado de un estilo de vida incorrecto y desequilibrado que altera y debilita el pH del cuerpo, lo cual eventualmente conduce al desarrollo de enfermedades como el cáncer, la diabetes, entre muchas otras.

De acuerdo con Trudeau, existen tres condiciones principales que provocan este deterioro y afectan nuestra salud:

1. **Acumulación excesiva de toxinas en el cuerpo**

   Estas toxinas pueden provenir de alimentos procesados, productos químicos, contaminación ambiental o emociones reprimidas. Su acumulación interfiere con el equilibrio natural del organismo.

2. **Eliminación ineficiente de toxinas**

   Cuando el cuerpo no logra eliminar las toxinas con suficiente rapidez debido a sistemas obstruidos o saturados, los residuos tóxicos se acumulan, debilitando el sistema inmunológico. Esta congestión interna impide que el cuerpo funcione con eficiencia y vitalidad, y altera el pH hacia un estado más ácido.

3. **Deficiencia de nutrientes vivos de energía positiva**

   Estos nutrientes provienen de alimentos crudos, frescos y naturales —preferiblemente orgánicos— que están llenos de enzimas, minerales y fuerza vital. Su ausencia limita la capacidad del cuerpo para regenerarse, sanar y mantenerse en equilibrio.

¿Por qué nos enfermamos?

Cuando hablamos de "enfermedad", nos referimos a malestares generales como dolores de cabeza, resfriados, cáncer, diabetes, artritis, inflamaciones, enfermedades crónicas y otros desequilibrios del cuerpo. Nos enfermamos cuando nuestro sistema inmunológico se debilita. ¿Y por qué se debilita? Porque introducimos demasiadas toxinas en el cuerpo, lo que provoca que los órganos encargados de filtrar y purificar —como el páncreas, la vesícula biliar, los riñones, los pulmones, el sistema digestivo y la piel— se saturen, trabajen con lentitud y pierdan eficacia, hasta el punto de obstruirse y dejar de funcionar correctamente.

Un aspecto importante que considerar sobre las toxinas es que, cuando se acumulan en exceso, también generan olor corporal. Mal aliento, olor en los pies, axilas o en la piel en general son señales de que hay toxinas atrapadas en el cuerpo. ¡Un cuerpo sano no huele mal! Nunca deberíamos tener mal aliento ni olores desagradables en ninguna parte del cuerpo. Estos síntomas son indicadores de que algo interno necesita atención.

¿Cómo llegan esas toxinas al cuerpo?

Principalmente, a través de la piel y las mucosas. Tapamos los poros con lociones, desodorantes, bloqueadores solares, perfumes, repelentes de insectos, maquillaje, esmalte de uñas, agua clorada (como en la plomería, baños, piscinas o jacuzzis), pasta dental con flúor, antitranspirantes con hidróxido de aluminio, productos de limpieza, microondas, combinación incorrecta de materiales en la ropa que usamos, campos vibratorios y electromagnéticos, satélites, radares, torres de telefonía celular, líneas eléctricas de alta tensión, cableado doméstico y computadoras, entre otros.

Es importante recordar que la piel —incluyendo las mucosas de la boca, nariz y otras partes del cuerpo— absorbe los químicos que se aplican sobre ella. Por eso existen medicamentos que se administran debajo de la lengua o mediante parches dérmicos.

A través de la Nariz y los Pulmones

Ambientadores (que dañan los receptores olfativos), mala postura, respiración superficial, el tabaquismo y la exposición a vapores tóxicos contribuyen significativamente a la acumulación de toxinas en el cuerpo. La calidad del aire que respiramos y la forma en que lo hacemos influyen directamente en nuestra vitalidad y equilibrio interno.

Regla fundamental:

Si no lo puedes comer, no lo pongas en la piel o mucosa. Este principio nos invita a reflexionar sobre la pureza de lo que aplicamos externamente, reconociendo que el cuerpo absorbe más de lo que imaginamos.

Ojos

Lo que vemos también afecta nuestra salud. La exposición constante a la televisión puede generar estrés y alterar el sistema nervioso. La luz blanca fluorescente produce fatiga, debilita el sistema inmunológico y desequilibra el cuerpo.

Aunque inicialmente pueda parecer una metáfora exagerada, estudios científicos han encontrado evidencia sólida. Un metaanálisis de 27 estudios de neuroimágenes reveló que el uso excesivo de internet está asociado con una reducción de la materia gris en áreas cerebrales clave, como el lóbulo frontal, y en regiones involucradas en la toma de decisiones, el control de impulsos, la memoria y el procesamiento de recompensas:

- **Reducción de la materia gris:** La exposición prolongada a pantallas puede disminuir la cantidad de materia gris en el cerebro, afectando la memoria y la atención.

- **Alteración del sistema límbico:** La televisión puede alterar el sistema límbico, clave para la regulación emocional y la consolidación de recuerdos.

- **Aumento de la dopamina:** Los videojuegos y la televisión liberan dopamina, generando placer. Sin embargo, el uso excesivo puede crear dependencia, desbalance emocional y síntomas como depresión crónica o insatisfacción general.

- **Deterioro cognitivo:** El uso excesivo de pantallas contribuye al deterioro de la atención, concentración, aprendizaje y memoria.

- **Impacto físico y social:** Además de afectar el cerebro, el uso excesivo de pantallas promueve el sedentarismo, una dieta poco saludable, riesgo de enfermedades cardíacas y obesidad, así como desconexión social, generando conflictos relacionales y familiares.

Boca y Sistema Digestivo

Lo que comemos influye directamente en nuestra vitalidad. Muchos utensilios de cocina —como los de aluminio o los antiadherentes tipo teflón— pueden liberar sustancias tóxicas. Además, los productos procesados suelen contener ingredientes dañinos. Antes de comprar cualquier alimento, es fundamental leer los ingredientes y tomar decisiones informadas.

Algunos ejemplos de ingredientes tóxicos incluyen:

- Aceites hidrogenados
- Grasas trans
- Glutamato monosódico (MSG)
- Colorantes artificiales como el amarillo 5
- "Sabores naturales"
- Productos lácteos homogeneizados o pasteurizados
- Jarabe de maíz de alta fructosa
- Edulcorantes artificiales como NutraSweet o aspartame

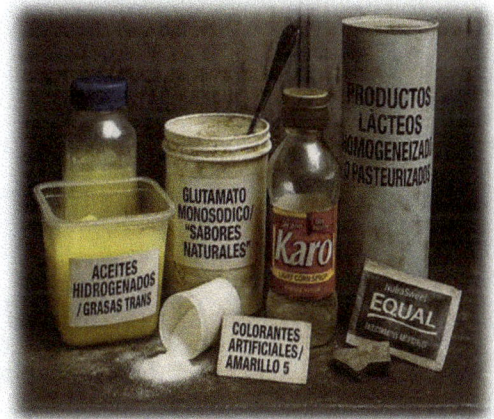

En el sitio aditivos-alimentarios.com encontrarás una lista de más de 1,500 aditivos alimenticios, muchos de ellos perjudiciales para el cuerpo, con sus respectivas explicaciones. Algunos de los más preocupantes incluyen: aspartame, nitrato de sodio, tartrazina, crisoína, colorantes como amarillo sólido, naranja GGN, azul brillante FCF, negro 7984, cantaxantina, dióxido de titanio, aluminio, plata y oro comestible, orceína, ácido benzoico, diversos benzoatos, dióxido de azufre, sulfitos, metabisulfitos, entre otros.

Libro #4: Alta Cocina Vegana Cruda

También debemos considerar los químicos agregados a frutas y verduras irradiadas, pesticidas, fertilizantes, herbicidas, antibióticos, hormonas de crecimiento, ingredientes genéticamente modificados, cloro, fluoruro, conservantes y aditivos sintéticos.

Otros productos que contribuyen a la toxicidad incluyen:

- Pastas dentales con fluoruro
- Rellenos metálicos en los dientes
- Gaseosas carbonatadas
- Alimentos enlatados o empacados en plástico
- Harinas refinadas y azúcares artificiales
- Mariscos y pescados criados en granjas, contaminados por el agua
- Carne de cerdo en cualquier forma
- Productos etiquetados como "sin grasa", "sin azúcar", "sin carbohidratos"
- Barras energéticas y alimentos ultraprocesados

Regla 2:

No comas nada procesado ni que no puedas pronunciar. Este principio nos recuerda que la simplicidad y la transparencia en los ingredientes son esenciales para preservar la salud. Lee cuidadosamente todos los ingredientes antes de tomar la decisión de comprar cualquier alimento. Si un componente parece complejo, artificial o desconocido, es probable que tu cuerpo tampoco lo reconozca ni lo procese adecuadamente. Elegir alimentos con ingredientes simples, naturales y comprensibles es una forma poderosa de cuidar tu bienestar desde adentro.

Beneficios de la luz del sol: ¿Qué genera la luz solar en el cuerpo humano?

La alteración del ritmo circadiano puede generar múltiples consecuencias en la salud física y mental. Entre ellas se encuentran:

- Problemas para dormir, debido a la supresión de melatonina.
- Síntomas del trastorno afectivo estacional o depresión.
- Alteraciones endocrinas y debilitamiento del sistema inmunológico.
- Interrupción del ciclo hormonal y menstrual femenino.
- Aumento en las tasas de cáncer de mama y formación de tumores.

- Estrés y ansiedad, provocados por la supresión de cortisol y la interrupción del desarrollo y maduración sexual.

- Obesidad.

- Agorafobia (trastorno de ansiedad).

Es importante saber que gran parte de la química que regula el funcionamiento de los órganos del cuerpo humano se basa en el ciclo día-noche, también conocido como ritmo circadiano.

Cuando no nos exponemos lo suficiente a la luz solar, este ritmo se altera, lo que a su vez afecta la producción de hormonas reguladoras del cuerpo y puede provocar diversos efectos negativos en la salud.

Además de la luz, existen otros factores que influyen en el equilibrio del ritmo circadiano, como la falta de un horario diario constante. Este desbalance puede intensificarse si no mantenemos rutinas regulares.

Idealmente, deberíamos levantarnos, acostarnos y comer cada día a la misma hora, y realizar nuestras actividades siguiendo un patrón constante. Esta regularidad ayuda a estabilizar los procesos internos del cuerpo, promoviendo bienestar físico, emocional y hormonal.

Beneficios de la luz del sol: ¿Qué genera la luz solar en el cuerpo humano?

La luz solar tiene un impacto significativo en la salud del cuerpo humano, principalmente a través de la producción de vitamina D. Esta vitamina es esencial para la absorción del calcio y fósforo, lo que ayuda a mantener los huesos y dientes saludables. Cuando la piel se expone a la radiación ultravioleta B (UVB), esta produce vitamina D en un proceso llamado síntesis cutánea. Por tanto, una exposición adecuada al sol puede ser muy beneficiosa para evitar problemas como la osteoporosis y el raquitismo.[15]

Además de la producción de vitamina D, la luz solar también influye en el estado de ánimo y la salud mental. La exposición a la luz natural estimula la producción de serotonina, un neurotransmisor que regula el estado de ánimo. Esto puede ayudar a combatir la depresión y la ansiedad, especialmente en temporadas con menos luz solar. Así, una actividad al aire libre, como caminar, no solo mejora la salud física, sino que también refuerza el bienestar emocional.

La luz solar también contribuye al equilibrio del ritmo circadiano, que es el ciclo natural del sueño y la vigilia. La exposición a la luz durante el día ayuda a regular las hormonas del sueño, como la melatonina. Esto asegura un sueño más reparador y puede mejorar la productividad y la concentración durante el día. Cuando se altera esta exposición, como ocurre en ambientes cerrados o con falta de luz, se pueden presentar trastornos del sueño.

La luz ideal para interior es la luz de espectro completo que se usa para las plantas.

Más recomendaciones para una vida sana y consciente

Otras recomendaciones además de la que Kevin Trudeau propone, son una serie de prácticas que pueden ayudarte a mantener la salud, fortalecer el cuerpo y cultivar una conexión más profunda entre el bienestar físico, emocional y espiritual:

1. **Protege tu cuerpo de la entrada de toxinas.** Evita productos químicos, alimentos procesados y ambientes tóxicos que sobrecargan el sistema.

2. **Elimina todo aquello que impida la liberación de toxinas.** La falta de ejercicio, el consumo insuficiente de agua y una higiene deficiente dificultan que el cuerpo se depure correctamente.

3. **Introduce únicamente nutrientes vitales que generen energía.** Opta por alimentos vivos, frescos y naturales, y preferiblemente los crudos que nutren a nivel celular.

4. **Consume productos orgánicos, naturales y crudos.** Estos alimentos son hasta diez veces más nutritivos y están libres de toxinas, lo que favorece la regeneración y el equilibrio interno.

5. **Evita comer después de las 6:00 p.m.** Esto permite que el cuerpo descanse, se repare y mantenga un ritmo digestivo saludable.

6. **Revisa tu pH regularmente.** El pH ideal de la saliva debe estar entre 7.1 y 7.5, lo que indica un estado alcalino favorable para la salud. Más sobre el pH mas adelante.

7. **Ejercítate de maneras diferentes para activar todo tu sistema:**

   - **Movimiento rítmico:** Como caminar durante una hora al día, lo cual estimula la circulación y la conexión mente-cuerpo.

   - **Estiramientos:** De músculos, ligamentos y tendones para mantener la flexibilidad y liberar tensiones acumuladas.

   - **Ejercicio aeróbico:** Actividades que te hagan respirar intensamente hasta el punto de no poder hablar con facilidad. Esto oxigena el cuerpo, mejora el flujo sanguíneo y acelera la eliminación de toxinas a través de la piel, los pulmones, el sistema linfático y dentro de la grasa corporal donde se almacenan.

   - **Ejercicio celular:** Saltar en un mini trampolín durante cinco minutos al día estimula el sistema linfático, fortalece las células y promueve la desintoxicación profunda.

8. **El beber el agua en la calidad adecuada y en la cantidad correcta.** Consume al menos 8 vasos de agua pura y filtrada al día. Complementa tu nutrición con 3 a 4 vasos de jugo fresco de frutas y verduras.

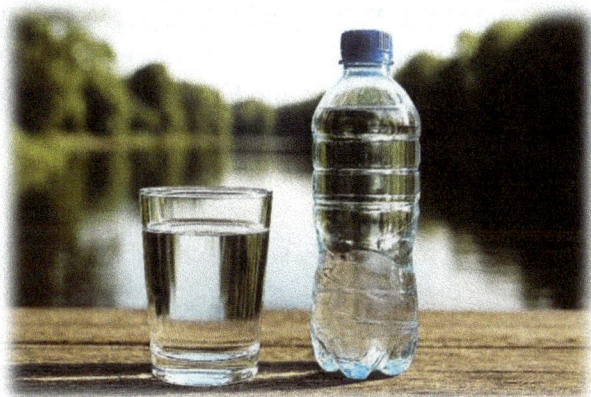

• Según Google la cantidad correcta de tomar de agua es una onza de agua por cada 2 libras de peso. En otras palabras, pésate y tomate en onzas de agua la mitad del peso; si pesas 100 libras tomarás 50 onzas de agua. Por supuesto esto cambia si hay calor, estás haciendo ejercicio y otros factores. La mejor manera de saber si estas tomando suficiente agua es ver el color de la orina, la regla general es que se vea lo más clara posible.

- Evita beber líquidos durante las comidas, ya que pueden diluir las enzimas digestivas y tienen un tiempo diferente de digestión, idealmente, los líquidos se toman 30 minutos antes de las comidas o una hora después.

9. **Prácticas que favorecen la eliminación de toxinas:** Como mantener una buena hidratación, higiene adecuada, descanso, actividad física, y alimentación correcta.

10. **Duerme bien y descansa profundamente.**

- Descansa durante el día cuando sea necesario, pero trata de no dormir.

- Duerme por la noche en el horario adecuado (idealmente desde el atardecer hasta el amanecer).

- Asegúrate de dormir al menos 8 horas continuas cada día, sin interrupciones ni siestas.

11. **Mantén una rutina:** Acuéstate a dormir cada noche y despiértate en la mañana siempre a la misma hora.

12. **Crea un ambiente propicio:** temperatura fresca (alrededor de 18°C), cama cómoda, sábanas limpias, del material correcto (100% algodón o lino), iluminación tenue o mínima, silencio, y respiración consciente antes de acostarte.

13. **Que evitar:** Evita ver el teléfono o tableta, o injerir agua, alcohol o cafeína 5–6 horas antes de dormir. Un baño tibio, música suave y una cena ligera (antes de las 6 p.m.) pueden ayudarte a relajarte.

14. **Rodéate de sonidos, música, y vibraciones sanadoras.** Escucha el fluir del agua, el viento entre los árboles, las olas del mar. Los pensamientos positivos de alta vibración pueden liberar al cuerpo de enfermedades.

15. **Cultiva pensamientos y palabras que sanan.** Las palabras y pensamientos positivos generan energía elevada, alcalinizan el cuerpo y promueven la salud. Los negativos, en cambio, pueden enfermar. Estudios sugieren que el lenguaje y la intención pueden incluso influir y hasta cambiar el ADN. Ríe, sonríe, abraza, agradece. Consigue una mascota. Anota tus metas. Planta un jardín. Cocina con gusto. Encuentra tu propósito.

16. **Practica la respiración profunda y mantén una buena postura.** Estas prácticas mejoran la oxigenación, reducen el estrés y favorecen el equilibrio energético.

17. **Reduce el estrés.** El estrés debilita el sistema inmunológico y altera el pH del cuerpo, llevándolo de un estado alcalino (donde las enfermedades no prosperan) a uno ácido (donde se encuentran todas las enfermedades). Evita escuchar noticias negativas, en la televisión o periódicos que generen ansiedad. Evita ver pelicular negativas, intensas o de miedo, que generan ansiedad y sentimientos intensos.

18. **Aléjate de las deudas.** La carga financiera puede generar estrés crónico y afectar tu salud emocional. Hazte un presupuesto dependiendo lo que ganas y no gastes más de lo que te propongas. Has una lista de todas las deudas y empieza a pagar el mínimo en todas y un poco más del mínimo en la que debes menos hasta que la pagues y luego vas a la próxima hasta que estén todas pagadas, y evita entrar en deudas nuevas.

19. **Maneja menos.** Reduce el tiempo en el automóvil para disminuir la exposición a campos electromagnéticos, contaminación, y stress. Cuando te subas al carro caliente, abre las ventZtas por unos minutos para que circule el aire dentro lleno de tóxicos. Si tienes que manejar mucho tiempo, por tu trabajo o estilo de vida, escucha música religiosa o audios de sermones mientras manejas.

20. **Baila y canta.** Estas actividades liberan endorfinas, elevan la vibración y promueven alegría. Trata de hacer ejercicios aeróbicos cada día, si tienes problemas de motivación para ejercitarte, consigue una amiga para hacerlo juntos y que se motiven uno al otro.

21. **Compra productos 100% orgánicos.** Elige lociones, cosméticos, jabones, champo, acondicionador, desodorantes, detergentes, protectores solares y aceites que sean completamente naturales. Vea la lista de productos alternativos más saludable al final de este libro.

22. **Evita imágenes negativas o perturbadoras.** La exposición constante a contenido visual tóxico puede afectar tu estado emocional y energético.

23. **Mantén una buena actitud.** Evita pensamientos, críticas a otros y palabras negativas que generan energía de baja vibración que puede manifestarse como enfermedad. Si no estás segura, pregunta a tus amistades como hablas y como te proyectas, y has una evaluación introspectiva de tu actitud en general, proponte blancos y metas positivas y trabaja hacia el logro de ellos.

24. **Apoya los procesos naturales de desintoxicación.** El cuerpo elimina toxinas a través del tracto gastrointestinal (colon, hígado, vesícula biliar, riñones) y la piel. No bloquees los poros con lociones, perfume, antitranspirantes o ninguna de las demás cosas ya discutidas anteriormente.

25. **Elimina el metal de tus reparaciones dentales.** Algunos metales pueden liberar toxinas y afectar el equilibrio del cuerpo. Según Google, la mayoría de las amalgamas de los dientes están compuestos de 30% plata, 50% mercurio y 20% de otros metales. El mercurio es altamente toxico, y se acumula en el cerebro y los riñones. Si tienes amalgamas con metal habla con tu dentista para quitártelas y reemplazarlas por otros ingredientes más saludables.

26. **Deja de fumar.** El tabaco introduce químicos nocivos que debilitan el sistema inmunológico y aceleran el envejecimiento celular. La nicotina del tabaco se pega en las membranas dentro en los bronquiolos de los pulmones donde se hace el intercambio de oxígeno que entra del aire, y una vez que cubren los bronquiolos no se pueden quitar más, esto eventualmente los tapa, e impide que el cuerpo pueda hacer intercambio de oxígeno al respirar y crea enfermedades graves crónicas e irreversibles.

27. **Usa el material y la combinación de la tela correcto:** Los materiales de que están echo todas las cosas que tocan nuestro cuerpo, como las telas, toallas, sabanas, trajes, medias, y ropa interior es importante. Rodéate lo más que puedas de telas y materiales de 100% algodón o de lino. Muchos estudios han demostrado que todos los materiales tienen su propia frecuencia eléctrica individual y son diferentes entre sí, y si están en contacto directo con nuestro cuerpo afectan la carga eléctrica del cuerpo positiva o negativamente.

No olviden que somos seres eléctricos, además acuérdense que en la biblia el traje mandado por Dios para los sacerdotes era de 100% lino (Éxodo 28:5-6). En aquellos tiempos se le daban razones de pureza, pero hoy en día se sabe las razones científicas verdaderas y ahora también se han descubierto todas las diferentes frecuencias de cada material y los efectos positivos de los materiales correctos y los negativos de las malas combinaciones y materiales incorrectos. También se amonesta no mezclar telas de productos de plantas (Algodón y lino, cáñamo, ramio y bambo) con telas de productos de animal (lana, alpaca, ceda, cachemira, y mohair), y también la biblia habla de cómo no mezclar la lana y el lino. Deuteronomio 22:11 y Levítico 19:19. Usted mismo puede leer y buscar todo sobre las frecuencias que tienen las telas en nuestro cuerpo en Google, y los problemas de mezclarlas.

también algunos metales son saludables al estar en contacto con el cuerpo como el oro, la plata y el cobre. Y hablando de la electricidad del cuerpo…es bueno caminar descalzo todos los días en la tierra o yerba por lo menos 10 minutos y usar sabanas "de conexión a tierra" en ingles se llaman "Grounding sheets" para dormir. Otra vez valla a Google y estudia los beneficios de estas prácticas.

Equipo de Filtros, Ajustes y Cambios Conscientes

Además de cuidar lo que comemos y aplicamos en el cuerpo, también podemos realizar ajustes en nuestro entorno y en los utensilios que usamos diariamente para reducir la exposición a toxinas. Estos cambios sencillos pueden marcar una gran diferencia en nuestra salud cotidiana:

28. **Instalar un filtro de agua por ósmosis inversa** en la cocina, o utilizar agua destilada o sistemas de filtración como "Zero Water" para beber.

29. **Colocar un filtro de carbón activado en la ducha** para evitar la absorción de químicos a través de la piel.

30. **Evitar el uso de botellas plásticas o de aluminio** para almacenar agua; optar por recipientes de vidrio o acero inoxidable.

31. **Eliminar completamente el uso de microondas** para calentar o cocinar alimentos, ya que pueden alterar la estructura energética y molecular de los ingredientes.

32. **Cambiar los utensilios de cocina** por materiales más seguros como acero inoxidable, vidrio o porcelana. Evita todo lo antiadherente, como el teflón.

33. **Agregar un filtro de aire en el dormitorio** y colocar plantas vivas que purifiquen el ambiente y aporten vitalidad. Consulta la lista de las mejores plantas oxigenantes para interiores al final de este libro.

34. **Sustituir todas las bombillas de la casa** por iluminación de espectro completo, similares a las utilizadas para el crecimiento de plantas. Este tipo de luz favorece el bienestar físico y emocional.[16]

En su libro *Curas Naturales*, Kevin Trudeau comparte muchas otras prácticas que pueden ayudarnos a vivir la vida en su máximo potencial. Para la mayoría de nosotros, puede parecer difícil hacer "todo" lo necesario para alcanzar una salud óptima, pero hay consuelo en este principio sencillo: **Cualquier cambio, por mínimo que sea, representa una mejora significativa en nuestra calidad de vida.**

A medida que vayamos incorporando estos pequeños ajustes, poco a poco día tras día descubriremos que cada paso nos hará sentir mejor, y esa sensación se convierte en el incentivo y la motivación que necesitamos para seguir avanzando hacia una vida más sana, plena y completa. Además de este libro, hay muchos más sobre el mismo tema que pueden encontrar en librerías y el internet. Algunos de mis favoritos son "Consejos sobre el régimen alimenticio", "Ministerio de curación", y "Consejos sobre la salud" por Elena G. de White. "Raw Living" por Kate Wood, "Rawsome Recipes" por Robyn Boyd, Raw Food Real World" por Mathew Kenney, "Raw" por Juliano, "RFaw Food Deytox" por Natalia Rose, "Juicing Bible" por Pat Crocker, God's-Way" por George Malkmus, "Rawmazing" por Susan Powers, Rawmazing Deserts" por Susan Powers, y "Rawmazing Transitional" por Susan Powers. Además de estos valla a Google y Amazon y busca más, mientras más leas más sabrás y mejor estarás equipada para tener una vida mejor.

Los animo a explorar estos libros (y no, no recibimos ninguna remuneración por recomendarlo) y los demás mencionados. Para quienes aún no tienen tiempo para detenerse a leer, también está disponible en formato de audio libro — ideal para esos días de tráfico intenso o rutinas ocupadas.

Niveles de pH y Combinaciones de Alimentos Simplificadas

¿Qué son exactamente los niveles de pH?

El pH significa potencial de hidrógeno. Es una escala que mide el nivel de alcalinidad (sustancias ricas en oxígeno) o acidez (sustancias privadas de oxígeno) en el cuerpo. La escala va del 1 al 14, siendo 7 el punto neutro. Para mantener un estado saludable, se recomienda que al menos el 60 % de los alimentos que consumimos sean alcalinos y el 40 % ácidos. Sin embargo, en procesos de sanación, la proporción ideal es 80 % alimentos alcalinos y 20 % ácidos. Diversas investigaciones han demostrado que las enfermedades no pueden sobrevivir en un medio ambiente alcalino. Por lo tanto, ayudar al cuerpo a alcanzar este estado puede prevenir o incluso revertir condiciones agudas como el cáncer y crónicas.

¿Por qué es importante mantener el pH equilibrado?

La enfermedad prospera en ambientes con poco oxígeno y pH bajo. Cuando el cuerpo está en estado ácido, intenta neutralizar ese exceso utilizando sus propios minerales alcalinos con los que cuenta. Esto puede provocar desequilibrios graves. Por ejemplo, el cuerpo puede extraer calcio de los huesos para compensar el pH, lo que con el tiempo se puede derivar en osteoporosis u otras enfermedades degenerativas.

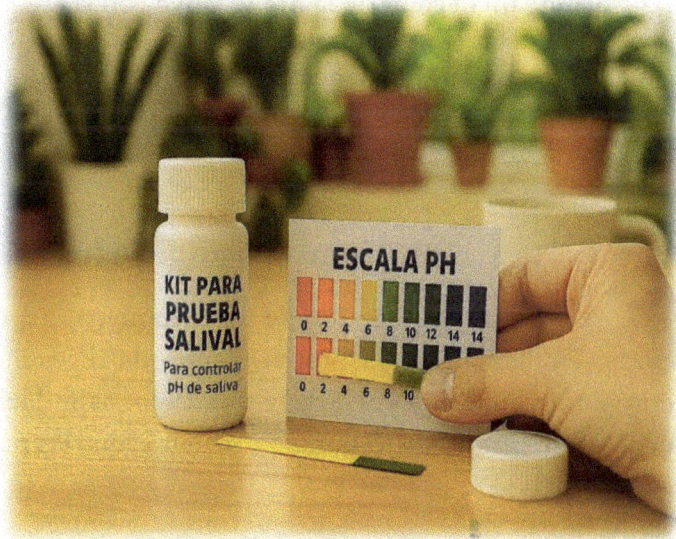

Resultados y rangos recomendados:

- El **rango curativo ideal para la saliva** está entre **7.1 y 7.5**, lo que indica un estado ligeramente alcalino.

- Un pH de **7.0** se considera **neutral**.

- Una lectura de **6.5** es **ligeramente ácida**.

- Por debajo de **6.5**, el cuerpo se encuentra en un estado **ácido**, y si el pH baja de **6.0**, se considera **muy ácido y perjudicado para nuestra salud**.

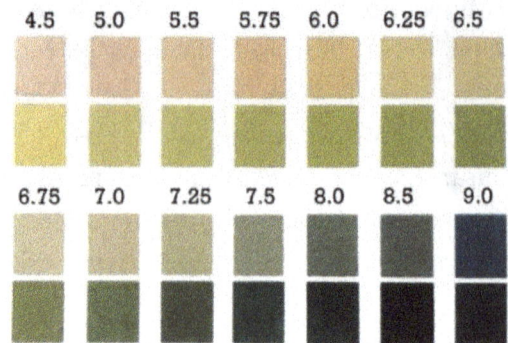

Si tus lecturas están por debajo de 6.0 de forma constante, puede ser recomendable consultar con un profesional de la salud para evaluar posibles desequilibrios internos.

Consejos prácticos:

- Realiza la prueba **una o dos veces por semana** y lleva un registro de los resultados para observar patrones y adaptar el proceso y progreso.
- **Compara el color de la tira reactiva** con la escala de colores del empaque para identificar el valor más cercano.
- Recuerda que mantener un pH ligeramente alcalino puede ayudar a prevenir enfermedades y favorecer procesos de sanación.

¡Combinaciones fáciles de alimentos!

Es sumamente importante notar también que cada tipo de alimento—frutas, verduras, carnes, semillas—tiene su propio tiempo de digestión. Por eso, **una combinación adecuada permite una digestión eficiente y una mejor asimilación de nutrientes**. Por ejemplo, la sandía puede digerirse en solo 15 minutos, mientras que las nueces pueden tardar hasta 4 horas.

¿Por qué importa esto?

Cuando se combinan alimentos con tiempos de digestión muy distintos, el alimento más ligero debe esperar a que el más pesado se procese. Si no puede salir del sistema a tiempo, **se fermenta**, lo que genera acidez, distensión abdominal, flatulencia, y gases, y crea un ambiente propicio para enfermedades.

Los alimentos abundantes en agua como la sandía son de digestión rápida y se procesan con facilidad, mientras que las proteínas densas requieren más tiempo. **Una buena combinación permite que los alimentos sean digeridos más eficazmente, los alimentos en ellos absorbidos más efectivamente, y que salgan rápidamente del cuerpo**, mientras que una mala combinación puede hacer que permanezcan hasta ocho horas en el estómago, obstruyendo el sistema digestivo, creando fermentación y gases, y afectando tu energía.

¿Alguna vez te has preguntado por qué te sientes cansado sin importar cuánto tiempo duermes?

Tal vez tu sistema digestivo está trabajando sin descanso, tratando de procesar combinaciones que no favorecen tu bienestar. ¡Definitivamente vale la pena explorar estas técnicas! Experimenta con ellas y observa si notas alguna diferencia.

Algunas Reglas Básicas para la Combinación de Alimentos

Estas recomendaciones simples pueden marcar una gran diferencia en tu digestión, energía y bienestar general. Al respetar los tiempos y compatibilidades, además de otros consejos que presentaremos a continuación de los alimentos, ayudamos al cuerpo a procesarlos con mayor eficiencia y a evitar fermentaciones innecesarias que generan acidez.

1. **Consume los melones y sandias siempre solos.** Los melones tienen una digestión muy rápida por su alto contenido de líquido por lo que no se combinan bien con otros alimentos. Lo ideal es comerlos solos, cuando el estómago este vacío.

2. **Bebe todos los jugos (sumos) por separado de las comidas.** Los jugos frescos, especialmente los de frutas y verduras, deben tomarse solos con el estómago vacío para que sus nutrientes se absorban más rápido y correctamente sin interferencias digestivas con las otras comidas.

   Es importante notar que, aunque nunca se deben juntar las frutas con las verduras en la misma digestión, los jugos sin fibra/sumo si se pueden juntar, pero esta es una de pocas excepciones.

3. **La fruta fresca debe consumirse sola o en ayunas.** Para una mejor digestión, evita combinar frutas con otros grupos alimenticios. Lo más recomendable es agruparlas por categoría (ácidas, dulces o neutras y mezclarlas de acuerdo con la gráfica de combinaciones de este libro.

4. El Poder de Comer con Inteligencia Digestiva

La manera en que combinamos los alimentos influye no solo en el sabor de nuestras comidas, sino en cómo nuestro cuerpo los digiere, los asimila y transforma en energía. En la cocina crudivegana —donde los alimentos se consumen en su estado más puro— comprender el **pH digestivo** de frutas, vegetales, nueces, semillas y hongos es no solo clave para potenciar la salud, sino que los resultados en nuestro cuerpo, nos dará la motivación para seguir adelante y para ser intencional en lo que ponemos en nuestro cuerpo.

Libro #4: Alta Cocina Vegana Cruda

Este enfoque no se basa únicamente en el valor nutricional, sino en la **compatibilidad digestiva**, es decir, cómo se comportan los alimentos dentro del cuerpo, cómo interactúan entre sí, y qué impacto tienen sobre nuestro bienestar físico digestivo, y como influencian nuestra mente, cuerpo y espíritu.

Frutas – Equilibrio, Energía y Conexión Natural

Las frutas son una maravillosa fuente de vitaminas, antioxidantes y energía vital. Pero no todas se comportan igual dentro del organismo. Cada tipo de fruta tiene un nivel de acidez específico y características que afectan su tiempo de digestión, lo cual indican la manera en que debe combinarse.

Clasificación de Frutas Según su Naturaleza Digestiva

A la hora de combinar frutas, es importante considerar su tipo y el pH digestivo que cada una posee. Esta clasificación no solo ayuda a mejorar la digestión, sino que también potencia la absorción de nutrientes y evita fermentaciones indeseadas en el sistema digestivo.

Las frutas **ácidas**, como el limón, la naranja, fresa, tamarindo, grosellas, membrillo, níspero, melocotón, frambuesa, toronja, granadas, ciruelas, algunas uvas, guayaba, el kiwi y la piña, tienen un pH digestivo que oscila entre 2.5 y 4.0. Por su naturaleza intensa, se recomienda consumirlas solas o acompañadas únicamente por frutas semiácidas. Es preferible evitar mezclarlas con frutas dulces, ya que esta combinación puede dificultar la digestión.

Las frutas **semiácidas**, como la guayaba, la frambuesa, lima, mandarina, tomate, el mango y algunas uvas, presentan un pH entre 4.0 y 5.0. Estas pueden combinarse con frutas ácidas o neutras, pero no deben mezclarse con las tres categorías al mismo tiempo, ya que esto puede generar desequilibrios digestivos.

Las frutas **dulces**, como el plátano, la sandía, algunas uvas, higo, papaya, algunas peras, la granada (Solo cuando está bien madura) las peras, algunas manzanas, y la cereza, tienen un pH más elevado, entre 5.5 y 6.5. Se digieren mejor cuando se consumen solas o junto a frutas neutras. Al igual que las ácidas, deben evitarse en combinación con frutas de pH opuesto.

Por último, las frutas **neutras**, como el coco y el aguacate, nueces, y caco, poseen un pH cercano a 6.5-7.0. Estas son versátiles y compatibles con todos los tipos de frutas, lo que las convierte en una excelente base para batidos, cremas y combinaciones más complejas.

Comprender estas diferencias y respetar las combinaciones recomendadas puede marcar una gran diferencia en tu bienestar digestivo y energético. Comer con conciencia también significa combinar con sabiduría.

Libro #4: Alta Cocina Vegana Cruda

Combinaciones Correctas[17]

- Si-Frutas dulces + frutas neutras → excelente digestión.

- Si-Frutas ácidas + semiácidas o frutas neutras → jugos y batidos revitalizantes.

- No-Evitar mezclar frutas dulces con ácidas → puede causar fermentación.

Vegetales – Nutrición Alcalina y Digestión Eficiente

Los vegetales representan una de las columnas más importantes en una dieta viva. Ricos en fibra, clorofila, minerales y compuestos fitoquímicos, apoyan procesos digestivos, regenerativos y purificativos. Pero al igual que con las frutas, no todos los vegetales se digieren en el mismo tiempo o de la misma forma.

Clasificación de Vegetales Según su Tipo y Comportamiento Digestivo

A la hora de preparar platos vivos y equilibrados, es esencial comprender cómo se comportan los distintos tipos de vegetales en el proceso digestivo. Cada grupo tiene un pH aproximado que influye en su combinación ideal, favoreciendo la asimilación de nutrientes y evitando fermentaciones o bloqueos energéticos.

Las **hortalizas de hoja**, como la lechuga, acelga, col, rúcula, el pepino, la espinaca y los pimientos, poseen un pH alcalino que oscila entre 6.5 y 7.5. Estas verduras son ligeras, frescas y altamente compatibles entre sí. También pueden combinarse con vegetales neutros sin generar conflictos digestivos, lo que las convierte en una base excelente para ensaladas y jugos verdes.

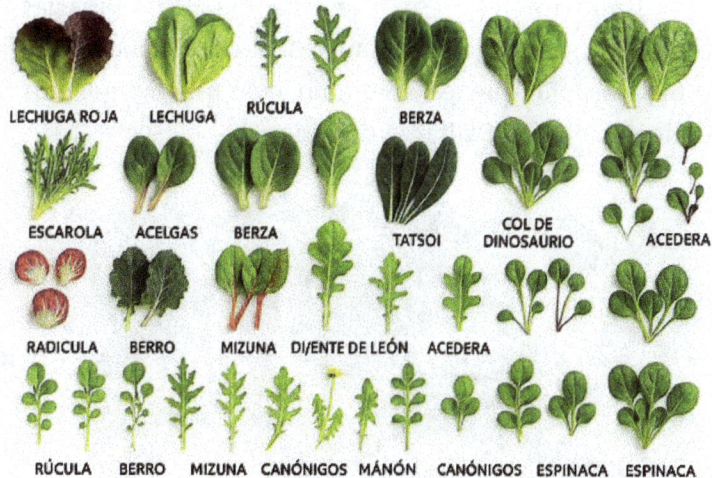

Libro #4: Alta Cocina Vegana Cruda

Los **bulbos**, como la cebolla, el ajo y el puerro, tienen un pH ligeramente más ácido, entre 5.5 y 6.5. Por su intensidad y potencia aromática, se recomienda utilizarlos en pequeñas cantidades, preferiblemente junto a hojas verdes y raíces. Su función es más medicinal y energética que volumétrica, por lo que deben usarse con moderación.

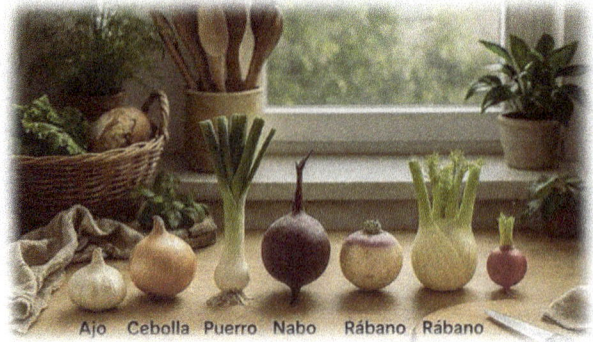

Ajo Cebolla Puerro Nabo Rábano Rábano

Verduras de raíces, como la zanahoria, la remolacha, el jengibre y el rábano, presentan un pH que va de 5.0 a 6.5. Son vegetales densos y nutritivos que se combinan bien con otros ingredientes de textura similar, como los bulbos y los vegetales neutros. Su energía es profunda y terrosa, ideal para platos que buscan sostén y vitalidad.

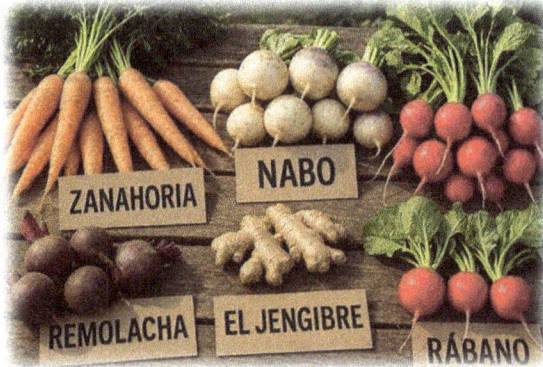

Verduras de crucíferos, como el brócoli, la coliflor y las coles de Bruselas, también tienen un pH alcalino entre 6.5 y 7.5. Aunque son altamente nutritivas y desintoxicantes, se recomienda combinarlas únicamente con vegetales similares. No deben mezclarse con frutas, ya que esta combinación puede generar fermentación y dificultar la digestión.

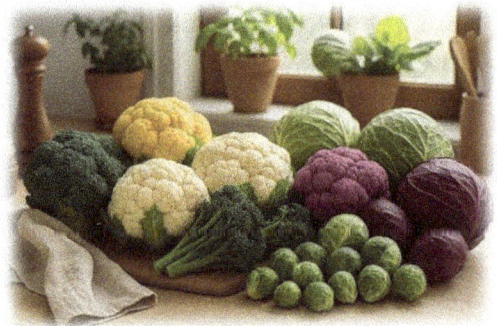

Verduras de granos frescos, como los guisantes, judía verde, habas, brotes, y el maíz crudo en su forma dulce o tierna, tienen un pH entre 5.5 y 6.5. Estos pueden integrarse fácilmente con hojas verdes, raíces y vegetales neutros, aportando dulzor natural y textura a las preparaciones.

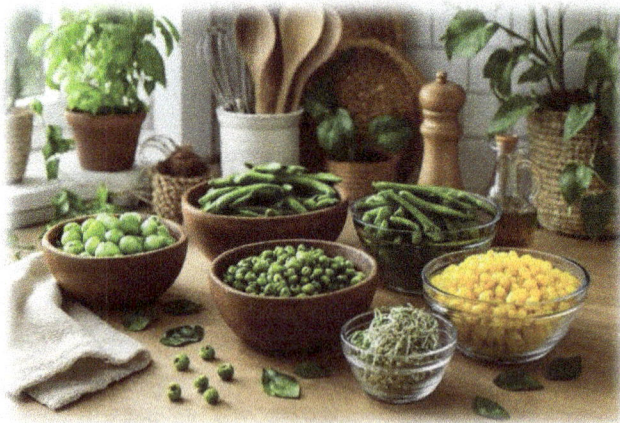

Libro #4: Alta Cocina Vegana Cruda

Verduras de tubérculos, como la patata, el boniato y el ñame, presentan un pH que oscila entre 5.8 y 6.5 en su estado fresco y cocido. Su perfil almidonado y suave permite combinarlas con hojas verdes, granos tiernos y vegetales de raíz, aportando cuerpo, cremosidad y una base neutra que equilibra sabores intensos o ácidos en las preparaciones.

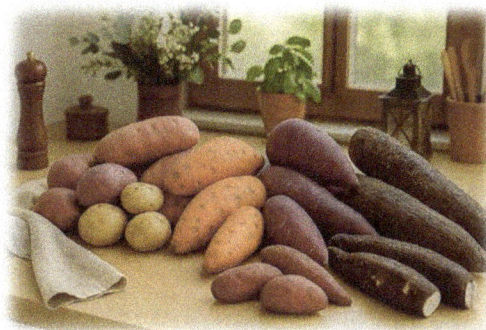

Verduras de tallos verdes, como el apio, el puerro y el espárrago, suelen tener un pH entre 6.0 y 6.5, lo que les confiere una ligera neutralidad con notas herbales. Su estructura fibrosa y jugosa permite integrarlas con hojas verdes, raíces y granos tiernos, aportando frescura, verticalidad y un perfil aromático que realza caldos, salteados y preparaciones crujientes.

Verduras de fruto, como el tomate, la berenjena, el calabacín, el pepino y el pimiento, poseen un pH que varía entre 4.5 y 6.5, dependiendo de su variedad y grado de maduración. Estas verduras destacan por su jugosidad, color y perfil aromático, y se integran con hojas verdes, tubérculos y tallos frescos, aportando acidez equilibrada, frescura y volumen a preparaciones crudas, cocidas o fermentadas.

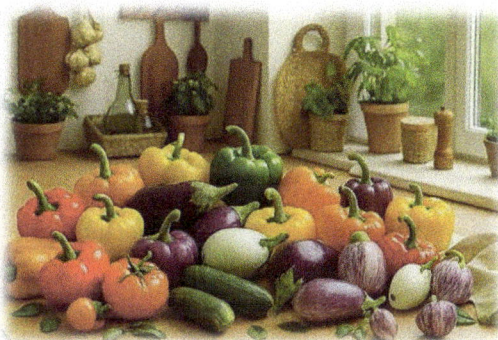

Conocer estas combinaciones no solo mejora la digestión, sino que también honra la sabiduría del cuerpo, permitiéndole recibir lo mejor de cada alimento en su forma más pura y armoniosa.

El Caso del Maíz Crudo

Aunque botánicamente es un cereal, el **maíz tierno crudo** se comporta como un vegetal neutro en la dieta crudivegana. Su digestión es moderada y su sabor dulce lo hace ideal para ensaladas o platillos frescos.

También tenemos las verduras de temporada

Consumir verduras de temporada no solo es beneficioso para la salud, sino que también es más sostenible. Las verduras de temporada son más frescas, sabrosas y nutritivas. Algunos ejemplos de verduras de temporada incluyen:

Libro #4: Alta Cocina Vegana Cruda

- En primavera: Espárragos, alcachofas y guisantes.

- En verano: Tomates, pepinos y pimientos.

- En otoño: Calabazas, zanahorias y remolachas.

- En invierno: Coles, nabos y raíces.

-

Hongos – El Reino Fungi en la Alimentación Viva

Los hongos son organismos únicos. No son frutas ni vegetales, pero juegan un papel fundamental en la cocina crudivegana . Su digestión es moderada, su perfil nutricional es denso en minerales como selenio y vitaminas del complejo B, y su sabor único aporta profundidad a los platillos.

Los hongos comestibles ocupan un lugar especial en la cocina viva por su textura, versatilidad y riqueza nutricional. Entre los más conocidos se encuentran el champiñón, el portobello, el shiitake y diversas variedades de setas. Su pH digestivo es variable, oscilando entre 4.0 y 7.0, lo que los convierte en alimentos de comportamiento neutro o ligeramente ácido, dependiendo de su preparación y frescura.

Gracias a esta flexibilidad, los hongos pueden combinarse adecuadamente con **vegetales de hoja** como la espinaca, la lechuga o el pepino, así como con **raíces** como la zanahoria o el rábano, y también con **crucíferas** como el brócoli o la coliflor. Estas combinaciones favorecen una digestión equilibrada y una mejor absorción de sus nutrientes, sin generar fermentaciones ni bloqueos energéticos.

Incluir hongos en tu alimentación viva no solo aporta sabor y variedad, sino que también enriquece tus platos con minerales, antioxidantes y compuestos bioactivos que fortalecen el sistema inmunológico y promueven la regeneración celular.

Consideraciones Importantes sobre los hongos

- No se recomiendan mesclados con frutas.
- Son ideales para carpachos, ensaladas y patés vegetales.
- Se pueden marinar o deshidratar para mejorar la textura y sabor.

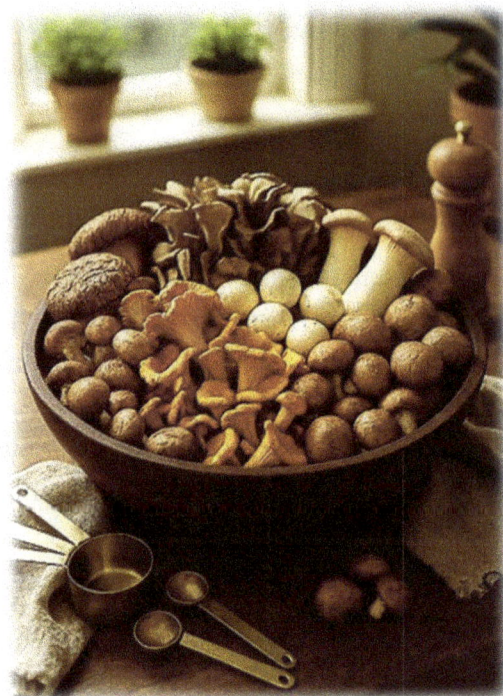

Libro #4: Alta Cocina Vegana Cruda

Combinaciones alimenticias y su impacto digestivo

La forma en que combinamos los alimentos influye directamente en la calidad de nuestra digestión, en la energía que recibimos y en el bienestar general del cuerpo. Algunas mezclas favorecen la ligereza y la vitalidad, mientras que otras pueden generar fermentación, malestar o desequilibrio digestivo.

Una de las combinaciones más recomendadas es la de **frutas dulces, neutras y semiácidas**. Esta mezcla resulta ideal: ligera, energética y de fácil digestión. Es perfecta para desayunos, refrigerios o platos frescos que buscan aportar vitalidad sin sobrecargar el sistema.

También es altamente beneficiosa la combinación de **frutas ácidas con frutas neutras y semiácidas**, especialmente en jugos o batidos. Esta mezcla potencia la energía celular y favorece la eliminación de toxinas, siendo excelente para momentos de limpieza o revitalización.

En el mundo vegetal, la unión de **hortalizas de hoja con raíces o vegetales neutros** ofrece un equilibrio digestivo eficiente. Estas combinaciones son suaves, nutritivas y compatibles con el ritmo natural del cuerpo, ideales para ensaladas, jugos verdes o platos crudos.

Los **hongos comestibles**, como el champiñón o el portobello, se integran bien con **vegetales de hoja y raíces**, aportando textura, sabor y buena compatibilidad digestiva. Esta mezcla es especialmente útil en platos que buscan profundidad sin comprometer la ligereza.

Sin embargo, hay combinaciones que conviene evitar. Mezclar **frutas dulces con frutas ácidas** puede causar fermentación en el tracto digestivo, generando gases, inflamación y malestar. De igual manera, combinar **hongos con frutas** no es recomendable, ya que sus tiempos y procesos digestivos son muy distintos, lo que puede dificultar la asimilación y generar desequilibrio.

Conocer estas combinaciones no solo mejora la digestión, sino que también honra la sabiduría del cuerpo, permitiéndole recibir lo mejor de cada alimento en su forma más pura y armoniosa.

Comer con Conciencia

La salud comienza con la digestión. Comprender cómo los alimentos interactúan dentro del cuerpo es una herramienta poderosa para cuidar de nosotros mismos y una gran responsabilidad como ser humano. Más allá que costumbres o dietas incorrectas ya establecidas, **la combinación inteligente de alimentos según su pH y comportamiento digestivo** nos conecta no solo con una alimentación intuitiva, equilibrada y profundamente nutritiva, sino con una vida a un nivel de existencia más elevada y productiva.

Cada fruta, cada vegetal y cada hongo tiene su papel y su ritmo. Al respetar la interacción correcta de cada uno de ellos, no solo mejoramos nuestra digestión, sino que honramos la sabiduría natural del cuerpo y la generosidad de Dios en crearlo así, con su propósito sabio de bienestar máximo para con nosotros.

Libro #4: Alta Cocina Vegana Cruda

Combinaciones de Frutas

"Las frutas se dividen en tres niveles de acidez, cada uno con un tiempo de digestión diferente; por lo tanto, es mejor no combinarlas para evitar fermentación o problemas digestivos."

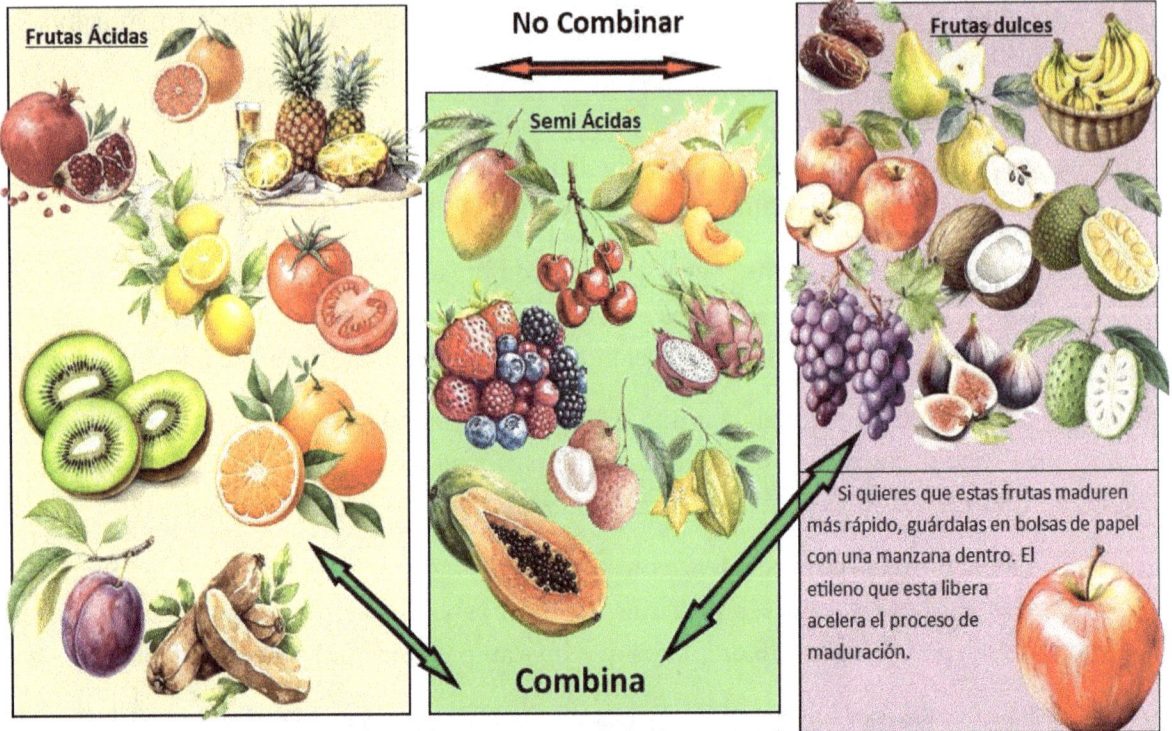

No Combinar

Frutas Ácidas

Semi Ácidas

Frutas dulces

Combina

Si quieres que estas frutas maduren más rápido, guárdalas en bolsas de papel con una manzana dentro. El etileno que esta libera acelera el proceso de maduración.

Cuando el aguacate ya está maduro, se coloca en un frasco lleno de agua con tapa que lo cubra completamente, y luego se guarda en el refrigerador. Verás que se mantendrá intacto durante semanas.

Debido a su alto contenido de agua y rápida digestión, la sandía y los melones deben consumirse solos, sin combinarse con otros alimentos.

Los siguientes alimentos nunca deben guardarse en el refrigerador.

Para lavar todas las frutas y verduras, colóquelas en un recipiente con agua, agregue una taza de vinagre y luego tres cucharadas de bicarbonato de sodio. Mezcle bien y, cuando desaparezca la espuma, deje reposar durante 5 a 10 minutos. Finalmente, enjuague con abundante agua.

Las siguientes frutas se maduran fuera del refrigerador y, una vez que están maduras, se pueden guardar en el refrigerador para prolongar su frescura: Duraznos, kiwis, peras y nectarines.

Frutas y verduras que se guardan dentro de la nevera: Frutos rojos: frambuesas, fresas, cerezas y moras. Verduras de hoja verde y otras: lechuga, espinacas, acelgas, pimientos, alcachofas, repollo, zanahorias, calabacines, col, berenjenas, champiñones y setas. También se debe refrigerar toda fruta y verdura que haya sido manipulada, cortada o pelada.

Libro #4: Alta Cocina Vegana Cruda
Cuadro de Combinación de Alimentos CRUDOS

IMPORTANTE– Todas estas conbinaciones se aplican solo en la comida CRUDA. Las cobinaciones en las comidas cocinadas es muy differente y se estudiara en otra ocacion, como el maiz y la papa que se conbierte en carboidrato al cocinarse.

Los siguientes se pueden conbinar CON TODO: Las species, todas las hojas verdes delgadas de ensalada (Espinaca, lechuga); los super alimentos; y el limón. **Nunca conbinar frutas con verduras. La exepcion** a esta regla es todos los jugos y las hojas delgadas como la espinaca y lechuga.

Aceites y Grasas: Los mejores aceites son los de aguacate, coco, y el aceite virgen de oliva.

4015
RubyDelicious
USA

Como leer los códigos

5 digitos: 9-XXXX Si empiezan en 9 **Son Orgánicos. :)**	
4 digitos: XXXX Cultivo convencional **Contienen pesticidas.**	
5 digitos: 8-XXXX Si empiezan en 8 **Estan geneticamente modificados.**	

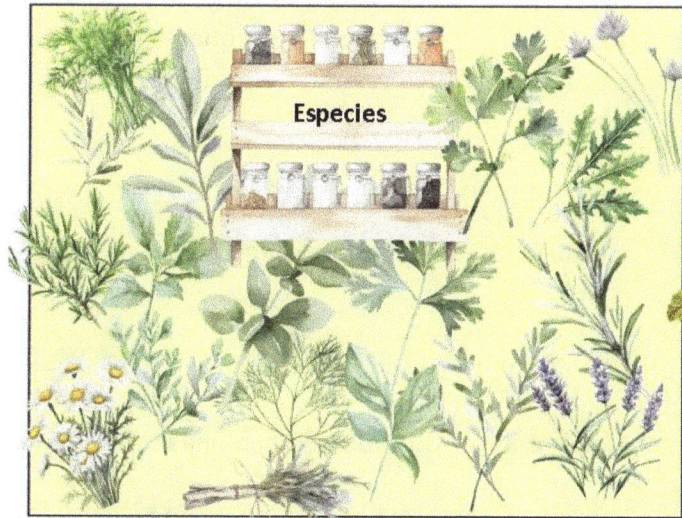

Especies

Verduras

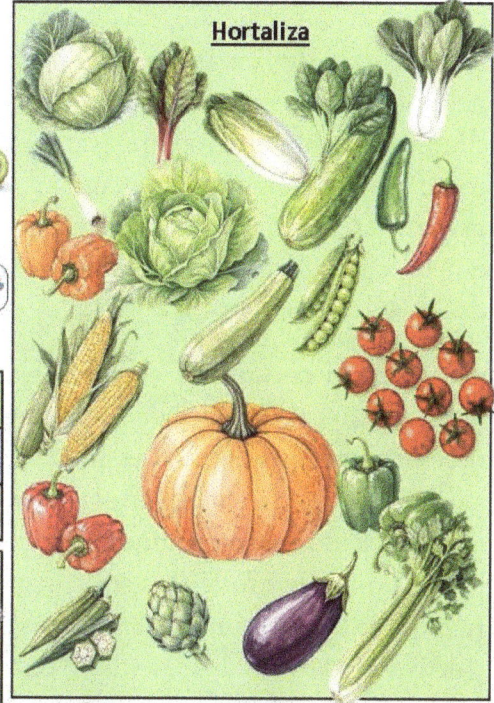

Hortaliza

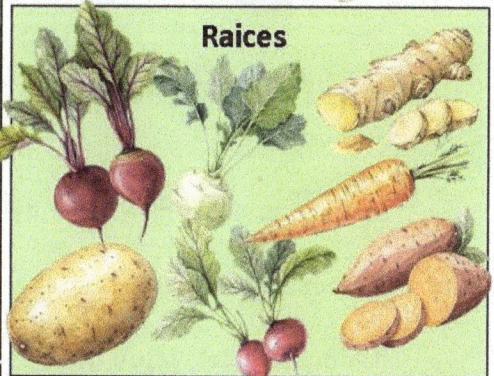

Raices

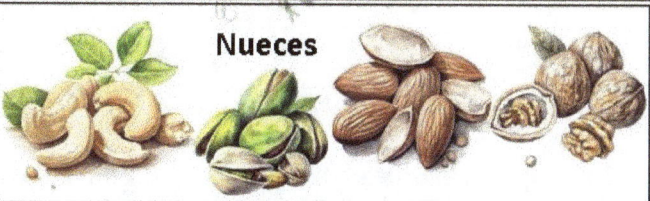

Nueces

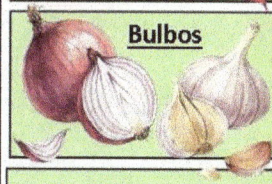

Bulbos

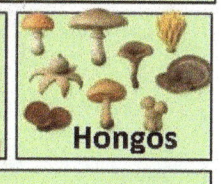

Hongos

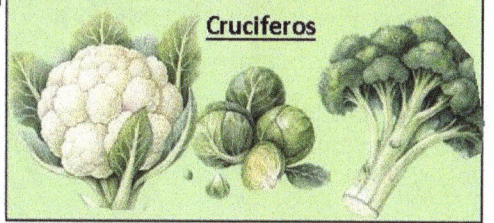

Cruciferos

Super Alimentos

Acai, Aguacate, Cacao, Chía, Corella, Cúrcuma, Moras Espirulina, Espinaca, Frambuesa, Germinados, Kale Goji Berries, Jengibre, Miel de abeja, Semillas de chia y Quinoa.

Libro #4: Alta Cocina Vegana Cruda

Remojo de Frutos Secos y Germinación de Semillas

¿Para qué remojar las nueces y las semillas?

La razón principal por la que es importante remojar las nueces y las semillas es porque estas están cubiertas de protectores con **inhibidores de enzimas** que, aunque naturales, pueden resultar tóxicos para el cuerpo humano. Estos compuestos actúan como mecanismos de defensa contra predadores, protegiendo la semilla hasta que las condiciones sean óptimas para su desarrollo y crecimiento.

En la naturaleza, cuando llega la lluvia, la semilla recibe la humedad necesaria para comenzar el proceso de germinación lo que hace que el contenido alimenticio de ellos se multiplique exponencialmente en preparación para alimentar la planta que está a punto de brotar de esta. Luego, con la luz del sol, la planta continúa su desarrollo. **Al remojar nueces y semillas, imitamos este proceso natural**, liberando los inhibidores de enzimas y activando la vitalidad latente en cada una de ellas.

Beneficios de remojar las nueces y semillas:

- **Neutralización de inhibidores de enzimas**, lo que mejora la digestión y la absorción de nutrientes.

- Incremento en la bio-disponibilidad de vitaminas y minerales.

- **Descomposición parcial del gluten**, facilitando la digestión en personas sensibles.

- **Reducción del ácido fítico**, una sustancia que bloquea la absorción de minerales esenciales como el hierro, el zinc y el calcio.

Tiempos y condiciones ideales:

Los tiempos de remojo varían según el tipo de la nuez o semilla. En general, **cuanto más denso sea el alimento, más tiempo requiere**. Lo ideal es realizar el remojo a **temperatura ambiente**, utilizando agua purificada y, si es posible, añadiendo una pizca de sal marina o vinagre de manzana para potenciar el proceso, agregar un poco de peróxido al agua para evitar que se descomponga, y cambiarle y enjuagarla a menudo. La espuma que se forma en el agua es la toxina.

Cómo Remojar Nueces y Semillas

Remojo de Frutos Secos y Germinación de Semillas

¿Para qué remojar las nueces y las semillas?

La razón principal por la que es importante remojar las nueces y las semillas es porque estas están cubiertas de protectores con **inhibidores de enzimas** que, aunque naturales, pueden resultar tóxicos para el cuerpo humano. Estos compuestos actúan como mecanismos de defensa contra predadores, protegiendo la semilla hasta que las condiciones sean óptimas para su desarrollo y crecimiento.

En la naturaleza, cuando llega la lluvia, la semilla recibe la humedad necesaria para comenzar el proceso de germinación lo que hace que el contenido alimenticio de ellos se multiplique exponencialmente en preparación para alimentar la planta que está a punto de brotar de esta. Luego, con la luz del sol, la planta continúa su desarrollo. **Al remojar nueces y semillas, imitamos este proceso natural**, liberando los inhibidores de enzimas y activando la vitalidad latente en cada una de ellas.

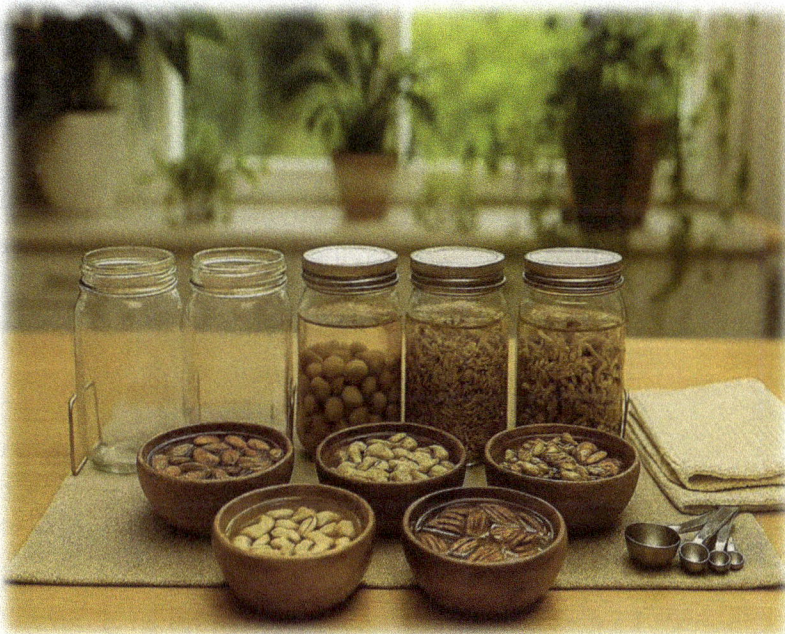

Beneficios de remojar las nueces y semillas:

- **Neutralización de inhibidores de enzimas**, lo que mejora la digestión y la absorción de nutrientes.
- **Incremento en la bio-disponibilidad de vitaminas y minerales.**
- **Descomposición parcial del gluten**, facilitando la digestión en personas sensibles.
- **Reducción del ácido fítico**, una sustancia que bloquea la absorción de minerales esenciales como el hierro, el zinc y el calcio.

Remojar nueces y semillas es una práctica sencilla pero poderosa que activa su vitalidad, mejora la digestión y libera compuestos tóxicos naturales. Aquí te comparto los pasos básicos para hacerlo correctamente:

1. **Reúne las nueces o semillas que sean crudas y orgánicas.** Asegúrate de que no estén tostadas, saladas ni procesadas.

2. **Enjuágalas con agua purificada o destilada.**Esto ayuda a eliminar impurezas superficiales antes del remojo.

3. **Colócalas en un recipiente de vidrio o acero inoxidable.** Evita el plástico, ya que puede liberar sustancias no deseadas.

4. Cúbrelas con el doble de agua que el volumen de nueces o semillas y agrégale un poco de peróxido.
   Por ejemplo, 1 taza de nueces requiere 2 tazas de agua.

5. **Tapa el recipiente con un material transpirable, como una toalla.** Esto permite la circulación del aire y evita la acumulación de humedad excesiva.

6. **Escurre y enjuaga cada 3 a 4 horas.** Este paso es clave para eliminar y tirar los inhibidores de enzimas que se liberan durante el remojo.

7. Desecha el agua de remojo y enjuaga bien antes de consumir o germinar. El agua contiene compuestos ácidos que no deben ser ingeridos.

¿Por qué germinar?

La germinación es un proceso natural en el que la semilla **multiplica exponencialmente su valor nutricional**, preparándose para alimentar a la nueva planta en crecimiento. Al consumir los brotes, obtenemos **muchos más nutrientes** que si comiéramos la semilla en su estado seco o solo remojada.

Según investigaciones realizadas por la Universidad de Minnesota, los brotes germinados aumentan significativamente la densidad total de nutrientes en comparación con los que están solo remojados. Por ejemplo, en el caso del trigo germinado frente al trigo integral no germinado:

- Vitamina B1 (tiamina): Tiene un aumento del 28 %
- Vitamina B2 (riboflavina): Tiene un aumento del 315 %

Tiempos y condiciones ideales:

Los tiempos de remojo varían según el tipo de la nuez o semilla. En general, **cuanto más denso sea el alimento, más tiempo requiere.** Lo ideal es realizar el remojo a **temperatura ambiente**, utilizando agua purificada y, si es posible, añadiendo una pizca de sal marina o vinagre de manzana para potenciar el proceso, agregar un poco de peróxido al agua para evitar que se descomponga, y cambiarle y enjuagarla a menudo. La espuma que se forma en el agua es la toxina.

Libro #4: Alta Cocina Vegana Cruda

Cómo hacer germinados de Nueces y Semillas

1. **Sigue el proceso de remojo** descrito anteriormente para activar las semillas.

2. Coloca las semillas remojadas y enjuagadas en un recipiente para germinar. Puedes adquirir frascos especiales en línea o en tiendas naturistas.

3. **Cubre el recipiente con malla, gasa o una tapa para brotes.** Coloca el frasco boca abajo, en ángulo, en un lugar con poca luz. Un escurreplatos o recipiente con borde alto funciona bien para permitir el drenaje del agua para que no se acumule al fondo y pudra la semilla.

4. **Enjuaga cada 8 horas o más frecuentemente.** Llena el frasco con agua, agita vigorosamente, drena y repite el proceso 2–3 veces al día si es posible.

5. **Escurre bien el frasco.** Las semillas que permanecen en agua estancada pueden podrirse y contaminar todo el resto.

6. Cuando comiencen a brotar, colócalas en un área iluminada, pero sin luz solar directa.

7. **Continúa enjuagando cada 8 horas** y deja que los brotes crezcan durante el número de días recomendado para cada tipo de semilla.

8. Después del último enjuague, deja que los brotes se sequen completamente. Deben estar secos al tacto antes de refrigerarlos.

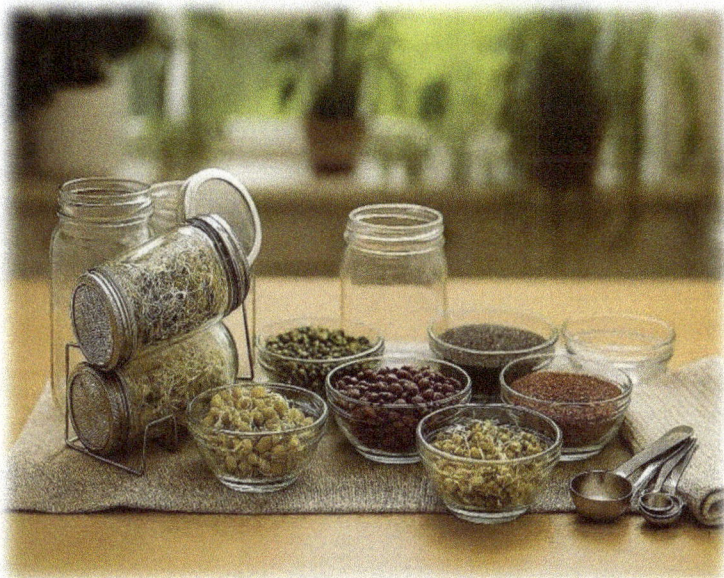

¿Por qué germinar?

La germinación es un proceso natural en el que la semilla **multiplica exponencialmente su valor nutricional**, preparándose para alimentar a la nueva planta en crecimiento. Al consumir los brotes, obtenemos **muchos más nutrientes** que si comiéramos la semilla en su estado seco o solo remojada.

Según investigaciones realizadas por la Universidad de Minnesota, los brotes germinados aumentan significativamente la densidad total de nutrientes en comparación con los que están solo remojados. Por ejemplo, en el caso del trigo germinado frente al trigo integral no germinado:

- Vitamina B1 (tiamina): Tiene un aumento del 28 %
- Vitamina B2 (riboflavina): Tiene un aumento del 315 %
- Vitamina B3 (niacina): Tiene un aumento del 66 %
- Vitamina B5 (ácido pantoténico): Tiene un aumento del 65 %
- Biotina: Tiene un aumento del 111 %
- Ácido fólico: Tiene un aumento del 278 %
- Vitamina C: Tiene un aumento del 300 %

Estos datos reflejan el poder regenerador y vitalizaste de los alimentos vivos al germinarse.

Cómo hacer germinados de Nueces y Semillas

1. **Sigue el proceso de remojo** descrito anteriormente para activar las semillas.
2. **Coloca las semillas remojadas y enjuagadas en un recipiente para germinar.** Puedes adquirir frascos especiales en línea o en tiendas naturistas.
3. **Cubre el recipiente con malla, gasa o una tapa para brotes.** Coloca el frasco boca abajo, en ángulo, en un lugar con poca luz. Un escurreplatos o recipiente con borde alto funciona bien para permitir el drenaje del agua para que o se acumule al fondo y pudra la semilla.
4. **Enjuaga cada 8 horas o más frecuentemente.** Llena el frasco con agua, agita vigorosamente, drena y repite el proceso 2–3 veces al día si es posible.
5. **Escurre bien el frasco.** Las semillas que permanecen en agua estancada pueden podrirse y contaminar todo el resto.
6. **Cuando comiencen a brotar, colócalas en un área iluminada, pero sin luz solar directa.**
7. **Continúa enjuagando cada 8 horas** y deja que los brotes crezcan durante el número de días recomendado para cada tipo de semilla.
8. **Después del último enjuague, deja que los brotes se sequen completamente.** Deben estar secos al tacto antes de refrigerarlos.

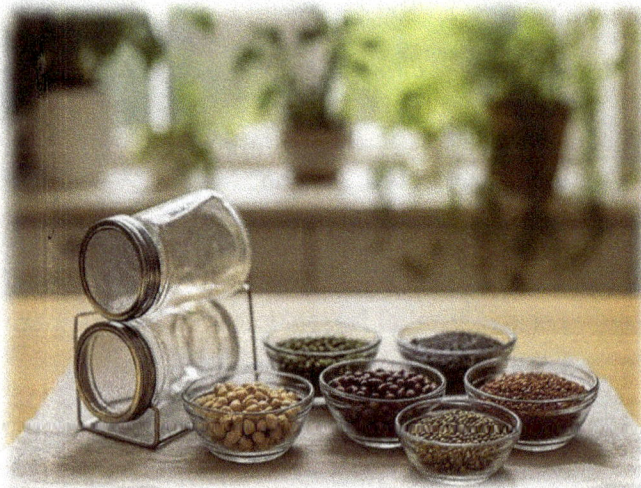

Nota importante:

Los brotes húmedos se deterioran rápidamente. Una vez secos, pueden conservarse en un lugar cerrado, húmedo, pero no con agua, dentro del refrigerador hasta **un** par de **semanas**.

Libro #4: Alta Cocina Vegana Cruda

🌱 Tabla de Remojo y Germinación de Nueces, Semillas y Granos

Algunas se pueden comer ya sean solo remojadas, o germinadas como la almendra. En la columna de "Tiempo de remojo" esta la información para comérsela solo remojada y la columna de "Tiempo de Germinación" es para comérsela como germinado, el cual tarda más tiempo.

Leyenda: T=(tasa),   C=(Cucharada),   c=(cucharadita),   p=(Pulgada)

Guía de Germinación de Nueces y Semillas

Nuez/Semilla	Cantidad para empezar	Tiempo de Remojo	Tiempo de Germinación	Cuándo está Listo	Cuánto Rinde
Almendras	3 T	8-12 hrs	1-3 días	1/8 P	4 T
Cebada/Sin cascara	1 T	6 hrs	12-24 horas	¼ P	2 T
Alforfón (Buckwheat) Descascarado	1 T	6 hrs	1-2 días	1/8 – ½ P	2 T
Anacardos	3 T	2-3 hrs	N/A	N/A	4 T
Semillas de Lino	1 T	6 hrs	N/A	N/A	2 T
Garbanzos	1 T	12-48 hrs	2-4 días	½ - 1 P	4 T
Semilla de Col Rizada	4 C	4-6 hrs	4-6 días	¾ - 1 P	3-4 T
Lentejas	¾ T	8 hrs	2-3 días	½ - 1 P	4 T
Frijoles Mungo (Mung Bean)	¼ T	8 hrs	4-5 días	¼ - 3 P	4 T
Avena Pelada	1 T	8 hrs	1-2 días	1/8 – 3 P	1 T
Guisantes	1 T	8 hrs	2-3 días	½ - 1 P	3 T
Frijol Pinto	1 T	12 hrs	3-4 días	½ - 1 P	3-4 T
Quinua	1 T	3-4 hrs	2-3 días	½ P	3 T
Centeno (Rye)	1 T	6-8 hrs	2-3 días	½ - ¾ P	3 T
Espelta	1 T	6 hrs	1-2 días	¼ P	3 T
Girasol Pelado	1 T	6-8 hrs	1 día	¼ - ½ P	2 T
Nueces-Pecan (Walnuts)	3 T	4 hrs	N/A	N/A	4 T
Trigo	1 T	8-10 hrs	2-3 días	¼ - ¾ P	3 T
Arroz silvestre	1 T	12 hrs	2-3 días	Cuando se parta	3 T
Chía y linaza	No se remojan	N/A	N/A	N/A	N/A

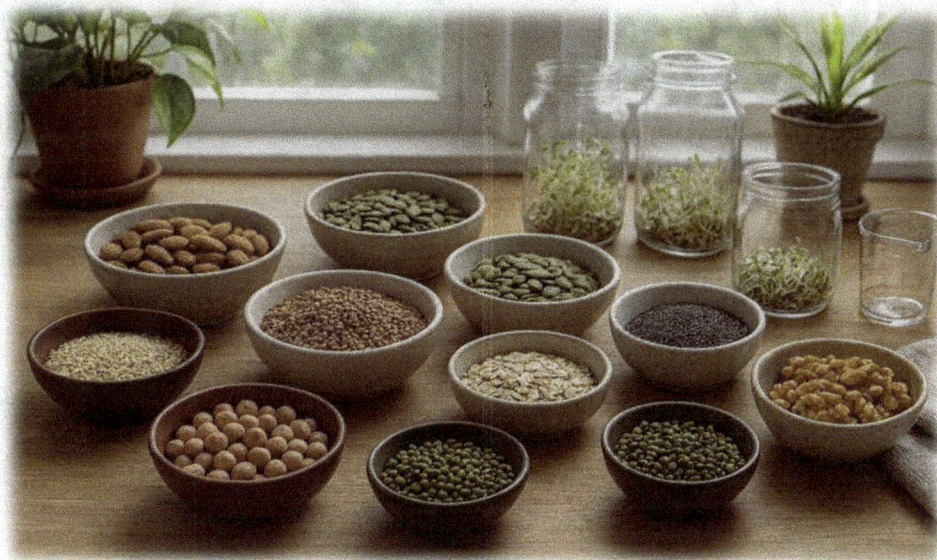

Libro #4: Alta Cocina Vegana Cruda

Equipos y recursos para la Preparación de estos Alimentos

Equipos para la Preparación de Alimentos Recomendados

Cortadora Espiral	Licuadora – "Vita-Mix"	Deshidratador

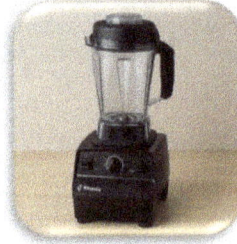

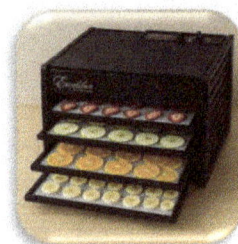

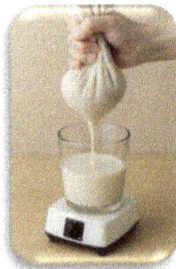

Tela de Queso	Procesador de Alimentos	Cortadora de Mandolina

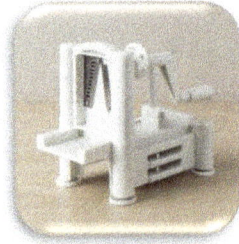

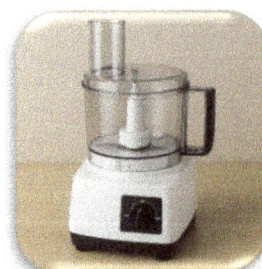

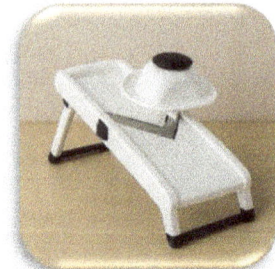

Libros de Referencias y Recursos

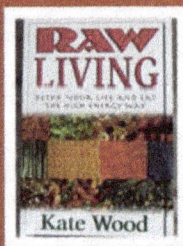

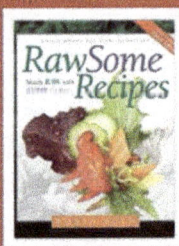

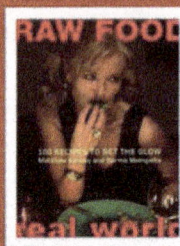

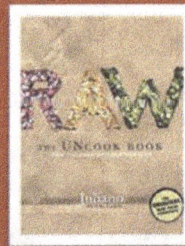

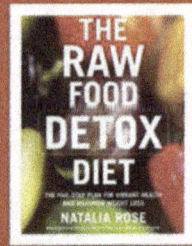

Libro 1	Libro 2	Libro 3	Libro 4	Libro 5
Raw Living by Kate Wood	**Raw Some Recipes** by Robyn Boyd	**Raw Food Real World** by Matthew Kenney	**Raw** by Juliano	**Raw Food Detox** by Natalia Rose

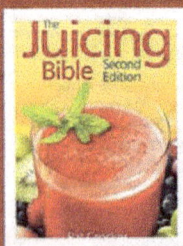

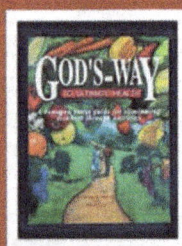

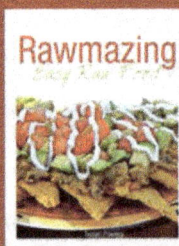

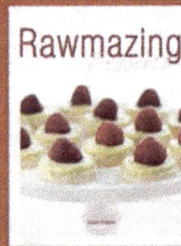

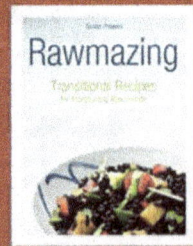

Libro 6	Libro 7	Libro 8	Libro 9	Libro 10
Juicing Bible by Pat Crocker	**God's Way** by George Malkmus	**Rawmazing** by Susan Powers	**Rawmazing Desserts** by Susan Powers	**Rawmazing Transitional** by Susan Powers

Libro #4: Alta Cocina Vegana Cruda

Menú Semanal

	Domingo	Lunes	Martes	Miércoles	Jueves	Viernes	Sábado
Desayuno	Frutas y frutos secos y Jugo de frutas / Verduras O Avena (*L3 p.268)	Frutas y frutos secos y Jugo de frutas / Verduras O Granola (L2 p.44)	Frutas y frutos secos y Jugo de frutas / Verduras O Tostadas Francesas (L3 p.278)	Frutas y frutos secos y Jugo de frutas / Verduras O Gachas de Manzana al día (L2 p.45)	Frutas y frutos secos y Jugo de frutas / Verduras O Galletas de trigo sarraceno (L3, p272)	Frutas y frutos secos y Jugo de frutas / Verduras O Parfait de Razzle (L2 p. 148)	Frutas y frutos secos y Jugo de frutas / Verduras O Tarta de Frutas
Merienda	Jugo de verduras O Croquetas de Batatas (L1 p.169)	Jugo de verduras O Croquetas de Zanahorias (L1 p167)	Jugo de verduras O Trocitos de Brócoli (L1 p.166)	Jugo de verduras O Nachos de Calabacín (L1 p.170)	Jugo de verduras O Nachos de Nori (L1 p.168)	Jugo de verduras O Croquetas de Curry (1 p.168)	Jugo de verduras O Palitos de Jícama (L2 p.63)
Almuerzo	Pasta de Calabacín y Aguacate	Batata Cruda y Aguacate	Puré de Coliflor (L2 p.84) Aguacate/ tomates	Lasaña (L3 p.173) Palitos de Zanahoria	Arroz Español y Aguacate / Tomates	Pizza Vegana (L3p.215) Queso Alpino	Perros calientes de Nogal Ahumado y Palitos de Zanahoria
Merienda	Jugo o zumo de Vegetales	Jugo o zumo de Vegetales	Jugo o zumo de Vegetales	Jugo o zumo de Vegetales	Jugo o zumo de Vegetales	Jugo o zumo de Vegetales	Jugo o zumo de Vegetales
Cena	Sopa de Verduras (Tomate) Galletas Crackers (L1 p.162)	Sopa de Garbanzos (L1 p.90) O Sopa de Pimiento Rojo (L2 p.88) y Galletas de Quinua (L1 p.155)	Sopa de Aguacate y Barras Indias (L1 p.165)	Sopa de Maíz Dulce y Almendras (Libro 1 p.93) Galletas de Oliva (L1 p.160)	Fantástica Sopa de Hinojo (Libro 1 p.91) Tortitas de Avena (Libro 1 p.156)	Sopa Cremosa de Tomate (L2 p.88) Galletas de Coliflor Libanesas (L1 p.159)	Sopa de Pepino (Libro 2 p.89) Galletas
Postres	Helado Robbins (Libro 4 p.173)	Pie de Limón	Torta de Zanahoria (L4 p.179)	Parfait de Fresa (L4 p.181 y 253)	Fresa con Chocolate	Galletas de Avena (L4 p.163)	Tartas de Limón

No incluimos las recetas de esos libros por respeto a los derechos de autor. Sin embargo, puedes usar esta tabla como ejemplo para crear la tuya con todas las recetas de este libro.

(L# p#) El Libro # se correlaciona con el Libro # en la lista de Libros Recomendados y de Referencia.
EJ: (Libro 3 p.268) = Libro 3 "Raw Food Real World" y la receta se encuentra en la página 268).

Alta Cocina Vegana Cruda

Vegetales
- ☐ 7 calabacines
- ☐ 3 calabazas amarillas
- ☐ 5 tazas de tomates secos
- ☐ 11 tomates frescos
- ☐ 3 tomatillos verdes
- ☐ 1 batata
- ☐ 3 coliflores
- ☐ 2 colinabos
- ☐ 1 pack de 1kg maíz orgánico congelado
- ☐ 1 lata de aceituna negra
- ☐ 1 remolacha
- ☐ 2 lb zanahoria
- ☐ 3 mazorcas de maíz

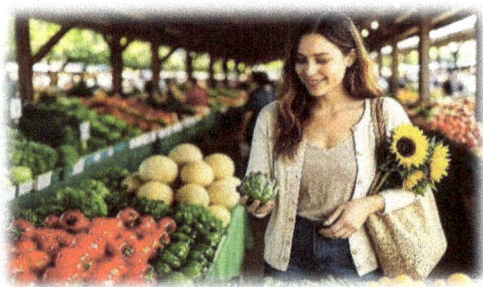

Frutas
- ☐ 1 bolsa de limones
- ☐ 2 tazas de pasas
- ☐ 6 tazas de dátiles Medjool
- ☐ 1 bolsa de naranjas
- ☐ ½ taza de coco deshidratado
- ☐ Mangos congelados
- ☐ Bananos congelados
- ☐ 1 taza de fresas
- ☐ ½ taza de otras bayas
- ☐ 5 manzanas

Semillas
- ☐ Semillas de apio
- ☐ 4 tazas de semillas de lino
- ☐ ½ semillas de cáñamo
- ☐ Semillas de amapola
- ☐ 1/3 Tahití (pasta de semillas de sésamo)
- ☐ Semillas de sésamo
- ☐ 2 tazas de avena

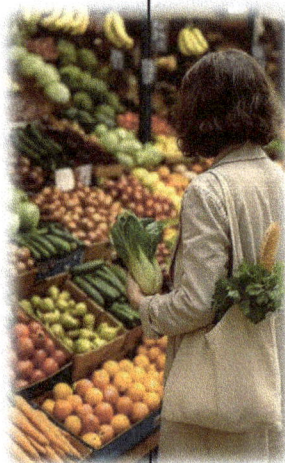

- ☐ Frijol de vainilla

Hiervas y Especias Frescas
- ☐ 3 tazas de albahaca fresca
- ☐ 12 tazas de tomillo
- ☐ 2 chiles jalapeños
- ☐ Cilantro
- ☐ 1 ajo
- ☐ 2 cebollas
- ☐ Cebollín
- ☐ 2taz. de pimientos amarillos o rojos
- ☐ 1 lata de chiles verdes suaves

Hierbas y Especies Secas
- ☐ 1 cucharadita de orégano seco
- ☐ Sabor a nogal ahumado
- ☐ Pimienta de cayena
- ☐ Pimentón ahumado
- ☐ Mejorana
- ☐ Nuez moscada
- ☐ Especias mixtas
- ☐ Hojuelas de pimiento picante
- ☐ Pimienta negra
- ☐ Chile en polvo
- ☐ ½ levadura nutricional
- ☐ Comino
- ☐ Mezcla de especias

Otro/Varios.
- ☐ Sal de Mar
- ☐ Aceite de Oliva
- ☐ Syrop de Maple
- ☐ Agave
- ☐ Tamari (Salsa de Soya)
- ☐ Miel
- ☐ Aceite de coco
- ☐ Vainilla
- ☐ Extracto de Almendra
- ☐ Menta de chocolate

Recetas Artesanales con Sabiduría Ancestral

Capítulo 2 – Recetas de Alta Cocina

En cada rincón de la cocina se esconde una historia, una memoria, una oración silenciosa que se transforma en alimento. Este capítulo reúne recetas que no solo nutren el cuerpo, sino que despiertan el alma. Son fórmulas sencillas, accesibles y profundamente simbólicas, elaboradas con ingredientes que honran la creación, respetan la salud y celebran la comunión familiar.

Aquí, cada preparación es una invitación a la gratitud: por la tierra que da frutos, por las manos que cocinan, por los corazones que comparten. Las verduras, raíces, granos y especias se entrelazan como versículos vivos, revelando texturas, colores y aromas que nos conectan con lo eterno en lo cotidiano.

Estas recetas han sido seleccionadas y refinadas con propósito. Algunas nacen de la tradición, otras de la inspiración divina, y todas han sido adaptadas para ofrecer seguridad, belleza y espiritualidad en cada paso. Que, al preparar estos platos, encuentres consuelo, alegría y una renovada conexión con lo sagrado.

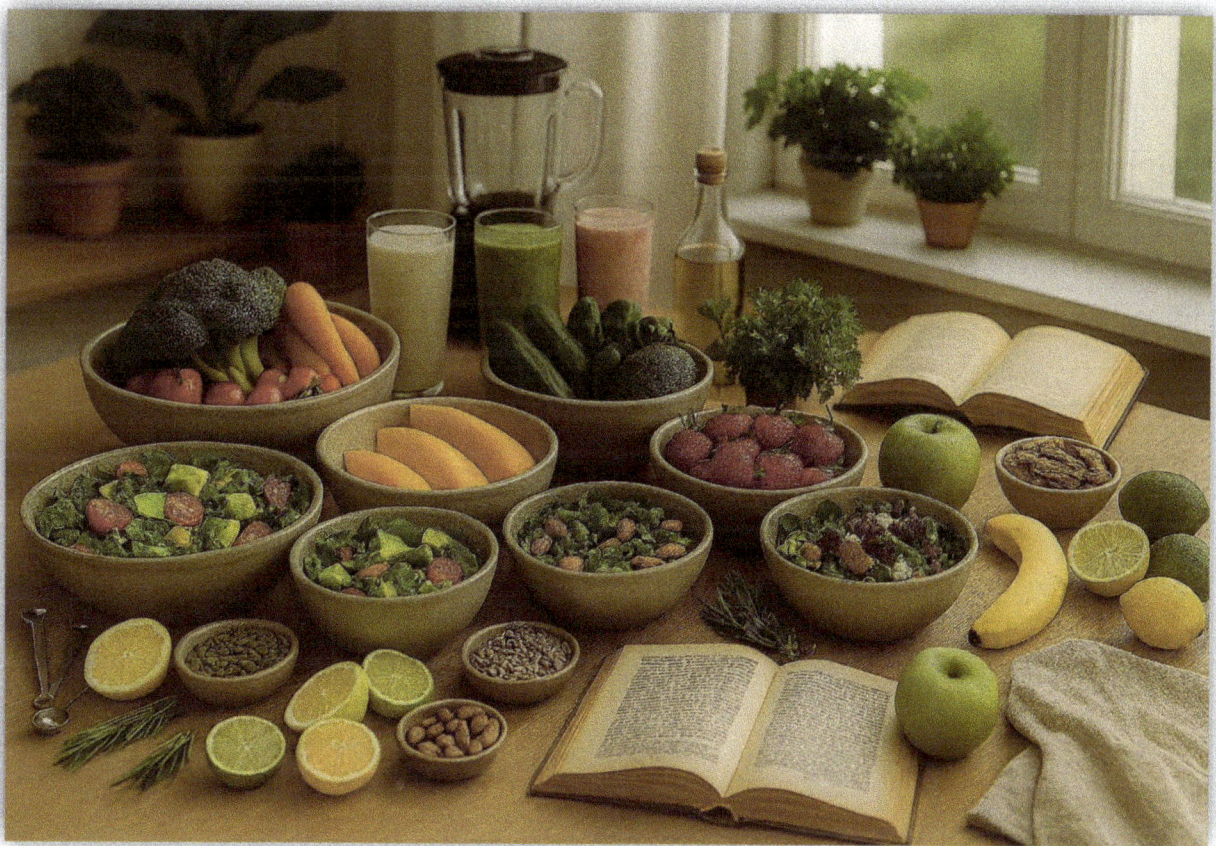

Recetas Artesanales con Sabiduría Ancestral

Nachos de Maíz

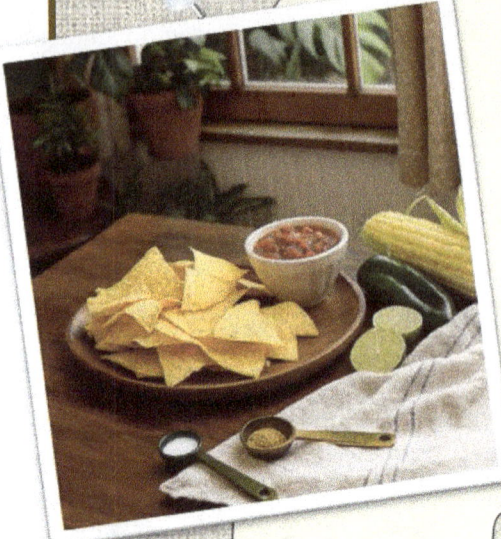

Ingredientes:

3 tazas de granos de maíz frescos, cortados de 2 a 3 mazorcas, o maíz congelado descongelado.
1 1/2 tazas de pimiento amarillo o rojo picado.
3/4 taza de linaza dorada, y molida finamente.
1 cucharada de jugo de limón
1 cucharada de chile en polvo
1 1/2 cucharaditas de sal marina
2 cucharaditas de comino molido

Instrucciones:

1. → Procesa el maíz y el pimiento hasta obtener una textura uniforme.
2. → Añade el resto de los ingredientes y mezcla hasta formar una masa suave.
3. → Extiende la masa en bandejas deshidratadoras con hojas de papel de hornear.
4. → Deshidrata a 115 °F (46 °C) por 3–4 horas, voltea y deshidrata 2 horas más.
5. → Cuando estén secas pero flexibles, guárdalas en un recipiente hermético o refrigera.

Recipe Ref: www.Therawtarian.com

Nutritional Data

FOOD SUMMARY

Nutrition Facts

Serving Size 116 g

Amount Per Serving

Calories 175	Calories from Fat 71

	% Daily Value*
Total Fat 9g	13%
Saturated Fat 1g	4%
Trans Fat	
Cholesterol 0mg	0%
Sodium 21mg	1%
Total Carbohydrate 23g	8%
Dietary Fiber 7g	29%
Sugars 3g	
Protein 6g	

Vitamin A	4%	Vitamin C	14%
Calcium	6%	Iron	12%

*Percent Daily Values are based on a 2,000 calorie diet. Your daily values may be higher or lower depending on your calorie needs.

NutritionData.com

Download Printable Label Image

Nutritional Target Map ⊙ What is this?

More Filling / Nutritious

2.3	4.0
Fullness Factor	ND Rating

NutritionData's Opinion ⊙ What is this?

Weight loss:	★★★
Optimum health:	★★★★
Weight gain:	★★★

The good: This food is very low in Cholesterol and Sodium. It is also a good source of Dietary Fiber, Thiamin, Magnesium, Phosphorus and Manganese.

Caloric Ratio Pyramid ⊙ What is this?

Caloric Ratio

49%	40%	11%
Carbs	Fats	Protein

Estimated Glycemic Load

7

Inflammation Factor

42

mildly anti-inflammatory

⊙ What is this? ⊙ What is this?

NUTRIENT BALANCE

58

Completeness Score

⊙ What is this?

PROTEIN QUALITY

85

Amino Acid Score

⊙ What is this?

Adding other foods with complementary amino acid profiles to this food may yield a more complete protein source and improve the quality of some types of restrictive diets.

Find foods with complementary profile

Calorie Information

Amounts Per Selected Serving		%DV
Calories	175 (733 kJ)	9%
From Carbohydrate	85.7 (359 kJ)	
From Fat	70.7 (296 kJ)	
From Protein	18.7 (78.3 kJ)	
From Alcohol	0.0 (0.0 kJ)	

Carbohydrates

Amounts Per Selected Serving		%DV
Total Carbohydrate	23.4 g	8%
Dietary Fiber	7.2 g	29%
Starch	~0.0 g	
Sugars	3.4 g	

Fats & Fatty Acids

Amounts Per Selected Serving		%DV
Total Fat	8.4 g	13%
Saturated Fat	0.8 g	4%
Monounsaturated Fat	1.8 g	
Polyunsaturated Fat	5.4 g	
Total trans fatty acids	~	
Total trans-monoenoic fatty acids	~	
Total trans-polyenoic fatty acids	~	
Total Omega-3 fatty acids	3850 mg	
Total Omega-6 fatty acids	1532 mg	

Learn more about these fatty acids and their equivalent names

Protein & Amino Acids

Amounts Per Selected Serving		%DV
Protein	6.3 g	13%

More details ▼

Vitamins

Amounts Per Selected Serving		%DV
Vitamin A	191 IU	4%
Vitamin C	8.2 mg	14%
Vitamin D	~	~
Vitamin E (Alpha Tocopherol)	0.2 mg	1%
Vitamin K	1.1 mcg	1%
Thiamin	0.5 mg	31%
Riboflavin	0.1 mg	5%
Niacin	2.2 mg	11%
Vitamin B6	0.1 mg	7%
Folate	57.8 mcg	14%
Vitamin B12	0.0 mcg	0%
Pantothenic Acid	~0.9 mg	~9%
Choline	35.1 mg	
Betaine	~0.5 mg	

More details ▼

Minerals

Amounts Per Selected Serving		%DV
Calcium	56.6 mg	6%
Iron	2.2 mg	12%
Magnesium	105 mg	26%
Phosphorus	197 mg	20%
Potassium	414 mg	12%
Sodium	21.0 mg	1%
Zinc	1.2 mg	8%
Copper	0.3 mg	13%
Manganese	0.6 mg	30%
Selenium	4.9 mcg	7%
Fluoride	~	

Sterols

Amounts Per Selected Serving		%DV
Cholesterol	0.0 mg	0%
Phytosterols	~0.8 mg	

Salsa Mexicana

Ingredientes

2 a 3 tomates rojos.

2 a 3 tomatillos.

Sal de Himalaya.

2 chiles jalapeños al gusto

1 puñado grande de cilantro.

1 cebolla verde

1 cebolla blanca

1 pulgada de cebollín.

2 cdas de jugo de lima.

Instrucciones:

1. → Lava bien todos los ingredientes.
2. → Corta los tomates, tomatillos, cebollas y cebollín en trozos medianos.
3. → Licúa junto los chiles y el cilantro hasta lograr la textura deseada.
4. → Pisca de sal, picante y jugo de limón al gusto.
5. → Sirve fresca con tu platillo mexicano favorito.

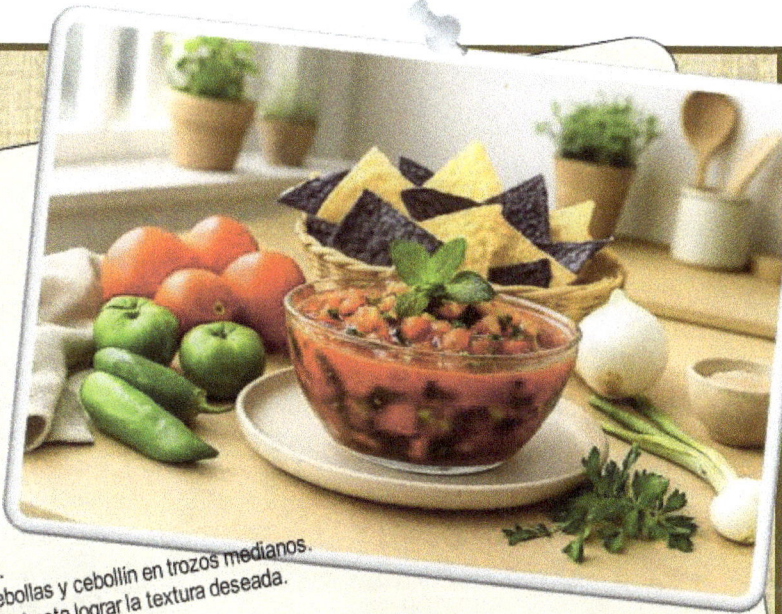

Recipe Ref: The Raw Food Real World, p.199

Nutritional Data

FOOD SUMMARY

Nutrition Facts

Serving Size 137 g

Amount Per Serving

Calories 35	Calories from Fat 4
	% Daily Value*

Total Fat 0g	1%
Saturated Fat 0g	0%
Trans Fat	
Cholesterol 0mg	0%
Sodium 13mg	1%
Total Carbohydrate 8g	3%
Dietary Fiber 2g	7%
Sugars 5g	
Protein 2g	

Vitamin A	15%	Vitamin C	53%
Calcium	2%	Iron	4%

*Percent Daily Values are based on a 2,000 calorie diet. Your daily values may be higher or lower depending on your calorie needs.

NutritionData.com

Download Printable Label Image

Nutritional Target Map ❓ What is this?

Caloric Ratio Pyramid ❓ What is this?

4.5	5.0
Fullness Factor	ND Rating

77%	12%	11%
Carbs	Fats	Protein

NutritionData's Opinion ❓ What is this?

Weight loss:	★★★★★
Optimum health:	★★★★★
Weight gain:	★☆☆☆☆

The good: This food is low in Saturated Fat and Sodium, and very low in Cholesterol. It is also a good source of Thiamin, Niacin, Vitamin B6, Folate, Pantothenic Acid, Iron, Magnesium, Phosphorus and Copper, and a very good source of Dietary Fiber, Vitamin A, Vitamin C, Vitamin K, Potassium and Manganese.

The bad: A large portion of the calories in this food come from sugars.

Estimated Glycemic Load: 3

Typical target total is 100/day or less

❓ What is this?

Inflammation Factor: 32 mildly anti-inflammatory

Typical target net is 50/day or higher

❓ What is this?

NUTRIENT BALANCE

Completeness Score: 84

❓ What is this?

PROTEIN QUALITY

Amino Acid Score: 57

❓ What is this?

Adding other foods with complementary amino acid profiles to this food may yield a more complete protein source and improve the quality of some types of restrictive diets.

Find foods with complementary profile

Calorie Information

Amounts Per Selected Serving		%DV
Calories	34.6 (145 kJ)	2%
From Carbohydrate	26.7 (112 kJ)	
From Fat	4.2 (17.6 kJ)	
From Protein	3.7 (15.5 kJ)	
From Alcohol	0.0 (0.0 kJ)	

Carbohydrates

Amounts Per Selected Serving		%DV
Total Carbohydrate	7.6 g	3%
Dietary Fiber	1.8 g	7%
Starch	0.0 g	
Sugars	5.2 g	

Fats & Fatty Acids

Amounts Per Selected Serving		%DV
Total Fat	0.5 g	1%
Saturated Fat	0.1 g	0%
Monounsaturated Fat	0.1 g	
Polyunsaturated Fat	0.2 g	
Total trans fatty acids	~	
Total trans-monoenoic fatty acids	~	
Total trans-polyenoic fatty acids	~	
Total Omega-3 fatty acids	8.9 mg	
Total Omega-6 fatty acids	196 mg	

Learn more about these fatty acids and their equivalent names

Protein & Amino Acids

Amounts Per Selected Serving		%DV
Protein	1.5 g	3%

Vitamins

Amounts Per Selected Serving		%DV
Vitamin A	743 IU	15%
Vitamin C	31.7 mg	53%
Vitamin D	~	~
Vitamin E (Alpha Tocopherol)	0.5 mg	3%
Vitamin K	15.1 mcg	19%
Thiamin	0.1 mg	5%
Riboflavin	0.1 mg	3%
Niacin	1.0 mg	5%
Vitamin B6	0.1 mg	6%
Folate	14.7 mcg	4%
Vitamin B12	0.0 mcg	0%
Pantothenic Acid	0.5 mg	5%
Choline	11.0 mg	
Betaine	~0.0 mg	

Other

Amounts Per Selected Serving		%DV
Alcohol	0.0 g	
Water	127 g	
Ash	0.7 g	
Caffeine	0.0 mg	
Theobromine	0.0 mg	

Minerals

Amounts Per Selected Serving		%DV
Calcium	16.9 mg	2%
Iron	0.7 mg	4%
Magnesium	16.8 mg	4%
Phosphorus	40.0 mg	4%
Potassium	268 mg	8%
Sodium	12.6 mg	1%
Zinc	0.2 mg	1%
Copper	0.1 mg	6%
Manganese	0.2 mg	8%
Selenium	0.5 mcg	1%
Fluoride	~	

Sterols

Amounts Per Selected Serving		%DV
Cholesterol	0.0 mg	0%
Phytosterols	~	

Recetas Artesanales con Sabiduría Ancestral

Puré de Coliflor

Ingredientes

3 tazas de coliflor picada.
1 taza de nueces de la India.
1/2 taza de jugo de limón 1/2 taza de tomillo fresco, picado.
1 cucharada de ajo picado.
1 cucharada de sal de Himalaya

Indicaciones:

1. → Pon la coliflor en un procesador de alimentos con el jugo de limón hasta obtener una textura uniforme.
2. → Agrega el resto de los ingredientes y continúa hasta que la mezcla esté bien integrada.

Recipe Ref: The UNcook Book p.84

Nutritional Data

FOOD SUMMARY

Nutrition Facts

Serving Size 600 g

Amount Per Serving

Calories 881	Calories from Fat 579

	% Daily Value*
Total Fat 69g	106%
Saturated Fat 11g	55%
Trans Fat 0g	
Cholesterol 0mg	0%
Sodium 62mg	3%
Total Carbohydrate 63g	21%
Dietary Fiber 26g	103%
Sugars 12g	
Protein 23g	

Vitamin A	61%	Vitamin C	207%
Calcium	20%	Iron	65%

*Percent Daily Values are based on a 2,000 calorie diet. Your daily values may be higher or lower depending on your calorie needs.

NutritionData.com

Download Printable Label Image

Nutritional Target Map — What is this?

2.1	4.3
Fullness Factor	ND Rating

Caloric Ratio Pyramid — What is this?

Caloric Ratio

26%	66%	8%
Carbs	Fats	Protein

NutritionData's Opinion — What is this?

Weight loss:	★★★
Optimum health:	★★★★
Weight gain:	★★★★

Estimated Glycemic Load — 19

Inflammation Factor — 330 strongly anti-inflammatory

Typical target total is 100/day or less

Typical target net is 50/day or higher

The good: This food is very low in Cholesterol and Sodium. It is also a good source of Dietary Fiber, Vitamin K, Copper and Manganese, and a very good source of Vitamin C.

Calorie Information

Amounts Per Selected Serving		%DV
Calories	881 (3689 kJ)	44%
From Carbohydrate	228 (955 kJ)	
From Fat	579 (2424 kJ)	
From Protein	73.9 (309 kJ)	
From Alcohol	~0.0 (0.0 kJ)	

Carbohydrates

Amounts Per Selected Serving		%DV
Total Carbohydrate	63.1 g	21%
Dietary Fiber	25.8 g	103%
Starch	~17.9 g	
Sugars	~12.0 g	

More details ▼

Fats & Fatty Acids

Amounts Per Selected Serving		%DV
Total Fat	69.2 g	106%
Saturated Fat	10.9 g	55%
Monounsaturated Fat	40.5 g	
Polyunsaturated Fat	10.4 g	
Total trans fatty acids	~0.0 g	
Total trans-monoenoic fatty acids	~0.0 g	
Total trans-polyenoic fatty acids	~0.0 g	
Total Omega-3 fatty acids	445 mg	
Total Omega-6 fatty acids	9901 mg	

Learn more about these fatty acids and their equivalent names

More details ▼

NUTRIENT BALANCE

Completeness Score — 64

What is this?

Minerals

Amounts Per Selected Serving		%DV
Calcium	197 mg	20%
Iron	11.5 mg	65%
Magnesium	358 mg	90%
Phosphorus	675 mg	68%
Potassium	2492 mg	71%
Sodium	61.5 mg	3%
Zinc	6.9 mg	46%
Copper	2.3 mg	116%
Manganese	2.4 mg	118%
Selenium	~16.5 mcg	~24%
Fluoride	~4.9 mcg	

Sterols

Amounts Per Selected Serving		%DV
Cholesterol	0.0 mg	0%
Phytosterols	~26.2 mg	

More details ▼

Other

Amounts Per Selected Serving		%DV
Alcohol	0.0 g	
Water	439 g	
Ash	8.0 g	
Caffeine	~0.0 mg	
Theobromine	~0.0 mg	

PROTEIN QUALITY

Amino Acid Score — 100

What is this?

Protein & Amino Acids

Amounts Per Selected Serving		%DV
Protein	22.8 g	46%

More details ▼

Vitamins

Amounts Per Selected Serving		%DV
Vitamin A	3054 IU	61%
Vitamin C	124 mg	207%
Vitamin D		
Vitamin E (Alpha Tocopherol)	~6.3 mg	~31%
Vitamin K	~100 mcg	~125%
Thiamin	0.6 mg	41%
Riboflavin	0.6 mg	34%
Niacin	7.1 mg	36%
Vitamin B6	1.4 mg	70%
Folate	306 mcg	77%
Vitamin B12	0.0 mcg	0%
Pantothenic Acid	4.8 mg	48%
Choline	~79.7 mg	
Betaine	~1.8 mg	

More details ▼

Pizza

Ingredientes para el pan

5 tazas de nueces (de tu preferencia), remojadas 1 hora o más
5 tazas de calabaza o calabacin amarillo en cubitos.
3/4 taza de linaza dorada, finamente molida
1/2 taza de semillas de cáñamo (Hemp sedes).
1/4 a 1/2 taza de agua filtrada.
1 cucharadita de sal de Himalaya.

Instrucciones:

1. → Procesa las nueces hasta obtener una textura suave.
2. → Agrégale la calabaza cruda y procésala con la misma textura.
3. → Mézclala en un recipiente hondo con la linaza, semillas de cáñamo, sal y ¼ taza de agua.
4. → Añade más agua poco a poco hasta formar una masa húmeda y pegajosa.
5. → Extiende la masa en una hoja de omear
6. → Usa una espátula húmeda y alisa la superficie del grosor que quieras.
7. → Deshidrata a 115 °F (46 °C) por 6–8 horas.
8. → Voltéala, y deshidrata 2–4 horas más, esta vez sin la hoja de omear.
9. → Córtala en la forma que le quieras dar y vuelve a deshidratarla por más tiempo si la deseas más tostada y firme.

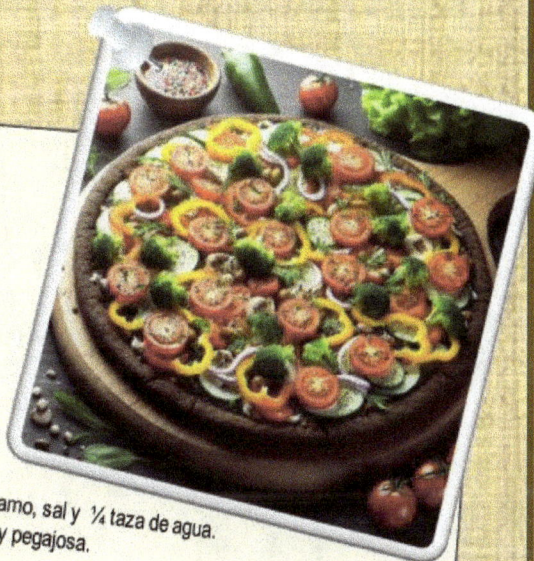

Recipe Ref: www.amazingdiscoveries.org

Nutrition Facts

Serving Size 239 g

Amount Per Serving

Calories 878 — Calories from Fat 649

% Daily Value*

Cholesterol 0mg	0%
Sodium 30mg	1%
Total Carbohydrate 37g	12%
Dietary Fiber 18g	73%
Sugars 5g	
Protein 25g	

Vitamin A	4%	Vitamin C	37%
Calcium	28%	Iron	31%

*Percent Daily Values are based on a 2,000 calorie diet. Your daily values may be higher or lower depending on your calorie needs.

NutritionData.com

Download Printable Label Image

Nutritional Target Map — What is this?

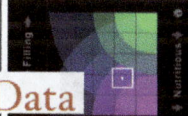

1.8	3.4
Fullness Factor	ND Rating

Caloric Ratio Pyramid — What is this?

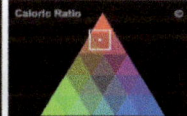

Caloric Ratio

16%	74%	10%
Carbs	Fats	Protein

NutritionData's Opinion — What is this?

Weight loss:	★★★
Optimum health:	★★★
Weight gain:	★★★

The good: This food is very low in Cholesterol and Sodium. It is also a good source of Copper, and a very good source of Manganese.

Estimated Glycemic Load

5

Typical target total is 100/day or less

What is this?

Inflammation Factor

49

mildly anti-inflammatory

Typical target net is 50/day or higher

What is this?

NUTRIENT BALANCE

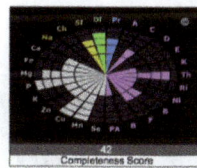

Completeness Score 42

What is this?

PROTEIN QUALITY

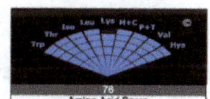

Amino Acid Score 76

What is this?

Adding other foods with complementary amino acid profiles to this food may yield a more complete protein source and improve the quality of some types of restrictive diets.

Find foods with complementary profile

Calorie Information

Amounts Per Selected Serving		%DV
Calories	878 (3676 kJ)	44%
From Carbohydrate	145 (607 kJ)	
From Fat	649 (2717 kJ)	
From Protein	84.8 (355 kJ)	
From Alcohol	~0.0 (0.0 kJ)	

Carbohydrates

Amounts Per Selected Serving		%DV
Total Carbohydrate	37.1 g	12%
Dietary Fiber	18.3 g	73%
Starch	~5.9 g	
Sugars	~5.5 g	

More details

Fats & Fatty Acids

Amounts Per Selected Serving		%DV
Total Fat	77.5 g	119%
Saturated Fat	8.5 g	42%
Monounsaturated Fat	16.6 g	
Polyunsaturated Fat	48.1 g	
Total trans fatty acids	~0.0 g	
Total trans-monoenoic fatty acids	~0.0 g	
Total trans-polyenoic fatty acids	~0.0 g	
Total Omega-3 fatty acids	13721 mg	
Total Omega-6 fatty acids	34368 mg	

Learn more about these fatty acids and their equivalent names

More details

Protein & Amino Acids

Amounts Per Selected Serving		%DV
Protein	24.7 g	49%

More details

Vitamins

Amounts Per Selected Serving		%DV
Vitamin A	~182 IU	~4%
Vitamin C	~22.5 mg	~37%
Vitamin D		
Vitamin E (Alpha Tocopherol)	~0.9 mg	~5%
Vitamin K	~14.7 mcg	~18%
Thiamin	~0.9 mg	~60%
Riboflavin	~0.3 mg	~20%
Niacin	~2.9 mg	~14%
Vitamin B6	~0.8 mg	~40%
Folate	~133 mcg	~33%
Vitamin B12	0.0 mcg	0%
Pantothenic Acid	~1.1 mg	~11%
Choline	~53.5 mg	
Betaine	~0.9 mg	

More details

Minerals

Amounts Per Selected Serving		%DV
Calcium	279 mg	28%
Iron	~5.6 mg	~31%
Magnesium	~297 mg	~74%
Phosphorus	779 mg	78%
Potassium	956 mg	27%
Sodium	30.3 mg	1%
Zinc	5.9 mg	39%
Copper	2.2 mg	112%
Manganese	4.0 mg	201%
Selenium	~14.1 mcg	~20%
Fluoride		

Sterols

Amounts Per Selected Serving		%DV
Cholesterol	0.0 mg	0%
Phytosterols	~52.6 mg	

More details

Other

Amounts Per Selected Serving		%DV
Alcohol	0.0 g	
Water	96.1 g	
Ash	4.5 g	
Caffeine	~0.0 mg	
Theobromine	~0.0 mg	

Queso Alpino

Ingredientes

1 taza de nueces de la India.
1/3 taza de Tahini.
1/4 taza de jugo de limón.
1/4 taza de hojuelas de levadura nutricional.
1 cucharada de cebolla en polvo.
2 cucharaditas de sal de Himalayal.
1/4 cucharadita de ajo en polvo.
Agua al gusto si es necesario.

Instrucciones:

En una licuadora de alta velocidad, procesa todos los ingredientes, agregando los líquidos y agua filtrada o destilada hasta obtener la consistencia deseada.

Recipe Ref: www.amazingdiscoveries.org

Nutritional Data

FOOD SUMMARY

Nutrition Facts

Serving Size 82 g

Amount Per Serving

Calories 293	Calories from Fat 193

	% Daily Value*
Total Fat 23g	36%
Saturated Fat 4g	19%
Trans Fat 0g	
Cholesterol 0mg	0%
Sodium 16mg	1%
Total Carbohydrate 18g	6%
Dietary Fiber 3g	11%
Sugars 3g	
Protein 9g	

Vitamin A	0%	•	Vitamin C	8%
Calcium	8%	•	Iron	16%

*Percent Daily Values are based on a 2,000 calorie diet. Your daily values may be higher or lower depending on your calorie needs.

NutritionData.com

Download Printable Label Image

Nutritional Target Map ⓘ What is this?

1.6	3.1
Fullness Factor	ND Rating

Caloric Ratio Pyramid ⓘ What is this?

Caloric Ratio

23%	66%	11%
Carbs	Fats	Protein

NutritionData's Opinion ⓘ What is this?

Weight loss:	★★
Optimum health:	★★★
Weight gain:	★★★

The good: This food is very low in Cholesterol and Sodium. It is also a good source of Magnesium, Phosphorus, Copper and Manganese.

Estimated Glycemic Load

5

Inflammation Factor

178

moderately anti-inflammatory

NUTRIENT BALANCE

40
Completeness Score

ⓘ What is this?

PROTEIN QUALITY

90
Amino Acid Score

ⓘ What is this?

Adding other foods with complementary amino acid profiles to this food may yield a more complete protein source and improve the quality of some types of restrictive diets.

Find foods with complementary profile

Calorie Information

Amounts Per Selected Serving		%DV
Calories	293 (1227 kJ)	15%
From Carbohydrate	67.0 (281 kJ)	
From Fat	193 (808 kJ)	
From Protein	32.8 (137 kJ)	
From Alcohol	~0.0 (0.0 kJ)	

Carbohydrates

Amounts Per Selected Serving		%DV
Total Carbohydrate	17.7 g	6%
Dietary Fiber	2.8 g	11%
Starch	~8.8 g	
Sugars	~2.9 g	

More details ▾

Protein & Amino Acids

Amounts Per Selected Serving		%DV
Protein	9.5 g	19%

More details ▾

Vitamins

Amounts Per Selected Serving		%DV
Vitamin A	11.4 IU	0%
Vitamin C	5.0 mg	8%
Vitamin D	~	~
Vitamin E (Alpha Tocopherol)	~0.4 mg	~2%
Vitamin K	~12.8 mcg	~16%
Thiamin	0.3 mg	23%
Riboflavin	0.1 mg	6%
Niacin	1.2 mg	6%
Vitamin B6	0.2 mg	10%
Folate	26.2 mcg	7%
Vitamin B12	0.0 mcg	0%
Pantothenic Acid	~0.4 mg	~4%
Choline	~1.0 mg	
Betaine	~0.0 mg	

More details ▾

Minerals

Amounts Per Selected Serving		%DV
Calcium	77.5 mg	8%
Iron	2.9 mg	16%
Magnesium	125 mg	31%
Phosphorus	332 mg	33%
Potassium	329 mg	9%
Sodium	15.6 mg	1%
Zinc	2.8 mg	19%
Copper	1.1 mg	53%
Manganese	0.8 mg	41%
Selenium	~7.5 mcg	~11%
Fluoride	~	

Sterols

Amounts Per Selected Serving		%DV
Cholesterol	0.0 mg	0%
Phytosterols	~1.0 mg	

More details ▾

Other

Amounts Per Selected Serving		%DV
Alcohol	0.0 g	
Water	11.6 g	
Ash	1.7 g	
Caffeine	~0.0 mg	
Theobromine	~0.0 mg	

Fats & Fatty Acids

Amounts Per Selected Serving		%DV
Total Fat	23.1 g	36%
Saturated Fat	3.8 g	19%
Monounsaturated Fat	11.4 g	
Polyunsaturated Fat	5.9 g	
Total trans fatty acids	~0.0 g	
Total trans-monoenoic fatty acids	~0.0 g	
Total trans-polyenoic fatty acids	~0.0 g	
Total Omega-3 fatty acids	74.2 mg	
Total Omega-6 fatty acids	5602 mg	

Learn more about these fatty acids and their equivalent names

More details ▾

Base para el Quiche

Ingredientes

1 zanahoria, finamente picada
½ chalote
1 taza de piñones (Pine nuts)
½ taza de semillas de calabaza

Instrucciones:

1. → Corta la zanahoria en trozos de aproximadamente una pulgada y colócala en un procesador de alimentos. Procesa hasta que esté bien picada.

2. → Añade el chalote y los piñones. Pulsa varias veces para comenzar a mezclar. Luego agrega las semillas de calabaza y procesa hasta obtener una masa moldeable, pero sin triturar completamente las semillas.

3. → Moldea la mezcla en un recipiente pequeño para pastel, formando una base uniforme.

4. → Deshidrata a 115 °F durante 8 horas. Mientras éste se deshidrata trabaja en el relleno del Quiche

Recipe Ref: www.rawmezing.com

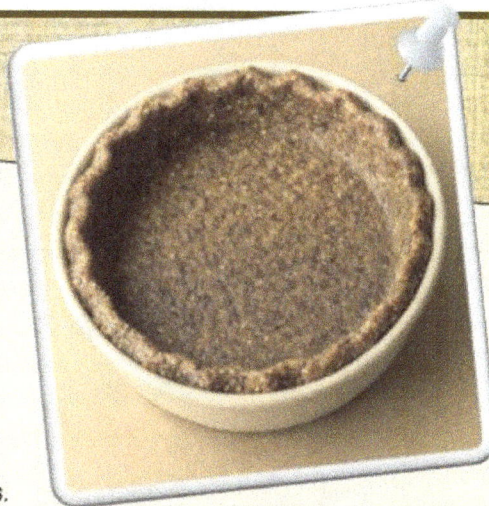

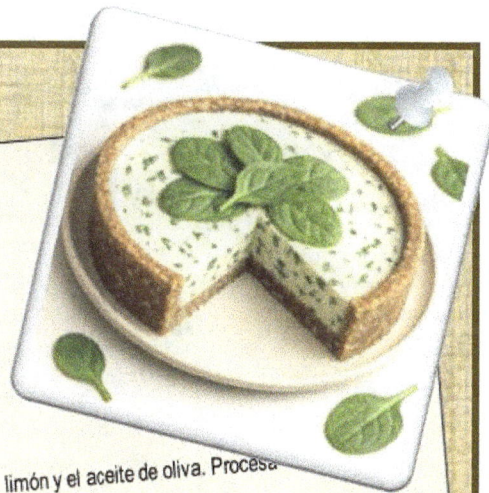

Quiche de Espinaca

Ingredientes

1 taza de anacardos (Cashews), remojados por lo menos 6 horas
Jugo de 1 ½ limones
¼ taza de aceite de oliva
1 chalote, picado
1 diente de ajo, picado
½ taza de tomates deshidratados, picados
1 pizca de sal de Himalaya
2 puñados de espinacas (aprox. 2 tazas bien compactadas), divididas

Instrucciones:

1. → Enjuaga los anacardos y colócalos en el procesador. Añade el jugo de limón y el aceite de oliva. Procesa hasta obtener una mezcla suave.

2. → Agrégale el chalote, el ajo y los tomates secos. Procesa hasta mesclar bien.

3. → Agrégale 1 taza de de espinacas y procesa hasta que se mezcle todo completamente.

4. → Finalmente, pica a mano el puñado restante de espinacas y mézclalas con la preparación, deshidrátalo por 6 horas.

Recipe Ref: www.rawmezing.com

Arroz Español

Ingredientes:

3 tazas de rutabaga (colinabo) rallado
2 cucharadas de aceite de oliva extra virgen
1 diente de ajo machacado
¼ taza de tomate seco en polvo
1 cebollín (cebolla de verdeo), en rodajas finas
2 tomates frescos, cortados en cubitos
1 cucharadita de sal de Himalaya
½ cucharadita de chile en polvo
¼ cucharadita de comino molido
1 taza de maíz orgánico congelado
1 lata de aceitunas negras en rodajas
1 lata pequeña de chiles verdes suaves (escurridos)

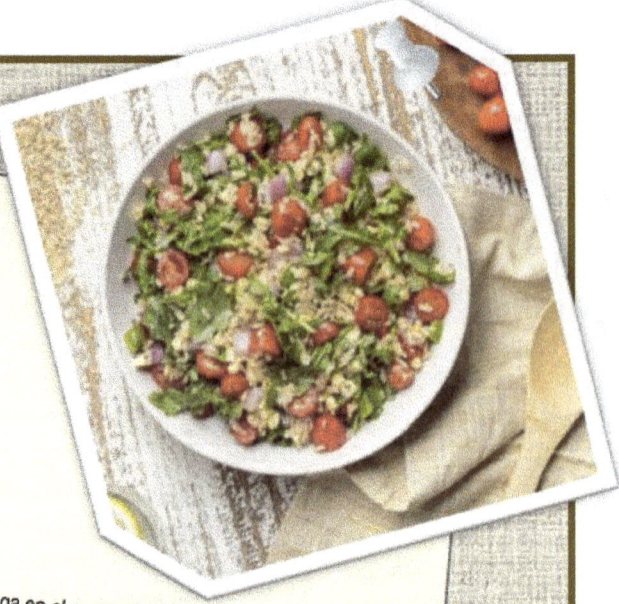

Instrucciones

1. → Ralla el rutabaga en el procesador de alimentos, luego pulsa con cuchilla en "S" hasta que tenga una textura del tamaño de un grano de arroz.

2. → Añade el resto y mezcla bien todo en un recipiente hondo

Recipe Ref: www.amazingdiscoveries.org

Nutritional Data

FOOD SUMMARY

Nutrition Facts
Serving Size 152 g

Amount Per Serving	
Calories 94	Calories from Fat 44

	% Daily Value*
Total Fat 5g	8%
Saturated Fat 1g	3%
Trans Fat	
Cholesterol 0mg	0%
Sodium 118mg	5%
Total Carbohydrate 12g	4%
Dietary Fiber 3g	13%
Sugars 8g	
Protein 2g	
Vitamin A 12% • Vitamin C	47%
Calcium 5% • Iron	6%

*Percent Daily Values are based on a 2,500 calorie diet. Your daily values may be higher or lower depending on your calorie needs.

NutritionData.com

Download Printable Label Image

Nutritional Target Map What is this?

3.0	3.9
Fulness Factor	ND Rating

NutritionData's Opinion What is this?

Weight loss: ★★★★
Optimum health: ★★★★
Weight gain: ★★★

The good: This food is very low in Cholesterol. It is also a good source of Dietary Fiber, Vitamin A, Vitamin K, Potassium and Manganese, and a very good source of Vitamin C.

The bad: A large portion of the calories in this food come from sugars.

Caloric Ratio Pyramid What is this?

Caloric Ratio

48%	46%	6%
Carbs	Fats	Protein

Estimated Glycemic Load	Inflammation Factor
4	74
	mildly anti-inflammatory

Typical target total is 100/day or less

Typical target total is 50/day or higher

What is this?

NUTRIENT BALANCE

Completeness Score
60

What is this?

PROTEIN QUALITY

Amino Acid Score
68

Adding other foods with complementary amino acid profiles to this food may yield a more complete protein source and improve the quality of some types of restrictive diets.

Find foods with complementary profile

Calorie Information

Amounts Per Selected Serving		%DV
Calories	94.0 (394 kJ)	5%
From Carbohydrate	44.7 (187 kJ)	
From Fat	43.5 (182 kJ)	
From Protein	5.8 (24.3 kJ)	
From Alcohol	0.0 (0.0 kJ)	

Carbohydrates

Amounts Per Selected Serving		%DV
Total Carbohydrate	12.0 g	4%
Dietary Fiber	3.3 g	13%
Starch	~0.0 g	
Sugars	7.8 g	

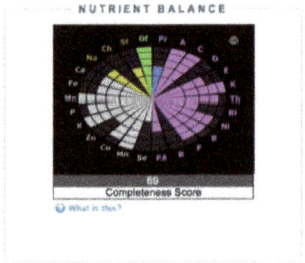

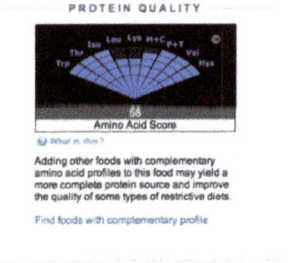

More details

Protein & Amino Acids

Amounts Per Selected Serving		%DV
Protein	2.2 g	4%

More details

Vitamins

Amounts Per Selected Serving		%DV
Vitamin A	610 IU	12%
Vitamin C	28.2 mg	47%
Vitamin D	~	~
Vitamin E (Alpha Tocopherol)	1.2 mg	6%
Vitamin K	10.0 mcg	12%
Thiamin	0.1 mg	8%
Riboflavin	0.1 mg	4%
Niacin	1.3 mg	7%
Vitamin B6	0.2 mg	8%
Folate	29.4 mcg	7%
Vitamin B12	0.0 mcg	0%
Pantothenic Acid	~0.3 mg	~3%
Choline	19.8 mg	
Betaine	~0.1 mg	

More details

Minerals

Amounts Per Selected Serving		%DV
Calcium	48.3 mg	5%
Iron	1.0 mg	6%
Magnesium	33.5 mg	8%
Phosphorus	76.6 mg	8%
Potassium	563 mg	16%
Sodium	118 mg	5%
Zinc	0.5 mg	3%
Copper	0.1 mg	7%
Manganese	0.3 mg	15%
Selenium	0.9 mcg	1%
Fluoride	~1.5 mcg	

Sterols

Amounts Per Selected Serving		%DV
Cholesterol	0.0 mg	0%
Phytosterols	~16.1 mg	

More details

Fats & Fatty Acids

Amounts Per Selected Serving		%DV
Total Fat	4.9 g	8%
Saturated Fat	0.7 g	3%
Monounsaturated Fat	3.4 g	
Polyunsaturated Fat	0.7 g	
Total trans fatty acids	~	
Total trans-monoenoic fatty acids	~	
Total trans-polyenoic fatty acids	~	
Total Omega-3 fatty acids	75.8 mg	
Total Omega-6 fatty acids	581 mg	

Learn more about these fatty acids and their equivalent names

More details

Other

Amounts Per Selected Serving		%DV
Alcohol	0.0 g	
Water	131 g	
Ash	1.5 g	
Caffeine	0.0 mg	
Theobromine	0.0 mg	

Puré Rústico de Batata

Ingredientes:
1 batata cruda, pelada
Comino, jugo de limón y sal Himalaya al gusto
Nueces al gusto para decorar

Instrucciones:
1. Tritura la batata en un procesador de alimentos hasta obtener una textura suave.
2. Añade los demás ingredientes y
3. Mezcla bien hasta integrar todos los sabores.
4. Sirve acompañado de verduras frescas o como base para rollitos crudi veganos.

Recipe by Mariángeli Morauske

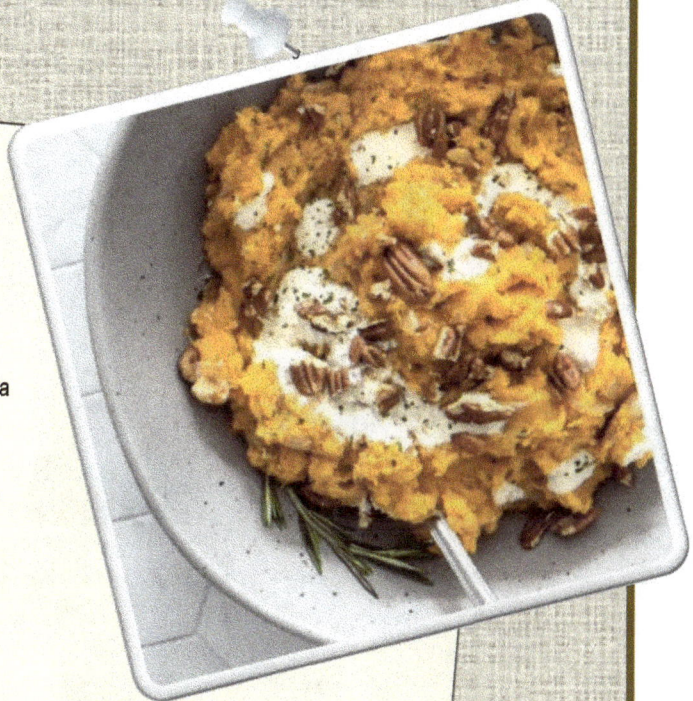

Nutritional Data

Nutrition Facts

Serving Size 138 g

Amount Per Serving	
Calories 121	Calories from Fat 4

	% Daily Value*
Total Fat 1g	1%
Saturated Fat 0g	0%
Trans Fat 0g	
Cholesterol 0mg	0%
Sodium 172mg	7%
Total Carbohydrate 28g	9%
Dietary Fiber 4g	17%
Sugars 6g	
Protein 2g	

Vitamin A	369%	Vitamin C	10%
Calcium	6%	Iron	12%

*Percent Daily Values are based on a 2,000 calorie diet. Your daily values may be higher or lower depending on your calorie needs.

NutritionData.com
Download Printable Label Image

FOOD SUMMARY

Nutritional Target Map — What is this?

2.5	4.1
Fullness Factor	ND Rating

Caloric Ratio Pyramid — What is this?
Caloric Ratio

90%	4%	6%
Carbs	Fats	Protein

NutritionData's Opinion — What is this?

Weight loss:	★★★
Optimum health:	★★★★
Weight gain:	★★★

The good: This food is very low in Saturated Fat and Cholesterol. It is also a good source of Dietary Fiber, Vitamin B6, Potassium and Manganese, and a very good source of Vitamin A.

Estimated Glycemic Load: **11**
Typical target total is 100/day or less — What is this?

Inflammation Factor: **162** moderately anti-inflammatory
Typical target net is 50/day or higher — What is this?

NUTRIENT BALANCE
Completeness Score — What is this?

PROTEIN QUALITY
70 — Amino Acid Score
What is this?

Adding other foods with complementary amino acid profiles to this food may yield a more complete protein source and improve the quality of some types of restrictive diets.

Find foods with complementary profile

Calorie Information

Amounts Per Selected Serving		%DV
Calories	121 (507 kJ)	6%
From Carbohydrate	110 (461 kJ)	
From Fat	4.3 (18.0 kJ)	
From Protein	6.9 (28.9 kJ)	
From Alcohol	0.0 (0.0 kJ)	

Carbohydrates

Amounts Per Selected Serving		%DV
Total Carbohydrate	27.5 g	9%
Dietary Fiber	4.1 g	17%
Starch	~16.4 g	
Sugars	5.6 g	

More details ▼

Protein & Amino Acids

Amounts Per Selected Serving		%DV
Protein	2.4 g	5%

More details ▼

Vitamins

Amounts Per Selected Serving		%DV
Vitamin A	18467 IU	369%
Vitamin C	5.9 mg	10%
Vitamin D	~	~
Vitamin E (Alpha Tocopherol)	0.4 mg	2%
Vitamin K	2.4 mcg	3%
Thiamin	0.1 mg	8%
Riboflavin	0.1 mg	5%
Niacin	0.8 mg	4%
Vitamin B6	0.3 mg	14%
Folate	15.2 mcg	4%
Vitamin B12	0.0 mcg	0%
Pantothenic Acid	~1.0 mg	~10%
Choline	16.8 mg	
Betaine	~	

More details ▼

Fats & Fatty Acids

Amounts Per Selected Serving		%DV
Total Fat	0.5 g	1%
Saturated Fat	0.1 g	0%
Monounsaturated Fat	0.3 g	
Polyunsaturated Fat	0.1 g	
Total trans fatty acids	~0.0 g	
Total trans-monoenoic fatty acids	~0.0 g	
Total trans-polyenoic fatty acids	~0.0 g	
Total Omega-3 fatty acids	4.8 mg	
Total Omega-6 fatty acids	79.0 mg	

Learn more about these fatty acids and their equivalent names

More details ▼

Minerals

Amounts Per Selected Serving		%DV
Calcium	58.1 mg	6%
Iron	2.1 mg	12%
Magnesium	40.2 mg	10%
Phosphorus	71.4 mg	7%
Potassium	481 mg	14%
Sodium	172 mg	7%
Zinc	0.5 mg	3%
Copper	0.2 mg	11%
Manganese	0.4 mg	20%
Selenium	0.9 mcg	1%
Fluoride	~0.0 mcg	

Sterols

Amounts Per Selected Serving		%DV
Cholesterol	0.0 mg	0%
Phytosterols	~17.0 mg	

More details ▼

Other

Amounts Per Selected Serving		%DV
Alcohol	0.0 g	
Water	106 g	
Ash	1.7 g	
Caffeine	0.0 mg	
Theobromine	0.0 mg	

Limonada Verde

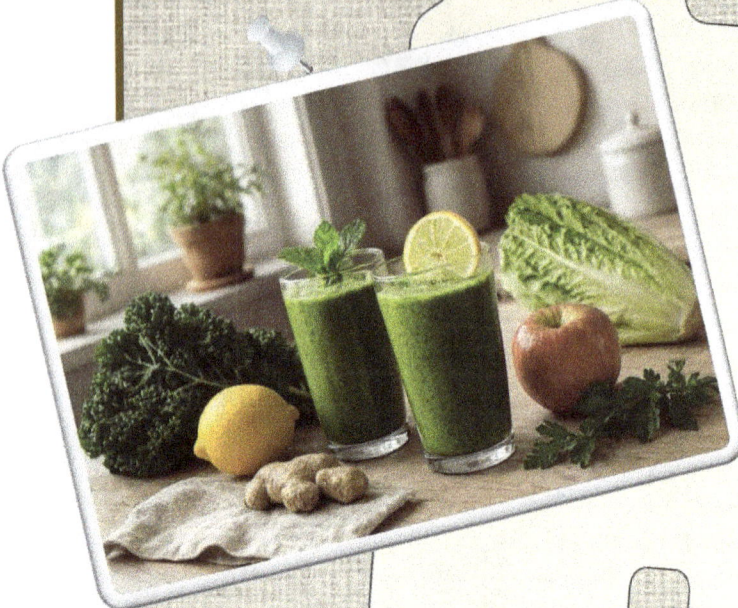

Ingredientes:
1 cabeza de col rizada (kale)
1 limón entero (con cáscara)
1 cabeza de lechuga romana
1 cucharadita de jengibre fresco, pelado
1 manzana orgánica entera
3 hojitas de menta y perejil
Agua filtrada (aproximadamente 2 litros)

Instrucciones:
1. Mete todos los ingredientes en el vaso del "Vitamix" y cubre el espacio que quede con agua
2. Licua por 2 minutos
3. Refrigera y sirve fría.

Recipe Ref: www.therawchef.com

Nutritional Data

Nutrition Facts

Serving Size 160 g

Amount Per Serving

Calories 57	Calories from Fat 5

	% Daily Value*
Total Fat 1g	1%
Saturated Fat 0g	0%
Trans Fat	
Cholesterol 0mg	0%
Sodium 24mg	1%
Total Carbohydrate 13g	4%
Dietary Fiber 4g	15%
Sugars 5g	
Protein 2g	

Vitamin A 233%	•	Vitamin C 123%
Calcium 8%	•	Iron 8%

*Percent Daily Values are based on a 2,000 calorie diet. Your daily values may be higher or lower depending on your calorie needs.

NutritionData.com

Download Printable Label Image

FOOD SUMMARY

Nutritional Target Map

4.1	5.0
Fullness Factor	ND Rating

NutritionData's Opinion

Weight loss:	★★★★★
Optimum health:	★★★★★
Weight gain:	★★

The good: This food is low in Sodium, and very low in Saturated Fat and Cholesterol. It is also a good source of Thiamin, Riboflavin, Vitamin B6, Calcium, Iron, Magnesium and Copper, and a very good source of Dietary Fiber, Vitamin A, Vitamin C, Vitamin K, Folate, Potassium and Manganese.

The bad: A large portion of the calories in this food come from sugars.

Caloric Ratio Pyramid

Caloric Ratio

80%	9%	11%
Carbs	Fats	Protein

Estimated Glycemic Load	Inflammation Factor
4	261
	strongly anti-inflammatory

NUTRIENT BALANCE

Completeness Score: 82

PROTEIN QUALITY

Amino Acid Score: 76

Adding other foods with complementary amino acid profiles to this food may yield a more complete protein source and improve the quality of some types of restrictive diets.

Find foods with complementary profile

Calorie Information

Amounts Per Selected Serving		%DV
Calories	56.5 (237 kJ)	3%
From Carbohydrate	45.5 (190 kJ)	
From Fat	4.9 (20.5 kJ)	
From Protein	6.1 (25.5 kJ)	
From Alcohol	~0.0 (0.0 kJ)	

Carbohydrates

Amounts Per Selected Serving		%DV
Total Carbohydrate	13.5 g	4%
Dietary Fiber	3.7 g	15%
Starch	~0.0 g	
Sugars	~5.4 g	

Fats & Fatty Acids

Amounts Per Selected Serving		%DV
Total Fat	0.6 g	1%
Saturated Fat	0.1 g	0%
Monounsaturated Fat	0.0 g	
Polyunsaturated Fat	0.3 g	
Total trans fatty acids	~	
Total trans-monoenoic fatty acids	~	
Total trans-polyenoic fatty acids	~	
Total Omega-3 fatty acids	~150 mg	
Total Omega-6 fatty acids	112 mg	

Learn more about these fatty acids and their equivalent names.

Minerals

Amounts Per Selected Serving		%DV
Calcium	84.9 mg	8%
Iron	1.4 mg	8%
Magnesium	26.2 mg	7%
Phosphorus	48.3 mg	5%
Potassium	403 mg	12%
Sodium	24.5 mg	1%
Zinc	0.4 mg	2%
Copper	0.2 mg	9%
Manganese	~0.4 mg	~21%
Selenium	~0.6 mcg	~1%
Fluoride	~1.5 mcg	

Sterols

Amounts Per Selected Serving		%DV
Cholesterol	0.0 mg	0%
Phytosterols	~6.8 mg	

Other

Amounts Per Selected Serving		%DV
Alcohol	0.0 g	
Water	143 g	
Ash	1.1 g	
Caffeine	~0.0 mg	
Theobromine	~0.0 mg	

Protein & Amino Acids

Amounts Per Selected Serving		%DV
Protein	2.4 g	5%

Vitamins

Amounts Per Selected Serving		%DV
Vitamin A	11669 IU	233%
Vitamin C	73.7 mg	123%
Vitamin D	~	~
Vitamin E (Alpha Tocopherol)	~0.2 mg	~1%
Vitamin K	~394 mcg	~493%
Thiamin	0.1 mg	7%
Riboflavin	0.1 mg	7%
Niacin	0.7 mg	3%
Vitamin B6	0.2 mg	9%
Folate	~98.8 mcg	~25%
Vitamin B12	0.0 mcg	0%
Pantothenic Acid	0.2 mg	2%
Choline	~7.9 mg	
Betaine	~0.1 mg	

Recetas Artesanales con Sabiduría Ancestral

Lasaña de Calabacín

Ingredientes:

Ricota vegetal (ver p. 22)
Salsa pesto (ver p. 23)
Salsa de tomate (ver p. 24)
3 calabacines medianos, sin puntas
3 tomates cebra verdes (o variedad similar)
2 cucharadas de aceite de oliva extra virgen
1 cucharada de orégano fresco, picado
1 cucharada de hojas frescas de tomillo
Sal y pimienta al gusto
Hojas de albahaca fresca para decorar

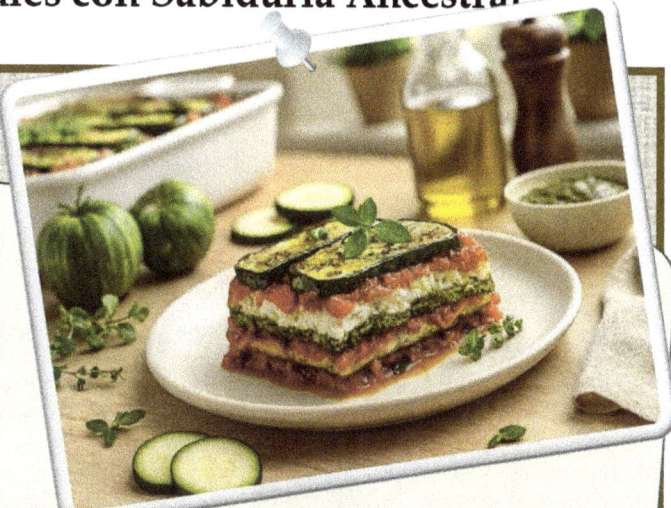

Instrucciones:

1. Corta los calabacines en tiras finas de 3 pulgadas de largo, con una mandolina o pelador.
2. Mézclalas con el aceite, orégano, tomillo, sal y pimienta.
3. En una fuente rectangular, coloca una capa de calabacín superpuesta.
4. Añade ⅓ de la salsa de tomate, ⅓ de la ricota y ⅓ del pesto en pequeñas porciones.
5. Agrega ⅓ de las rodajas de tomate.
6. Repite el proceso dos veces más para formar tres capas.
7. Sírvelo o déjalo reposar cubierto a temperatura ambiente por unas horas.
8. Decora con las hojas de albahaca fresca.

Para porciones individuales: Forma un cuadrado con 3 rodajas de calabacín superpuestas en cada plato. Añade salsa de tomate, ricota y pesto por encima.

Recipe Ref: Raw Food Real Word p.173

Nutritional Data

Nutrition Facts

Serving Size 443 g

Amount Per Serving

Calories 818 — Calories from Fat 563

	% Daily Value*
Total Fat 66g	102%
Saturated Fat 6g	32%
Trans Fat 0g	
Cholesterol 0mg	0%
Sodium 412mg	17%
Total Carbohydrate 51g	17%
Dietary Fiber 16g	65%
Sugars 25g	
Protein 20g	
Vitamin A 26%	Vitamin C 106%
Calcium 17%	Iron 44%

*Percent Daily Values are based on a 2,000 calorie diet. Your daily values may be higher or lower depending on your calorie needs.

NutritionData.com
Download Printable Label Image

FOOD SUMMARY

Nutritional Target Map — Caloric Ratio Pyramid

Fullness Factor 1.9 — ND Rating 3.6

Caloric Ratio: Carbs 23% — Fats 69% — Protein 8%

NutritionData's Opinion
Weight loss: ★★★
Optimum health: ★★★★
Weight gain: ★★★

Estimated Glycemic Load 16

Inflammation Factor 148 (moderately anti-inflammatory)

The good: This food is low in Sodium, and very low in Cholesterol. It is also a good source of Vitamin C, Vitamin K and Copper, and a very good source of Manganese.

Calorie Information

Amounts Per Selected Serving		%DV
Calories	818 (3425 kJ)	41%
From Carbohydrate	191 (800 kJ)	
From Fat	563 (2357 kJ)	
From Protein	63.7 (267 kJ)	
From Alcohol	~0.0 (0.0 kJ)	

Carbohydrates

Amounts Per Selected Serving		%DV
Total Carbohydrate	51.4 g	17%
Dietary Fiber	16.2 g	65%
Starch	~0.8 g	
Sugars	~25.0 g	

Fats & Fatty Acids

Amounts Per Selected Serving		%DV
Total Fat	66.3 g	102%
Saturated Fat	6.4 g	32%
Monounsaturated Fat	26.2 g	
Polyunsaturated Fat	27.1 g	
Total trans fatty acids	~0.0 g	
Total trans-monoenoic fatty acids	~0.0 g	
Total trans-polyenoic fatty acids	~0.0 g	
Total Omega-3 fatty acids	~6680 mg	
Total Omega-6 fatty acids	20260 mg	

Learn more about these fatty acids and their equivalent names

NUTRIENT BALANCE

Completeness Score 67

PROTEIN QUALITY

Amino Acid Score 82

Adding other foods with complementary amino acid profiles to this food may yield a more complete protein source and improve the quality of some types of restrictive diets.

Find foods with complementary profile

Protein & Amino Acids

Amounts Per Selected Serving		%DV
Protein	20.3 g	41%

Vitamins

Amounts Per Selected Serving		%DV
Vitamin A	1325 IU	26%
Vitamin C	63.4 mg	106%
Vitamin D	--	~
Vitamin E (Alpha Tocopherol)	~7.8 mg	~39%
Vitamin K	~75.5 mcg	~94%
Thiamin	1.0 mg	65%
Riboflavin	0.8 mg	45%
Niacin	8.8 mg	44%
Vitamin B6	0.8 mg	40%
Folate	121 mcg	30%
Vitamin B12	0.0 mcg	1%
Pantothenic Acid	~2.4 mg	~24%
Choline	~101 mg	
Betaine	~5.4 mg	

Minerals

Amounts Per Selected Serving		%DV
Calcium	167 mg	17%
Iron	7.9 mg	44%
Magnesium	313 mg	78%
Phosphorus	713 mg	71%
Potassium	2116 mg	60%
Sodium	412 mg	17%
Zinc	6.1 mg	41%
Copper	1.8 mg	89%
Manganese	6.0 mg	300%
Selenium	~17.5 mcg	~25%
Fluoride	~0.8 mcg	

Sterols

Amounts Per Selected Serving		%DV
Cholesterol	0.0 mg	0%
Phytosterols	~129 mg	

Other

Amounts Per Selected Serving		%DV
Alcohol	0.0 g	
Water	299 g	
Ash	6.9 g	
Caffeine	~0.0 mg	
Theobromine	~0.0 mg	

Ricota de Piñones al Limón

Ingredientes:

2 tazas de nueces de piñón crudas, remojadas en agua un mínimo de 2 horas
2 cucharadas de jugo de limón
2 cucharadas de levadura nutricional
1 cucharadita de sal Himalaya
6 cucharadas de agua filtrada

Instrucciones:

1. Escurre los piñones después del remojo.

2. Colócalos en un procesador de alimentos junto con el jugo de limón, la levadura nutricional y la sal.

3. Procesa pulsando varias veces hasta que los ingredientes estén bien integrados.

4. Añade el agua poco a poco mientras procesas, hasta obtener una textura suave y esponjosa, similar a la ricota.

5. Transfiere la mezcla a un recipiente, cúbrelo con plástico y deja reposar 10 minutos antes de usar.

Recipe Ref: Raw Food Real Word book p.173

Nutritional Data

FOOD SUMMARY

Nutrition Facts

Serving Size 281 g

Amount Per Serving

Calories 1819   Calories from Fat 1545

	% Daily Value*
Total Fat 185g	284%
Saturated Fat 13g	66%
Trans Fat 0g	
Cholesterol 0mg	0%
Sodium 2331mg	97%
Total Carbohydrate 36g	12%
Dietary Fiber 10g	40%
Sugars 10g	
Protein 37g	

Vitamin A	2%	Vitamin C	8%
Calcium	5%	Iron	83%

*Percent Daily Values are based on a 2,000 calorie diet. Your daily values may be higher or lower depending on your calorie needs.

NutritionData.com

Download Printable Label Image

Nutritional Target Map

Fullness Factor 0.8   ND Rating 2.2

NutritionData's Opinion

Weight loss: ★
Optimum health: ★★
Weight gain: ★★★

The good This food is very low in Cholesterol. It is also a very good source of Manganese.

Caloric Ratio Pyramid

Caloric Ratio

Carbs 8%   Fats 85%   Protein 7%

Estimated Glycemic Load 0

Inflammation Factor -394 strongly inflammatory

NUTRIENT BALANCE

Completeness Score 31

PROTEIN QUALITY

Amino Acid Score 77

Adding other foods with complementary amino acid profiles to this food may yield a more complete protein source and improve the quality of some types of restrictive diets.

Find foods with complementary profile

Calorie Information

Amounts Per Selected Serving		%DV
Calories	1819 (7616 kJ)	91%
From Carbohydrate	145 (607 kJ)	
From Fat	1545 (6469 kJ)	
From Protein	128 (536 kJ)	
From Alcohol	0.0 (0.0 kJ)	

Carbohydrates

Amounts Per Selected Serving		%DV
Total Carbohydrate	35.8 g	12%
Dietary Fiber	10.0 g	40%
Starch	~3.9 g	
Sugars	9.8 g	

Protein & Amino Acids

Amounts Per Selected Serving		%DV
Protein	37.0 g	74%

Vitamins

Amounts Per Selected Serving		%DV
Vitamin A	79.4 IU	2%
Vitamin C	4.8 mg	8%
Vitamin D	~	~
Vitamin E (Alpha Tocopherol)	25.2 mg	126%
Vitamin K	146 mcg	182%
Thiamin	1.0 mg	66%
Riboflavin	0.6 mg	36%
Niacin	11.9 mg	59%
Vitamin B6	0.3 mg	13%
Folate	92.5 mcg	23%
Vitamin B12	0.0 mcg	0%
Pantothenic Acid	0.9 mg	9%
Choline	151 mg	
Betaine	~1.1 mg	

Minerals

Amounts Per Selected Serving		%DV
Calcium	45.0 mg	5%
Iron	15.0 mg	83%
Magnesium	678 mg	170%
Phosphorus	1553 mg	155%
Potassium	1620 mg	46%
Sodium	2331 mg	97%
Zinc	17.4 mg	116%
Copper	3.6 mg	179%
Manganese	23.8 mg	1189%
Selenium	1.9 mcg	3%
Fluoride	~0.1 mcg	

Sterols

Amounts Per Selected Serving		%DV
Cholesterol	0.0 mg	0%
Phytosterols	~381 mg	

Other

Amounts Per Selected Serving		%DV
Alcohol	0.0 g	
Water	11.4 g	
Ash	13.0 g	
Caffeine	0.0 mg	
Theobromine	0.0 mg	

Fats & Fatty Acids

Amounts Per Selected Serving		%DV
Total Fat	185 g	284%
Saturated Fat	13.2 g	66%
Monounsaturated Fat	50.7 g	
Polyunsaturated Fat	92.0 g	
Total trans fatty acids	~0.0 g	
Total trans-monoenoic fatty acids	~0.0 g	
Total trans-polyenoic fatty acids	~0.0 g	
Total Omega-3 fatty acids	302 mg	
Total Omega-6 fatty acids	90737 mg	

Learn more about these fatty acids and their equivalent names.

Pesto de Albahaca y Pistacho

Ingredientes:
2 tazas de hojas de albahaca fresca, bien compactadas
½ taza de pistachos crudos (sin sal ni cáscara)
6 cucharadas de aceite de oliva extra virgen
1 cucharadita de sal de Himalaya (ajustar al gusto)
1 pizca de pimienta negra recién molida

Preparación:
Coloca todos los ingredientes en una licuadora o procesador de alimentos y mézclala hasta obtener una textura cremosa y uniforme.
Ajusta la sal y la pimienta al gusto.

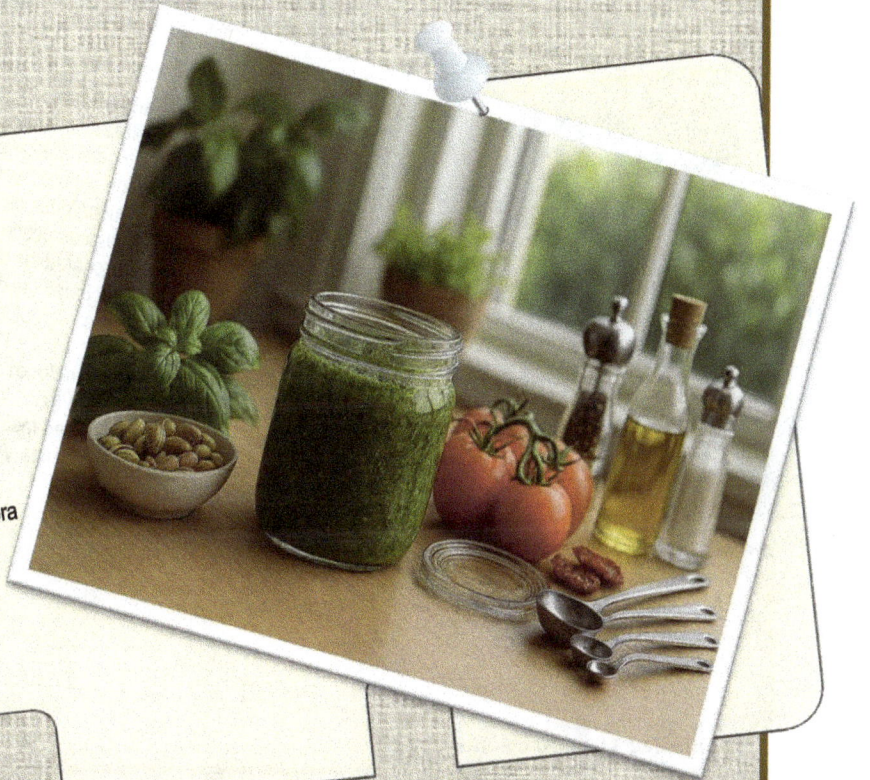

Recipe Ref: Raw Food Real Word p.173

Nutritional Data

Nutrition Facts
Serving Size 19 g

Amount Per Serving

Calories 107 — Calories from Fat 95

	% Daily Value*
Total Fat 11g	17%
Saturated Fat 1g	7%
Trans Fat	
Cholesterol 0mg	0%
Sodium 0mg	0%
Total Carbohydrate 2g	1%
Dietary Fiber 1g	3%
Sugars 0g	
Protein 1g	

Vitamin A	6%	Vitamin C	2%
Calcium	2%	Iron	3%

*Percent Daily Values are based on a 2,000 calorie diet. Your daily values may be higher or lower depending on your calorie needs.

NutritionData.com

Download Printable Label Image

FOOD SUMMARY

Nutritional Target Map — What is this?
More Filling / Nutritious

0.5	2.7
Fullness Factor	ND Rating

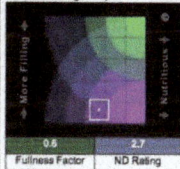

Caloric Ratio Pyramid — What is this?
Caloric Ratio

7%	89%	4%
Carbs	Fats	Protein

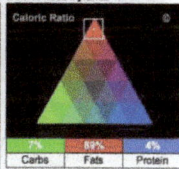

NutritionData's Opinion — What is this?

Weight loss:	★
Optimum health:	★★★
Weight gain:	★★★★

The good: This food is very low in Cholesterol and Sodium. It is also a very good source of Vitamin K.

Estimated Glycemic Load
0

Inflammation Factor
54
mildly anti-inflammatory

NUTRIENT BALANCE

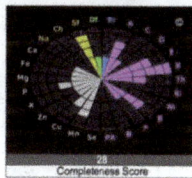

Completeness Score
28

What is this?

PROTEIN QUALITY

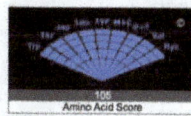

105
Amino Acid Score

What is this?

Calorie Information

Amounts Per Selected Serving		%DV
Calories	107 (448 kJ)	5%
From Carbohydrate	7.5 (31.4 kJ)	
From Fat	94.7 (396 kJ)	
From Protein	4.8 (20.1 kJ)	
From Alcohol	0.0 (0.0 kJ)	

Carbohydrates

Amounts Per Selected Serving		%DV
Total Carbohydrate	1.8 g	1%
Dietary Fiber	0.7 g	3%
Starch	~0.1 g	
Sugars	0.5 g	

Protein & Amino Acids

Amounts Per Selected Serving		%DV
Protein	1.4 g	3%

Vitamins

Amounts Per Selected Serving		%DV
Vitamin A	287 IU	6%
Vitamin C	1.2 mg	2%
Vitamin D	~	~
Vitamin E (Alpha Tocopherol)	1.3 mg	7%
Vitamin K	~24.8 mcg	~31%
Thiamin	0.1 mg	4%
Riboflavin	0.0 mg	1%
Niacin	0.1 mg	1%
Vitamin B6	0.1 mg	6%
Folate	6.4 mcg	2%
Vitamin B12	0.0 mcg	0%
Pantothenic Acid	~0.0 mg	~0%
Choline	~0.6 mg	
Betaine	~0.0 mg	

Fats & Fatty Acids

Amounts Per Selected Serving		%DV
Total Fat	10.9 g	17%
Saturated Fat	1.5 g	7%
Monounsaturated Fat	7.3 g	
Polyunsaturated Fat	1.7 g	
Total trans fatty acids	~	
Total trans-monoenoic fatty acids	~	
Total trans-polyenoic fatty acids	~	
Total Omega-3 fatty acids	92.4 mg	
Total Omega-6 fatty acids	1606 mg	

Learn more about these fatty acids and their equivalent names

Minerals

Amounts Per Selected Serving		%DV
Calcium	15.2 mg	2%
Iron	0.5 mg	3%
Magnesium	10.5 mg	3%
Phosphorus	32.8 mg	3%
Potassium	77.3 mg	2%
Sodium	0.4 mg	0%
Zinc	0.2 mg	1%
Copper	0.1 mg	5%
Manganese	0.1 mg	6%
Selenium	0.4 mcg	1%
Fluoride	~0.0 mcg	

Sterols

Amounts Per Selected Serving		%DV
Cholesterol	0.0 mg	0%
Phytosterols	~31.1 mg	

Other

Amounts Per Selected Serving		%DV
Alcohol	0.0 g	
Water	4.7 g	
Ash	0.3 g	
Caffeine	0.0 mg	
Theobromine	0.0 mg	

Salsa Básica de Tomate

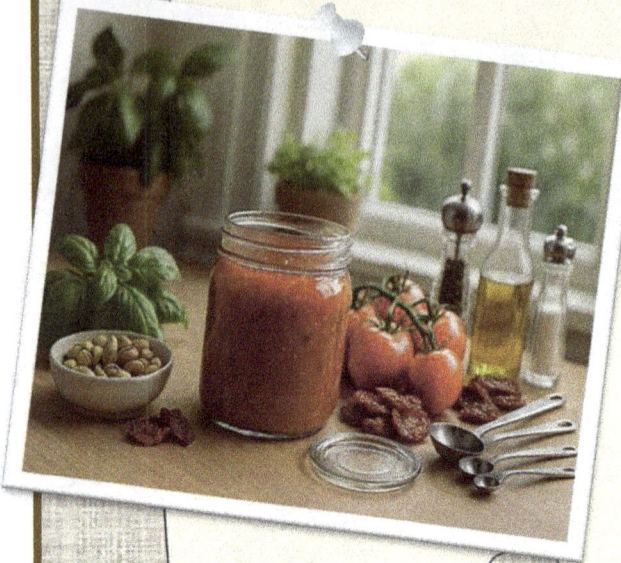

Ingredientes:
2 tazas de tomates secos remojados en agua durante 2 horas
1 tomate mediano maduro, cortado en cubitos
¼ de cebolla pequeña, picada
2 cucharadas de jugo de limón
¼ taza de aceite de oliva extra virgen
4 cucharaditas de jarabe de arce (maple syrup)
2 cucharaditas de sal de himalaya
1 pizca de hojuelas de pimienta picante (opcional)

Instrucciones:
Coloca todos los ingredientes en una licuadora y procesa a velocidad media-alta hasta obtener una mezcla suave y homogénea. Ajusta la sazón al gusto.

Recipe Ref: The UNcook Book p. 84

Nutritional Data

Nutrition Facts

Serving Size 93 g

Amount Per Serving

Calories 152 — Calories from Fat 78

	% Daily Value*
Total Fat 9g	14%
Saturated Fat 1g	6%
Trans Fat 0g	
Cholesterol 0mg	0%
Sodium 397mg	17%
Total Carbohydrate 18g	6%
Dietary Fiber 3g	12%
Sugars 13g	
Protein 3g	

Vitamin A	9%	Vitamin C	43%
Calcium	3%	Iron	11%

*Percent Daily Values are based on a 2,000 calorie diet. Your daily values may be higher or lower depending on your calorie needs.

NutritionData.com

Download Printable Label Image

FOOD SUMMARY

Nutritional Target Map — What is this?

Caloric Ratio Pyramid — What is this?

2.0	3.0
Fullness Factor	ND Rating

Carbs	Fats	Protein
44%	51%	5%

NutritionData's Opinion — What is this?

Weight loss:	★★
Optimum health:	★★★
Weight gain:	★★★

The good: This food is very low in Cholesterol. It is also a good source of Vitamin K, Potassium and Manganese, and a very good source of Vitamin C.

The bad: This food is high in Sodium, and a large portion of the calories in this food come from sugars.

Estimated Glycemic Load: **8**

Inflammation Factor: **60** mildly anti-inflammatory

NUTRIENT BALANCE

Completeness Score: 56 — What is this?

PROTEIN QUALITY

Amino Acid Score: 84 — What is this?

Adding other foods with complementary amino acid profiles to this food may yield a more complete protein source and improve the quality of some types of restrictive diets.

Find foods with complementary profile

Calorie Information

Amounts Per Selected Serving		%DV
Calories	152 (636 kJ)	8%
From Carbohydrate	66.2 (277 kJ)	
From Fat	78.3 (328 kJ)	
From Protein	7.6 (31.8 kJ)	
From Alcohol	0.0 (0.0 kJ)	

Carbohydrates

Amounts Per Selected Serving		%DV
Total Carbohydrate	18.4 g	6%
Dietary Fiber	2.9 g	12%
Starch	~0.0 g	
Sugars	12.6 g	

More details

Protein & Amino Acids

Amounts Per Selected Serving		%DV
Protein	3.1 g	6%

More details

Vitamins

Amounts Per Selected Serving		%DV
Vitamin A	458 IU	9%
Vitamin C	25.6 mg	43%
Vitamin D	~	~
Vitamin E (Alpha Tocopherol)	1.4 mg	7%
Vitamin K	15.8 mcg	20%
Thiamin	0.1 mg	8%
Riboflavin	0.1 mg	6%
Niacin	1.9 mg	9%
Vitamin B6	0.1 mg	6%
Folate	21.8 mcg	5%
Vitamin B12	0.0 mcg	0%
Pantothenic Acid	0.4 mg	4%
Choline	22.9 mg	
Betaine	~0.0 mg	

More details

Fats & Fatty Acids

Amounts Per Selected Serving		%DV
Total Fat	8.9 g	14%
Saturated Fat	1.2 g	6%
Monounsaturated Fat	6.1 g	
Polyunsaturated Fat	1.1 g	
Total trans fatty acids	~0.0 g	
Total trans-monoenoic fatty acids	~0.0 g	
Total trans-polyenoic fatty acids	~0.0 g	
Total Omega-3 fatty acids	~66.6 mg	
Total Omega-6 fatty acids	1047 mg	

Learn more about these fatty acids and their equivalent names

More details

Sterols

Amounts Per Selected Serving		%DV
Cholesterol	0.0 mg	0%
Phytosterols	~21.9 mg	

More details

Other

Amounts Per Selected Serving		%DV
Alcohol	0.0 g	
Water	60.7 g	
Ash	2.6 g	
Caffeine	0.0 mg	
Theobromine	0.0 mg	

Minerals

Amounts Per Selected Serving		%DV
Calcium	31.4 mg	3%
Iron	1.9 mg	11%
Magnesium	42.2 mg	11%
Phosphorus	77.3 mg	8%
Potassium	752 mg	21%
Sodium	397 mg	17%
Zinc	0.7 mg	5%
Copper	0.3 mg	15%
Manganese	0.6 mg	30%
Selenium	1.1 mcg	2%
Fluoride	~0.8 mcg	

Pasta de Calabacín con Albahaca

Ingredientes:

4 calabacines

2 tazas de tomates secos, remojados en 1 taza de agua hirviendo por 20 minutos o hasta que estén suaves

2 tomates frescos

½ taza de hojas de albahaca fresca, sin tallos

½ taza de levadura nutricional (más 1 cucharada más para decorar)

¼ de cebolla mediana, cortada en cubitos ¼ taza de nueces, picadas en trozos grandes (más 1 cucharada más para decorar)

1 diente de ajo picado

1 cucharadita de orégano seco

1 cucharadita de sal de himalaya

Pimienta negra recién molida al gusto

Recipe Ref: www.healthfulpursuit.com

Instrucciones:

1. **Salsa:** En un procesador mezcla los tomates secos remojados con todo y el agua del remojo, tomates frescos, albahaca, cebolla, ajo, orégano, sal y pimienta. Procesa hasta obtener una salsa homogénea.

2. Añádele las nueces picadas y mézclalo suavemente.

3. **Espaguetis:** Corta los calabacines por la mitad a lo largo y pásalos por un cortador en espiral. para hacer tiras finas.

4. **Montaje:** Divide los espaguetis en 4 platos, cubre con la salsa y decora con más nueces, levadura nutricional y un chorrito de aceite de oliva.

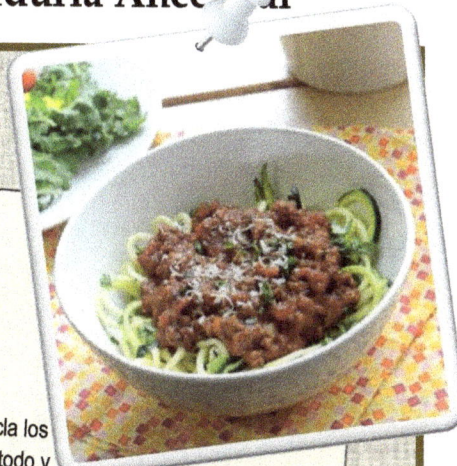

Nutritional Data

Nutrition Facts

Serving Size 385 g

Amount Per Serving

Calories 186 — Calories from Fat 52

	% Daily Value*
Total Fat 6g	10%
Saturated Fat 1g	3%
Trans Fat	
Cholesterol 0mg	0%
Sodium 594mg	25%
Total Carbohydrate 30g	10%
Dietary Fiber 8g	33%
Sugars 18g	
Protein 10g	

Vitamin A	31%	Vitamin C	96%
Calcium	9%	Iron	23%

*Percent Daily Values are based on a 2,000 calorie diet. Your daily values may be higher or lower depending on your calorie needs.

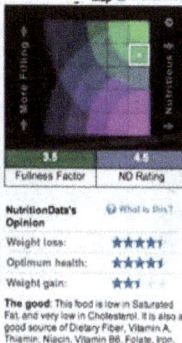

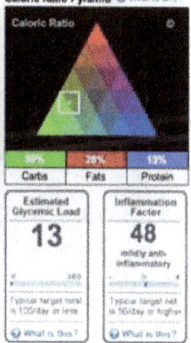

NutritionData.com

Download Printable Label Image

NutritionData's Opinion · What is this?

Weight loss: ★★★★☆
Optimum health: ★★★★☆
Weight gain: ★★★☆☆

The good: This food is low in Saturated Fat, and very low in Cholesterol. It is also a good source of Dietary Fiber, Vitamin A, Thiamin, Niacin, Vitamin B6, Folate, Iron, Magnesium and Phosphorus, and a very good source of Vitamin C, Vitamin K, Riboflavin, Potassium, Copper and Manganese.

The bad: This food is high in Sodium, and a large portion of the calories in this food come from sugars.

NUTRITION SUMMARY

Map · What is this?

Caloric Ratio Pyramid · What is this?

Fullness Factor	ND Rating
3.5	4.5

Caloric Ratio

Carbs	Fats	Protein
59%	28%	13%

Estimated Glycemic Load: **13**

Inflammation Factor: **48** (mildly anti-inflammatory)

NUTRIENT BALANCE

Completeness Score — 85

What is this?

PROTEIN QUALITY

Amino Acid Score — 75

What is this?

Adding other foods with complementary amino acid profiles to this food may yield a more complete protein source and improve the quality of some types of restrictive diets.

Find foods with complementary profile

Protein & Amino Acids

Amounts Per Selected Serving		%DV
Protein	9.5 g	19%

More details ▾

Vitamins

Amounts Per Selected Serving		%DV
Vitamin A	1563 IU	31%
Vitamin C	57.8 mg	96%
Vitamin D	~	~
Vitamin E (Alpha Tocopherol)	0.9 mg	4%
Vitamin K	41.5 mcg	52%
Thiamin	0.3 mg	23%
Riboflavin	0.7 mg	38%
Niacin	6.0 mg	30%
Vitamin B6	0.7 mg	35%
Folate	112 mcg	28%
Vitamin B12	0.0 mcg	0%
Pantothenic Acid	~1.7 mg	~17%
Choline	66.6 mg	
Betaine	~2.8 mg	

More details ▾

Calorie Information

Amounts Per Selected Serving		%DV
Calories	186 (779 kJ)	9%
From Carbohydrate	109 (456 kJ)	
From Fat	52.4 (219 kJ)	
From Protein	24.7 (103 kJ)	
From Alcohol	0.0 (0.0 kJ)	

Fats & Fatty Acids

Amounts Per Selected Serving		%DV
Total Fat	6.3 g	10%
Saturated Fat	0.7 g	3%
Monounsaturated Fat	0.8 g	
Polyunsaturated Fat	4.0 g	
Total trans fatty acids	~	
Total trans-monoenoic fatty acids	~	
Total trans-polyenoic fatty acids	~	
Total Omega-3 fatty acids	783 mg	
Total Omega-6 fatty acids	3252 mg	

Learn more about these fatty acids and their equivalent names

Carbohydrates

Amounts Per Selected Serving		%DV
Total Carbohydrate	30.5 g	10%
Dietary Fiber	8.2 g	33%
Starch	~0.0 g	
Sugars	17.7 g	

More details ▾

Minerals

Amounts Per Selected Serving		%DV
Calcium	93.4 mg	9%
Iron	4.1 mg	23%
Magnesium	117 mg	29%
Phosphorus	282 mg	28%
Potassium	1936 mg	55%
Sodium	594 mg	25%
Zinc	1.8 mg	12%
Copper	0.8 mg	42%
Manganese	1.3 mg	67%
Selenium	7.2 mcg	10%
Fluoride	~2.3 mcg	

Sterols

Amounts Per Selected Serving		%DV
Cholesterol	0.0 mg	0%
Phytosterols	~14.8 mg	

More details ▾

Other

Amounts Per Selected Serving		%DV
Alcohol	0.0 g	
Water	334 g	
Ash	5.8 g	
Caffeine	0.0 mg	
Theobromine	0.0 mg	

Sopa de Aguacate

Ingredientes:
1 pepino pelado.
1 pepino sin pelar.
1/3 taza de hierbas frescas (salvia, romera, orégano, tomillo, estragón y albahaca)
1/3 taza de cilantro
1/3 taza de menta
1/3 taza de perejil
1/4 taza de ajo, picado
1 cucharada de jengibre
1 1/2 cucharadita de jalapeño
2 cucharaditas de sal de himalaya.
1/3 taza de aceite de oliva
1 1/2 tazas de jugo de limón 4 tazas de jugo de naranja.
4 aguacates pelados y sin semillas
4 tomatillos enteros sin cáscaras

Indicaciones:
1. Licúa todos los ingredientes a velocidad media durante 1 minuto, o hasta que la mezcla esté suave.

2. Para hacerla más sustanciosa, corta en trozos pepino sin pelar, tomatillo, aguacate y otros vegetales al gusto.

3. Reparte los trozos en 4 tazones y vierte la sopa encima. Mezcla ligeramente y sirve.

Recipe Ref: The UNcook Book p. 19

Nutritional Data

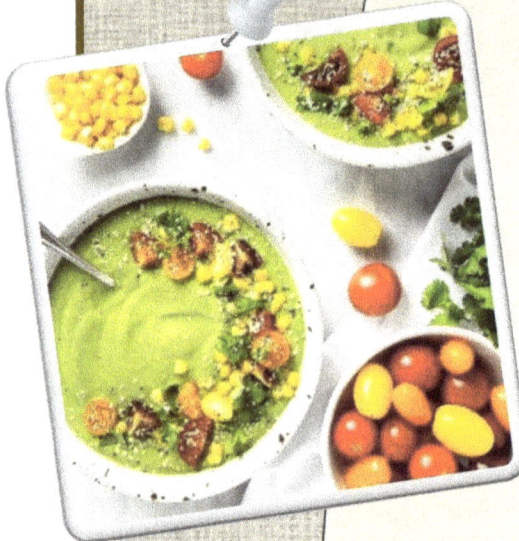

FOOD SUMMARY

Nutrition Facts

Serving Size 427 g

Amount Per Serving

Calories 409	Calories from Fat 240

% Daily Value*

	%DV
Total Fat 29g	46%
Saturated Fat 4g	20%
Trans Fat 0g	
Cholesterol 0mg	0%
Sodium 25mg	1%
Total Carbohydrate 39g	13%
Dietary Fiber 10g	38%
Sugars 17g	
Protein 5g	

Vitamin A	49%	Vitamin C	250%
Calcium	12%	Iron	18%

*Percent Daily Values are based on a 2,000 calorie diet. Your daily values may be higher or lower depending on your calorie needs.

NutritionData.com

Download Printable Label Image

Nutritional Target Map What is this?

2.4	3.8
Fullness Factor	ND Rating

Caloric Ratio Pyramid What is this?

Caloric Ratio

35%	61%	4%
Carbs	Fats	Protein

NutritionData's Opinion What is this?

Weight loss:	★★★
Optimum health:	★★★★
Weight gain:	★★★

The good: This food is very low in Cholesterol and Sodium. It is also a good source of Vitamin A and Folate, and a very good source of Vitamin C and Vitamin K.

Estimated Glycemic Load

12

Typical target total is 100/day or less

What is this?

Inflammation Factor

616

strongly anti-inflammatory

Typical target net is 50/day or higher

What is this?

NUTRIENT BALANCE

Completeness Score

What is this?

PROTEIN QUALITY

Amino Acid Score

What is this?

Adding other foods with complementary amino acid profiles to this food may yield a more complete protein source and improve the quality of some types of restrictive diets.

Find foods with complementary profile

Calorie Information

Amounts Per Selected Serving		%DV
Calories	409 (1712 kJ)	20%
From Carbohydrate	143 (599 kJ)	
From Fat	249 (1043 kJ)	
From Protein	16.2 (67.8 kJ)	
From Alcohol	~0.0 (0.0 kJ)	

Carbohydrates

Amounts Per Selected Serving		%DV
Total Carbohydrate	39.2 g	13%
Dietary Fiber	9.5 g	38%
Starch	~0.2 g	
Sugars	~17.3 g	

More details ▾

Fats & Fatty Acids

Amounts Per Selected Serving		%DV
Total Fat	29.0 g	45%
Saturated Fat	4.0 g	20%
Monounsaturated Fat	19.3 g	
Polyunsaturated Fat	3.4 g	
Total trans fatty acids	~0.0 g	
Total trans-monoenoic fatty acids	~0.0 g	
Total trans-polyenoic fatty acids	~0.0 g	
Total Omega-3 fatty acids	~311 mg	
Total Omega-6 fatty acids	3102 mg	

Learn more about these fatty acids and their equivalent names

Protein & Amino Acids

Amounts Per Selected Serving		%DV
Protein	5.3 g	11%

More details ▾

Vitamins

Amounts Per Selected Serving		%DV
Vitamin A	2460 IU	49%
Vitamin C	150 mg	250%
Vitamin D	~	~
Vitamin E (Alpha Tocopherol)	~4.3 mg	~21%
Vitamin K	~275 mcg	~344%
Thiamin	0.3 mg	20%
Riboflavin	0.3 mg	16%
Niacin	3.5 mg	17%
Vitamin B6	0.6 mg	28%
Folate	185 mcg	46%
Vitamin B12	0.0 mcg	0%
Pantothenic Acid	~2.0 mg	~20%
Choline	~34.5 mg	
Betaine	~0.7 mg	

More details ▾

Minerals

Amounts Per Selected Serving		%DV
Calcium	123 mg	12%
Iron	3.2 mg	18%
Magnesium	81.0 mg	20%
Phosphorus	132 mg	13%
Potassium	1190 mg	34%
Sodium	25.0 mg	1%
Zinc	1.3 mg	9%
Copper	0.4 mg	20%
Manganese	0.6 mg	31%
Selenium	~2.1 mcg	~3%
Fluoride	~0.4 mcg	

Sterols

Amounts Per Selected Serving		%DV
Cholesterol	0.0 mg	0%
Phytosterols	~36.1 mg	

More details ▾

Other

Amounts Per Selected Serving		%DV
Alcohol	0.0 g	
Water	350 g	
Ash	3.4 g	
Caffeine	~0.0 mg	
Theobromine	~0.0 mg	

Recetas Artesanales con Sabiduría Ancestral

Leche de Almendra

Ingredientes:

1/2 taza de Almendras remojada durante la noche.
¼ taza de Anacardos remojados por unas 2 horas.
6 dátiles Medjool
1 cucharadita de extracto de Vainilla o una vainita de vainilla.
Pizca de sal de Himalayas
8 tazas de agua destilada/filtrada.

Instrucciones:

1. Escurre las almendras y los anacardos después de remojarlos, y antes de usarlos.
2. Colócalos en una licuadora con los dátiles, la vainilla, la sal y el agua filtrada.
3. Licúa a alta velocidad hasta que no veas los pedacitos de dátiles dentro de la licuadora dando vueltas (alrededor de 2 minutos)
4. si deseas una textura más ligera; cuela la leche con una bolsa para leches vegetales o un paño fino, Guarda en un frasco hermético en el refrigerador, puede durar hasta 3 días

Para hacer leche de pistacho, se usan ½ taza de pistachos y 4 dátiles por cada 4 tazas de agua, y se sigue el mismo proceso.

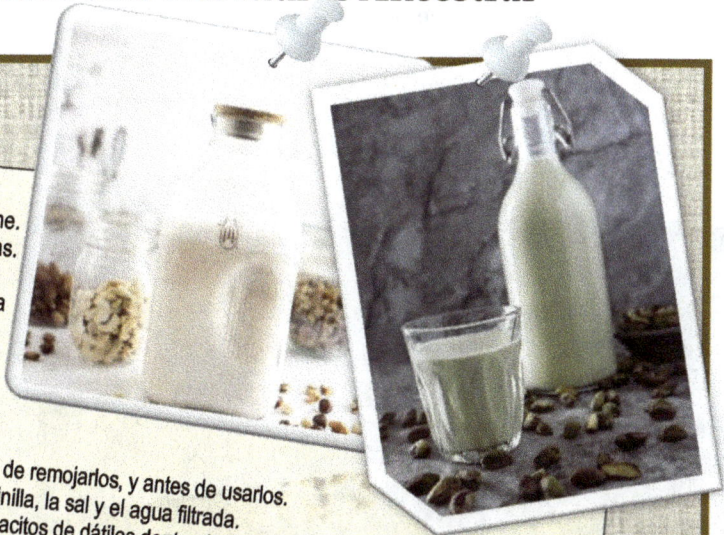

Recipe by Mariángeli Morauske

Nutritional Data

Nutrition Facts

Serving Size 13 g

Amount Per Serving

Calories 51   Calories from Fat 18

	% Daily Value*
Total Fat 2g	3%
Saturated Fat 0g	1%
Trans Fat 0g	
Cholesterol 0mg	0%
Sodium 0mg	0%
Total Carbohydrate 8g	3%
Dietary Fiber 1g	4%
Sugars 6g	
Protein 1g	

Vitamin A	0%	Vitamin C	0%
Calcium	1%	Iron	2%

*Percent Daily Values are based on a 2,000 calorie diet. Your daily values may be higher or lower depending on your calorie needs.

NutritionData.com

Download Printable Label Image

FOOD SUMMARY

Nutritional Target Map   What is this?

1.8 Fullness Factor
2.4 ND Rating

Caloric Ratio Pyramid   What is this?

Caloric Ratio

57% Carbs   36% Fats   7% Protein

NutritionData's Opinion   What is this?

Weight loss:	★★
Optimum health:	★★
Weight gain:	★★★

The good: This food is very low in Cholesterol and Sodium. It is also a good source of Manganese.

The bad: A large portion of the calories in this food come from sugars.

Estimated Glycemic Load
4

Inflammation Factor
NA

NUTRIENT BALANCE

Completeness Score 36

What is this?

PROTEIN QUALITY

57   Amino Acid Score

What is this?

Adding other foods with complementary amino acid profiles to this food may yield a more complete protein source and improve the quality of some types of restrictive diets.

Find foods with complementary profile

Calorie Information

Amounts Per Selected Serving		%DV
Calories	50.6 (212 kJ)	3%
From Carbohydrate	28.8 (121 kJ)	
From Fat	18.1 (75.8 kJ)	
From Protein	3.7 (15.5 kJ)	
From Alcohol	~0.0 (0.0 kJ)	

Carbohydrates

Amounts Per Selected Serving		%DV
Total Carbohydrate	7.9 g	3%
Dietary Fiber	1.0 g	4%
Starch	~0.4 g	
Sugars	6.2 g	

More details

Fats & Fatty Acids

Amounts Per Selected Serving		%DV
Total Fat	2.2 g	3%
Saturated Fat	~0.2 g	~1%
Monounsaturated Fat	~1.3 g	
Polyunsaturated Fat	~0.5 g	
Total trans fatty acids	~0.0 g	
Total trans-monoenoic fatty acids	~0.0 g	
Total trans-polyenoic fatty acids	~0.0 g	
Total Omega-3 fatty acids	~1.1 mg	
Total Omega-6 fatty acids	~480 mg	

Learn more about these fatty acids and their equivalent names

More details

Protein & Amino Acids

Amounts Per Selected Serving		%DV
Protein	1.1 g	2%

More details

Vitamins

Amounts Per Selected Serving		%DV
Vitamin A	13.4 IU	0%
Vitamin C	0.0 mg	0%
Vitamin D	~	~
Vitamin E (Alpha Tocopherol)	~0.8 mg	~4%
Vitamin K	0.8 mcg	1%
Thiamin	0.0 mg	1%
Riboflavin	0.0 mg	2%
Niacin	0.3 mg	1%
Vitamin B6	0.0 mg	2%
Folate	3.2 mcg	1%
Vitamin B12	~0.0 mcg	~0%
Pantothenic Acid	0.1 mg	1%
Choline	~2.4 mg	
Betaine	~0.1 mg	

More details

Minerals

Amounts Per Selected Serving		%DV
Calcium	14.2 mg	1%
Iron	0.3 mg	2%
Magnesium	17.4 mg	4%
Phosphorus	29.2 mg	3%
Potassium	93.9 mg	3%
Sodium	0.3 mg	0%
Zinc	0.2 mg	1%
Copper	0.1 mg	5%
Manganese	0.1 mg	6%
Selenium	~0.4 mcg	~1%
Fluoride	~	

Sterols

Amounts Per Selected Serving		%DV
Cholesterol	~0.0 mg	~0%
Phytosterols	~	

More details

...tesanales con Sabiduría Ancestral

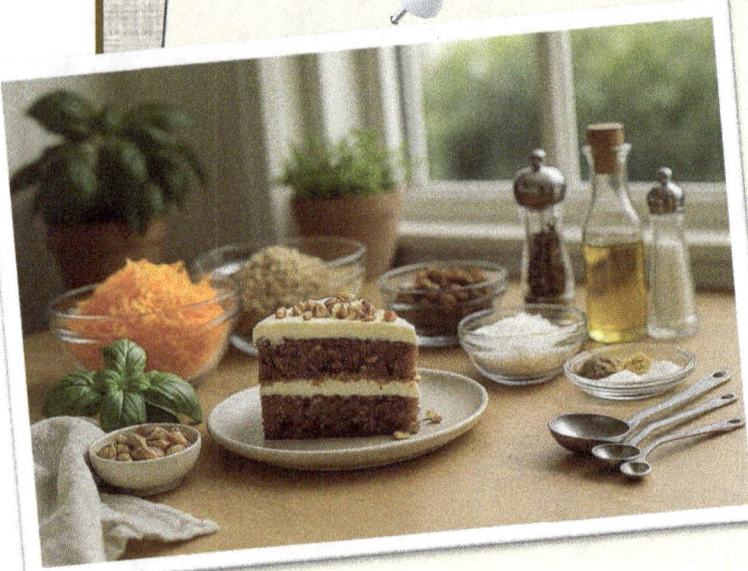

Pastel de Zanahoria y Naranja

Ingredientes:
3 tazas de zanahoria finamente rallada.
2 tazas de nueces de pecan molidas en un procesador de alimentos
1/4 taza de pasas, picadas en trozos grandes
1 cucharadita de nuez moscada
1 1/2 cucharadita de especias mixtas de canela, semillas de cilantro, alcaravea, nuez moscada, jengibre y clavo (Cinnamon, coriander seed, caraway, nutmeg, ginger and cloves
1/2 cucharadita de sal.
1/2 cucharadita de ralladura de cascara de naranja.
1/2 taza de coco rallado

Instrucciones:
1. Procesa 1 taza de dátiles blandos con ½ taza de jugo de naranja hasta obtener una pasta suave.
2. Mezcla todos los ingredientes en un grande.
3. Forma pasteles individuales o uno grande para cortar después.
4. Deshidrata a 115 °F durante 8–12 horas.
5. Guárdalo en el refrigerador

Recipe Ref: www.therawchef.com

Nutritional Data

Glaseado para pastel

Ingredientes:
1 ½ taza de anacardos (Cashews)
½ taza de agua
2 cucharadas de néctar de coco o miel
3 cucharadas de aceite de coco
1 cucharada de extracto de vainilla o 1 vaina
¼ cucharadita de sal himalaya

Preparación: Licúa todos los ingredientes hasta obtener una mezcla suave y cremosa.

Recipe Ref: www.therawchef.com

Nutritional Data

FOOD SUMMARY

Nutrition Facts

Serving Size 71 g

Amount Per Serving	
Calories 395	Calories from Fat 264

	% Daily Value*
Total Fat 31g	48%
Saturated Fat 10g	51%
Trans Fat 0g	
Cholesterol 0mg	0%
Sodium 7mg	0%
Total Carbohydrate 24g	8%
Dietary Fiber 2g	7%
Sugars 9g	
Protein 10g	

Vitamin A	0%	Vitamin C	1%
Calcium	2%	Iron	21%

*Percent Daily Values are based on a 2,000 calorie diet. Your daily values may be higher or lower depending on your calorie needs.

NutritionData.com

Download Printable Label Image

Nutritional Target Map

1.2	2.0
Fullness Factor	ND Rating

Caloric Ratio Pyramid — Caloric Ratio

1%	23%	67%	9%
Alcohol	Carbs	Fats	Protein

NutritionData's Opinion

Weight loss:	★
Optimum health:	★★
Weight gain:	★★★

The good: This food is very low in Cholesterol and Sodium. It is also a good source of Magnesium, Copper and Manganese.

The bad: This food is high in Saturated Fat.

Estimated Glycemic Load

10

Inflammation Factor

NA

NUTRIENT BALANCE

Completeness Score

31

PROTEIN QUALITY

Amino Acid Score

100

Calorie Information

Amounts Per Selected Serving		%DV
Calories	395 (1654 kJ)	20%
From Carbohydrate	91.1 (381 kJ)	
From Fat	264 (1105 kJ)	
From Protein	35.5 (149 kJ)	
From Alcohol	~5.2 (21.8 kJ)	

Carbohydrates

Amounts Per Selected Serving		%DV
Total Carbohydrate	24.4 g	8%
Dietary Fiber	1.9 g	7%
Starch	~13.2 g	
Sugars	9.3 g	

Fats & Fatty Acids

Amounts Per Selected Serving		%DV
Total Fat	31.3 g	48%
Saturated Fat	10.2 g	51%
Monounsaturated Fat	13.7 g	
Polyunsaturated Fat	4.5 g	
Total trans fatty acids	~0.0 g	
Total trans-monoenoic fatty acids	~0.0 g	
Total trans-polyenoic fatty acids	~0.0 g	
Total Omega-3 fatty acids	~34.7 mg	
Total Omega-6 fatty acids	4479 mg	

Learn more about these fatty acids and their equivalent names

Protein & Amino Acids

Amounts Per Selected Serving		%DV
Protein	10.2 g	20%

Vitamins

Amounts Per Selected Serving		%DV
Vitamin A	0.0 IU	0%
Vitamin C	0.3 mg	1%
Vitamin D	~	~
Vitamin E (Alpha Tocopherol)	0.5 mg	3%
Vitamin K	19.1 mcg	24%
Thiamin	0.2 mg	16%
Riboflavin	0.0 mg	2%
Niacin	0.6 mg	3%
Vitamin B6	0.2 mg	12%
Folate	14.1 mcg	4%
Vitamin B12	0.0 mcg	0%
Pantothenic Acid	0.5 mg	5%
Choline	~0.2 mg	
Betaine	~0.1 mg	

Minerals

Amounts Per Selected Serving		%DV
Calcium	21.4 mg	2%
Iron	3.8 mg	21%
Magnesium	164 mg	41%
Phosphorus	332 mg	33%
Potassium	376 mg	11%
Sodium	7.2 mg	0%
Zinc	3.3 mg	22%
Copper	1.2 mg	62%
Manganese	0.9 mg	47%
Selenium	11.2 mcg	16%
Fluoride	~0.5 mcg	

Sterols

Amounts Per Selected Serving		%DV
Cholesterol	0.0 mg	0%
Phytosterols	~5.8 mg	

Other

Amounts Per Selected Serving		%DV
Alcohol	0.7 g	
Water	5.2 g	
Ash	1.4 g	
Caffeine	~0.0 mg	
Theobromine	~0.0 mg	

Galletas de Avena

Ingredientes:
2 ½ tazas de avena en grano
1 ¾ taza de dátiles.
3/4 taza de pasas secas picadas.
12 taza de almendras picadas en trozos grandes
½ taza de anacardos
2 - 3 manzanas ralladas gruesas.
2 cucharadas de Agave

Indicaciones:

1. Tritura la avena en grano en un procesador de alimentos hasta obtener una harina fina. Si usas licuadora, añade un poco de jarabe de arce (Maple syrup) para facilitar el proceso.

2. Pasa la avena molida a un recipiente hondo y mézclala con los dátiles, pasas, almendras y los pedazos de manzana

3. Muele los anacardos en un molinillo de café hasta obtener una harina suave.

4. Forma las galletas sobre una malla deshidratadora, usando la harina de anacardo para evitar que se pegue la masa.

5. Deshidrata a 115 °F durante unas 12 horas, o hasta lograr la textura deseada. No es necesario que queden completamente crujientes.

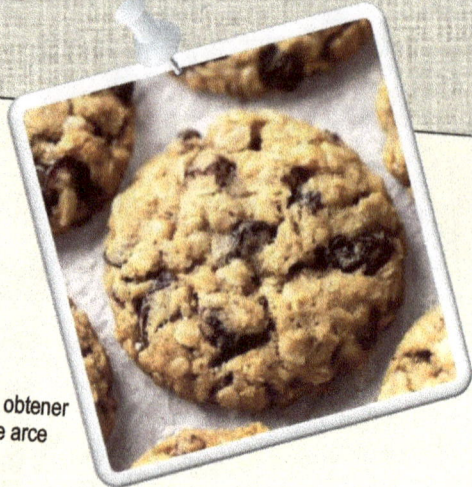

Recipe Ref: www.theorganicclimber.com

Nutritional Data

Nutrition Facts
Serving Size 172 g

Amount Per Serving		
Calories 336	Calories from Fat 114	
		% Daily Value*
Total Fat 14g		21%
Saturated Fat 2g		10%
Trans Fat 0g		
Cholesterol 0mg		0%
Sodium 6mg		0%
Total Carbohydrate 60g		20%
Dietary Fiber 10g		39%
Sugars 27g		
Protein 11g		
Vitamin A 1%	• Vitamin C	8%
Calcium 7%	• Iron	20%

*Percent Daily Values are based on a 2,000 calorie diet. Your daily values may be higher or lower depending on your calorie needs.

NutritionData.com
Download Printable Label Image

FOOD SUMMARY

Nutritional Target Map — What is this?

2.1	3.0
Fullness Factor	ND Rating

Caloric Ratio Pyramid — What is this?

Caloric Ratio

57%	34%	9%
Carbs	Fats	Protein

NutritionData's Opinion — What is this?

Weight loss:	★★☆
Optimum health:	★★★
Weight gain:	★★★

The good: This food is very low in Cholesterol and Sodium. It is also a good source of Dietary Fiber, Magnesium and Phosphorus, and a very good source of Manganese.

Estimated Glycemic Load: **20**
Typical target total is 100/day or less — What is this?

Inflammation Factor: **-98**
mildly inflammatory
Typical target net is 50/day or higher — What is this?

NUTRIENT BALANCE

Completeness Score: 49 — What is this?

PROTEIN QUALITY

Amino Acid Score

Adding other foods with complementary amino acid profiles to this food may yield a more complete protein source and improve the quality of some types of restrictive diets.

Find foods with complementary profile

Calorie Information

Amounts Per Selected Serving		%DV
Calories	336 (1407 kJ)	17%
From Carbohydrate	193 (808 kJ)	
From Fat	114 (477 kJ)	
From Protein	29.2 (122 kJ)	
From Alcohol	~0.0 (0.0 kJ)	

Carbohydrates

Amounts Per Selected Serving		%DV
Total Carbohydrate	60.4 g	20%
Dietary Fiber	9.8 g	39%
Starch	~4.4 g	
Sugars	27.3 g	

Fats & Fatty Acids

Amounts Per Selected Serving		%DV
Total Fat	13.7 g	21%
Saturated Fat	~2.0 g	~10%
Monounsaturated Fat	~7.2 g	
Polyunsaturated Fat	~3.2 g	
Total trans fatty acids	~0.0 g	
Total trans-monoenoic fatty acids	~0.0 g	
Total trans-polyenoic fatty acids	~0.0 g	
Total Omega-3 fatty acids	~57.9 mg	
Total Omega-6 fatty acids	~3124 mg	

Learn more about these fatty acids and their equivalent names

Protein & Amino Acids

Amounts Per Selected Serving		%DV
Protein	11.0 g	22%

Vitamins

Amounts Per Selected Serving		%DV
Vitamin A	67.1 IU	1%
Vitamin C	4.6 mg	8%
Vitamin D	–	~
Vitamin E (Alpha Tocopherol)	~2.7 mg	~14%
Vitamin K	9.5 mcg	12%
Thiamin	0.5 mg	33%
Riboflavin	0.2 mg	12%
Niacin	1.1 mg	6%
Vitamin B6	0.2 mg	11%
Folate	29.6 mcg	7%
Vitamin B12	~0.0 mcg	~0%
Pantothenic Acid	0.8 mg	8%
Choline	~20.0 mg	
Betaine	~6.4 mg	

Minerals

Amounts Per Selected Serving		%DV
Calcium	65.3 mg	7%
Iron	3.6 mg	20%
Magnesium	159 mg	40%
Phosphorus	398 mg	40%
Potassium	627 mg	18%
Sodium	5.9 mg	0%
Zinc	2.3 mg	15%
Copper	0.7 mg	34%
Manganese	2.3 mg	116%
Selenium	~17.8 mcg	~25%
Fluoride	~35.2 mcg	

Sterols

Amounts Per Selected Serving		%DV
Cholesterol	~0.0 mg	~0%
Phytosterols	~10.9 mg	

Other

Amounts Per Selected Serving		%DV
Alcohol	0.0 g	
Water	85.8 g	
Ash	2.2 g	
Caffeine	~0.0 mg	
Theobromine	~0.0 mg	

Parfait de Fresa

Ingredientes:
1 ½ tazas de crema batida (próxima pagina)
1 taza de fresas cortadas en rodajas
½ taza de otras bayas (blue berries).
2 cucharadas de dátiles cortados en pedacitos
Menta fresca y chocolate rallado al gusto para decorar.

Instrucciones:

1. Coloque la crema batida, las bayas y los dátiles en orden uno arriba del otro en un recipiente transparente para servir. Finalice decorando la parte de arriba con menta fresca y chocolate rallado.

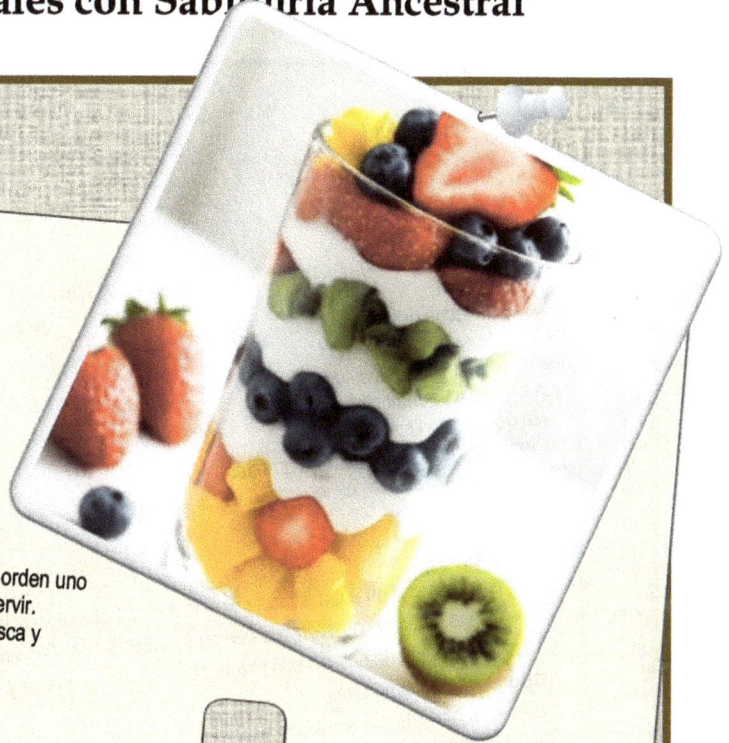

Recipe by Mariángeli Morauske

Nutritional Data

FOOD SUMMARY

Nutrition Facts
Serving Size 122 g

Amount Per Serving	
Calories 161	Calories from Fat 41

% Daily Value*

Total Fat 5g	8%
Saturated Fat 1g	4%
Trans Fat	
Cholesterol 0mg	0%
Sodium 2mg	0%
Total Carbohydrate 30g	10%
Dietary Fiber 3g	13%
Sugars 23g	
Protein 3g	

Vitamin A	2%	•	Vitamin C	66%
Calcium	3%	•	Iron	7%

*Percent Daily Values are based on a 2,000 calorie diet. Your daily values may be higher or lower depending on your calorie needs.

NutritionData.com

Download Printable Label Image

Nutritional Target Map What is this?

2.1	3.1
Fullness Factor	ND Rating

Caloric Ratio Pyramid What is this?

Caloric Ratio

69%	25%	6%
Carbs	Fats	Protein

NutritionData's Opinion What is this?

Weight loss:	★★☆
Optimum health:	★★★
Weight gain:	★★★

The good: This food is very low in Cholesterol and Sodium. It is also a good source of Copper and Manganese, and a very good source of Vitamin C.

The bad: A large portion of the calories in this food come from sugars.

Estimated Glycemic Load
13

Inflammation Factor
NA

NUTRIENT BALANCE

46
Completeness Score
What is this?

PROTEIN QUALITY

83
Amino Acid Score
What is this?

Adding other foods with complementary amino acid profiles to this food may yield a more complete protein source and improve the quality of some types of restrictive diets.

Find foods with complementary profile

Protein & Amino Acids

Amounts Per Selected Serving		%DV
Protein	3.0 g	6%

More details ▼

Minerals

Amounts Per Selected Serving		%DV
Calcium	29.8 mg	3%
Iron	1.2 mg	7%
Magnesium	53.1 mg	13%
Phosphorus	90.8 mg	9%
Potassium	371 mg	11%
Sodium	2.4 mg	0%
Zinc	0.8 mg	5%
Copper	0.4 mg	19%
Manganese	0.5 mg	23%
Selenium	~2.3 mcg	~3%
Fluoride	~1.7 mcg	

Calorie Information

Amounts Per Selected Serving		%DV
Calories	161 (674 kJ)	8%
From Carbohydrate	110 (461 kJ)	
From Fat	40.8 (171 kJ)	
From Protein	10.1 (42.3 kJ)	
From Alcohol	~0.0 (0.0 kJ)	

Fats & Fatty Acids

Amounts Per Selected Serving		%DV
Total Fat	4.9 g	8%
Saturated Fat	~0.8 g	~4%
Monounsaturated Fat	~2.5 g	
Polyunsaturated Fat	~0.9 g	
Total trans fatty acids	~	
Total trans-monoenoic fatty acids	~	
Total trans-polyenoic fatty acids	~	
Total Omega-3 fatty acids	~45.4 mg	
Total Omega-6 fatty acids	~877 mg	

Learn more about these fatty acids and their equivalent names

Vitamins

Amounts Per Selected Serving		%DV
Vitamin A	112 IU	2%
Vitamin C	39.7 mg	66%
Vitamin D	~	~
Vitamin E (Alpha Tocopherol)	~0.3 mg	~2%
Vitamin K	8.7 mcg	11%
Thiamin	0.1 mg	7%
Riboflavin	0.0 mg	3%
Niacin	0.8 mg	4%
Vitamin B6	0.1 mg	7%
Folate	25.8 mcg	6%
Vitamin B12	~0.0 mcg	~0%
Pantothenic Acid	0.4 mg	4%
Choline	~7.8 mg	
Betaine	~0.2 mg	

More details ▼

Sterols

Amounts Per Selected Serving		%DV
Cholesterol	~0.0 mg	~0%
Phytosterols	~4.6 mg	

More details ▼

Carbohydrates

Amounts Per Selected Serving		%DV
Total Carbohydrate	30.2 g	10%
Dietary Fiber	3.2 g	13%
Starch	~2.5 g	
Sugars	22.9 g	

More details ▼

Other

Amounts Per Selected Serving		%DV
Alcohol	0.0 g	
Water	83.2 g	
Ash	1.0 g	
Caffeine	~0.0 mg	
Theobromine	~0.0 mg	

Crema Batida

Ingredientes:
1 ½ tazas de nueces de anacardos (Cashews) o nueces de tu elección
1/2 taza de leche de almendras
1/4 taza de Agave
Una pizca de sal de Himalaya
agua filtrada para remojar las nueces.
½ taza de jugo de limón.
2 cucharadas de dátiles (2 dátiles grandes).
Unas gotas de extracto de almendras, o vainilla al gusto

Instrucciones:
1. Remoja las nueces en agua filtrada por al menos 4 horas o toda la noche para suavizarlas y facilitar su digestión.
2. Si los dátiles están secos, hidrátalos en agua caliente por 10–15 minutos y escúrrelos.
3. Licúa todos los ingredientes hasta obtener una mezcla cremosa y sin grumos. Si queda muy espesa, añade un poco más de leche de almendras.
4. Ajusta el dulzor o la acidez al gusto con agave o limón.
5. Guarda en un frasco hermético en el refrigerador, este puede durar hasta por 3 días,

Recipe by Mariángeli Morauske

Nutritional Data

FOOD SUMMARY

Nutrition Facts
Serving Size 347 g

Amount Per Serving	
Calories 1337	Calories from Fat 961

	% Daily Value*
Total Fat 115g	177%
Saturated Fat 11g	54%
Trans Fat	
Cholesterol 0mg	0%
Sodium 5mg	0%
Total Carbohydrate 73g	24%
Dietary Fiber 15g	61%
Sugars 47g	
Protein 28g	

Vitamin A	7%	Vitamin C	107%
Calcium	22%	Iron	32%

*Percent Daily Values are based on a 2,000 calorie diet. Your daily values may be higher or lower depending on your calorie needs.

NutritionData.com

Download Printable Label Image

Nutritional Target Map ⓘ What is this?

1.5	2.5
Fullness Factor	ND Rating

NutritionData's Opinion ⓘ What is this?

Weight loss:	★★
Optimum health:	★★★
Weight gain:	★★★

The good: This food is very low in Cholesterol and Sodium. It is also a good source of Copper, and a very good source of Manganese

Caloric Ratio Pyramid ⓘ What is this?

Caloric Ratio

21%	72%	7%
Carbs	Fats	Protein

Estimated Glycemic Load
23

Inflammation Factor
-375
strongly inflammatory

Typical target total is 100/day or less

Typical target net is 50/day or higher

ⓘ What is this?   ⓘ What is this?

NUTRIENT BALANCE

Completeness Score
34
ⓘ What is this?

PROTEIN QUALITY

Amino Acid Score
34
ⓘ What is this?

Adding other foods with complementary amino acid profiles to this food may yield a more complete protein source and improve the quality of some types of restrictive diets.

Find foods with complementary profile

Calorie Information

Amounts Per Selected Serving		%DV
Calories	1337 (5598 kJ)	67%
From Carbohydrate	277 (1160 kJ)	
From Fat	961 (4024 kJ)	
From Protein	98.8 (413 kJ)	
From Alcohol	~0.0 (0.0 kJ)	

Carbohydrates

Amounts Per Selected Serving		%DV
Total Carbohydrate	72.9 g	24%
Dietary Fiber	15.2 g	61%
Starch	~0.1 g	
Sugars	46.9 g	

Fats & Fatty Acids

Amounts Per Selected Serving		%DV
Total Fat	115 g	177%
Saturated Fat	~10.8 g	~54%
Monounsaturated Fat	~15.7 g	
Polyunsaturated Fat	~82.8 g	
Total trans fatty acids	~	
Total trans-monoenoic fatty acids	~	
Total trans-polyenoic fatty acids	~	
Total Omega-3 fatty acids	~15948 mg	
Total Omega-6 fatty acids	~66887 mg	

Learn more about these fatty acids and their equivalent names

Protein & Amino Acids

Amounts Per Selected Serving		%DV
Protein	28.5 g	57%

Vitamins

Amounts Per Selected Serving		%DV
Vitamin A	355 IU	7%
Vitamin C	64.3 mg	107%
Vitamin D	~	~
Vitamin E (Alpha Tocopherol)	~1.3 mg	~6%
Vitamin K	6.2 mcg	8%
Thiamin	0.7 mg	49%
Riboflavin	0.3 mg	19%
Niacin	3.2 mg	16%
Vitamin B6	1.1 mg	56%
Folate	216 mcg	54%
Vitamin B12	~0.0 mcg	~0%
Pantothenic Acid	1.6 mg	16%
Choline	81.2 mg	
Betaine	~0.7 mg	

Minerals

Amounts Per Selected Serving		%D
Calcium	216 mg	22%
Iron	5.8 mg	32%
Magnesium	317 mg	79%
Phosphorus	658 mg	66%
Potassium	1356 mg	39%
Sodium	5.2 mg	0%
Zinc	5.7 mg	38%
Copper	3.0 mg	151%
Manganese	6.2 mg	308%
Selenium	~6.7 mcg	~12%
Fluoride	~	

Sterols

Amounts Per Selected Serving		%D
Cholesterol	~0.0 mg	~0%
Phytosterols	~126 mg	

Other

Amounts Per Selected Serving		%D
Alcohol	0.0 g	
Water	127 g	
Ash	4.5 g	
Caffeine	~0.0 mg	
Theobromine	~0.0 mg	

Helado de Frutas

Ingredientes

1 taza de mango congelado (¡Córtalo en cubitos y congélalo!)
2 tazas de jugo de naranja
1 taza de anacardos ("Cashews")
1 taza de plátano congelado
2 tazas de dátiles blandos sin semillas, y previamente remojados

Instrucciones:

Licúa todos los ingredientes hasta obtener una mezcla cremosa.
Disfrútalo al instante o, déjalo reposar en el congelador durante unos 20 minutos para una textura más firme.

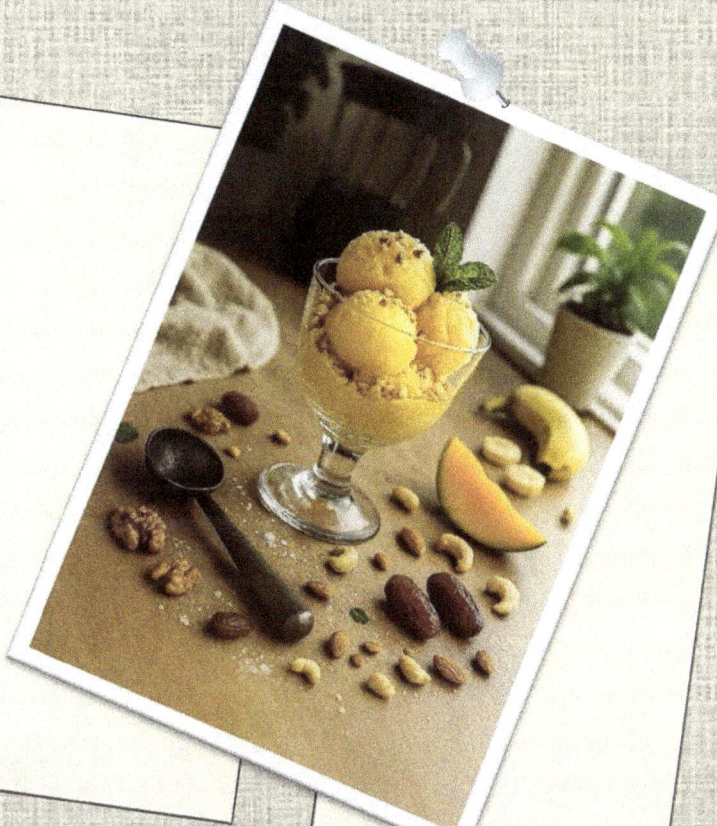

Recipe Ref: The UNcook Book p. 173

Nutritional Data

FOOD SUMMARY

Nutrition Facts

Serving Size 312 g

Amount Per Serving

Calories 482 — Calories from Fat 118

	% Daily Value*
Total Fat 14g	22%
Saturated Fat 2g	9%
Trans Fat 0g	
Cholesterol 0mg	0%
Sodium 5mg	0%
Total Carbohydrate 90g	30%
Dietary Fiber 10g	39%
Sugars 67g	
Protein 8g	

Vitamin A	13%	Vitamin C	61%
Calcium	8%	Iron	12%

*Percent Daily Values are based on a 2,000 calorie diet. Your daily values may be higher or lower depending on your calorie needs.

NutritionData.com

Download Printable Label Image

Nutritional Target Map ❓ What is this?

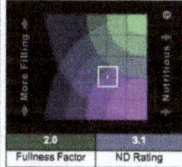

2.0	3.1
Fullness Factor	ND Rating

Caloric Ratio Pyramid ❓ What is this?

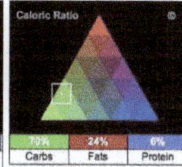

Caloric Ratio

70%	24%	6%
Carbs	Fats	Protein

NutritionData's Opinion ❓ What is this?

Weight loss:	★★½
Optimum health:	★★★
Weight gain:	★★★

The good: This food is low in Saturated Fat, and very low in Cholesterol and Sodium. It is also a good source of Vitamin C, Thiamin and Vitamin B6.

The bad: A large portion of the calories in this food come from sugars.

Estimated Glycemic Load

36

Typical target total is 100/day or less

❓ What is this?

Inflammation Factor

NA

Typical target net is 50/day or higher

❓ What is this?

Calorie Information

Amounts Per Selected Serving		%DV
Calories	482 (2018 kJ)	24%
From Carbohydrate	335 (1403 kJ)	
From Fat	118 (494 kJ)	
From Protein	29.4 (123 kJ)	
From Alcohol	~0.0 (0.0 kJ)	

Carbohydrates

Amounts Per Selected Serving		%DV
Total Carbohydrate	90.1 g	30%
Dietary Fiber	9.6 g	39%
Starch	~3.5 g	
Sugars	66.9 g	

More details ▼

Fats & Fatty Acids

Amounts Per Selected Serving		%DV
Total Fat	14.1 g	22%
Saturated Fat	~1.8 g	~9%
Monounsaturated Fat	~7.2 g	
Polyunsaturated Fat	~4.2 g	
Total trans fatty acids	~0.0 g	
Total trans-monoenoic fatty acids	~0.0 g	
Total trans-polyenoic fatty acids	~0.0 g	
Total Omega-3 fatty acids	~109 mg	
Total Omega-6 fatty acids	~4091 mg	

Learn more about these fatty acids and their equivalent names

More details ▼

NUTRIENT BALANCE

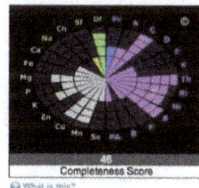

46
Completeness Score

❓ What is this?

PROTEIN QUALITY

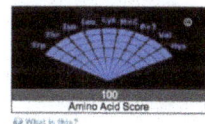

100
Amino Acid Score

❓ What is this?

Protein & Amino Acids

Amounts Per Selected Serving		%DV
Protein	8.5 g	17%

More details ▼

Vitamins

Amounts Per Selected Serving		%DV
Vitamin A	666 IU	13%
Vitamin C	36.5 mg	61%
Vitamin D	~	~
Vitamin E (Alpha Tocopherol)	~1.3 mg	~6%
Vitamin K	~3.6 mcg	~5%
Thiamin	0.8 mg	54%
Riboflavin	0.7 mg	40%
Niacin	8.2 mg	41%
Vitamin B6	1.6 mg	78%
Folate	46.7 mcg	12%
Vitamin B12	~0.0 mcg	~0%
Pantothenic Acid	1.0 mg	10%
Choline	~14.6 mg	
Betaine	~0.3 mg	

More details ▼

Minerals

Amounts Per Selected Serving		%DV
Calcium	80.7 mg	8%
Iron	2.2 mg	12%
Magnesium	92.2 mg	23%
Phosphorus	210 mg	21%
Potassium	1051 mg	30%
Sodium	4.8 mg	0%
Zinc	1.1 mg	7%
Copper	0.7 mg	36%
Manganese	0.7 mg	36%
Selenium	~3.0 mcg	~4%
Fluoride	~69.5 mcg	

Sterols

Amounts Per Selected Serving		%DV
Cholesterol	~0.0 mg	~0%
Phytosterols	~74.8 mg	

More details ▼

Other

Amounts Per Selected Serving		%DV
Alcohol	0.0 g	
Water	197 g	
Ash	2.9 g	
Caffeine	~0.0 mg	
Theobromine	~0.0 mg	

Libro 5: Recetas Artesanales con Sabiduría Ancestral

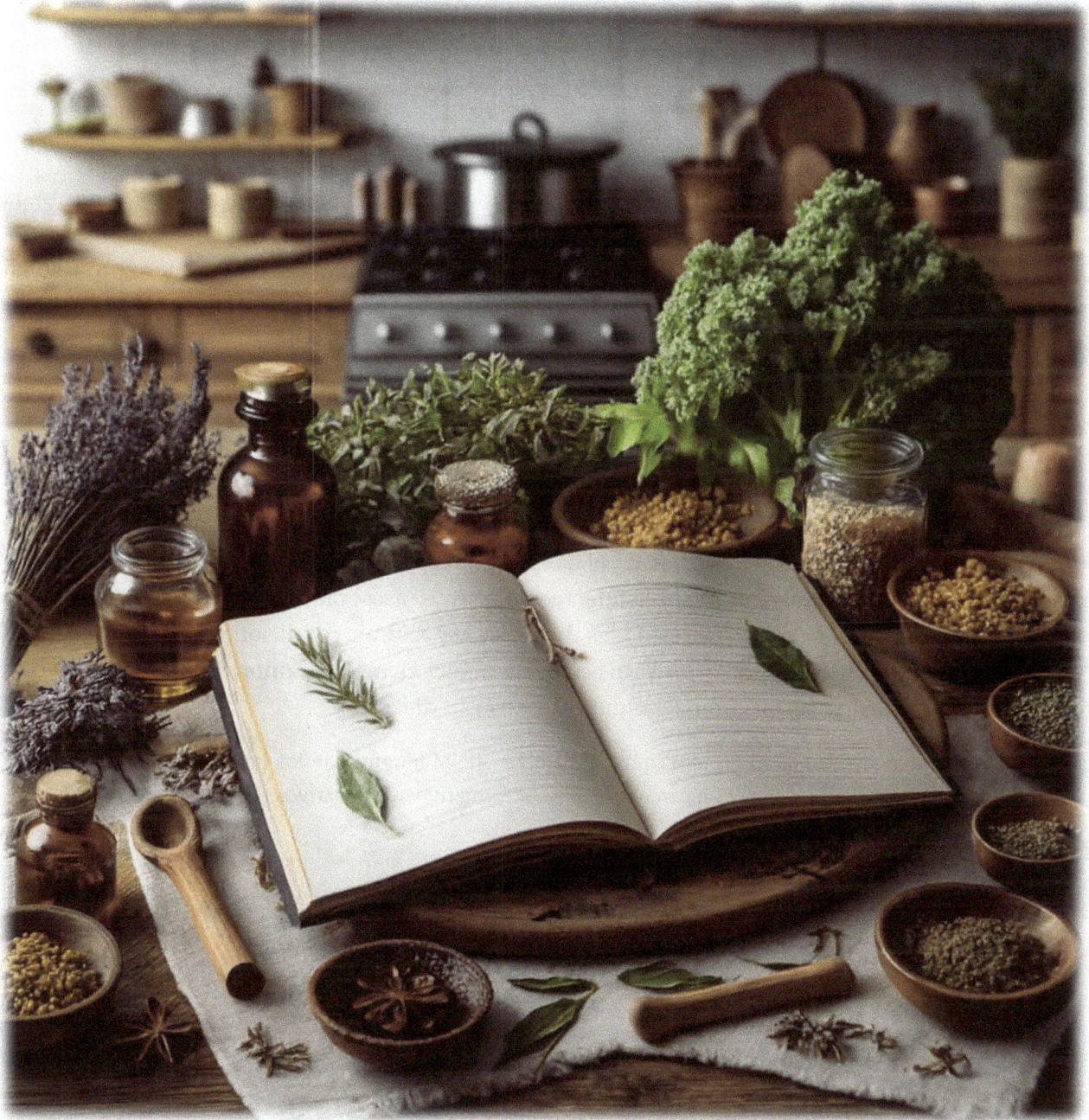

Recetas Artesanales con Sabiduría Ancestral

Aviso de Responsabilidad

El propósito de esta publicación es únicamente para *fines educativos e informativos*. El contenido presentado en este documento no pretende ser, ni debe interpretarse como, consejo, diagnóstico o tratamiento médico. Se recomienda a los lectores que consulten con un profesional de la salud calificado antes de realizar cualquier cambio en su dieta, prácticas de salud o rutinas de estilo de vida. El autor y el editor declinan toda responsabilidad por los efectos adversos que resulten del uso de la información contenida en esta guía.

La información nutricional proporcionada aquí es únicamente con fines educativos e informativos. Se basa en valores estimados de fuentes de datos comúnmente disponibles y puede variar según los ingredientes específicos, el tamaño de las porciones y los métodos de preparación utilizados. Esta información no pretende reemplazar el asesoramiento médico o nutricional profesional. Las personas con necesidades dietéticas específicas, condiciones médicas o alergias particulares deben consultar a un proveedor de atención médica autorizado o a un dietista registrado antes de realizar cambios significativos en su dieta.

Asimismo, no respaldamos ni promovemos de manera oficial ninguno de los productos mencionados en este libro. Su inclusión responde únicamente a fines informativos y educativos.

Las recetas de esta sección fueron elaboradas por Mariangeli Morauske, salvo que se indique otro autor.

Recetas Artesanales con Sabiduría Ancestral

Introducción

En cada rincón de nuestros hogares, en cada estante del baño, cada gabinete de la cocina, cada cajón de limpieza, se esconden fórmulas que prometen bienestar. Jabones que huelen a flores que nunca existieron, cremas que suavizan con ingredientes que nadie puede pronunciar, perfumes que envuelven, pero intoxican. Vivimos rodeados de productos procesados que han sido diseñados para durar, para brillar, para vender… pero no para sanar.

Este libro nace como un acto de resistencia. Como un regreso a lo esencial. Como una ofrenda para quienes desean vivir con propósito, con conciencia, con reverencia por lo natural. Aquí no encontrarás fórmulas industriales ni promesas vacías. Encontrarás recetas vivas. Preparaciones hechas en casa con plantas que respiran, aceites que bendicen, y aromas que elevan.

Cada receta que aquí se presenta —sea un champo, una crema, un perfume o un exfoliante— es más que una alternativa saludable. Es una declaración espiritual. Es el acto de ungir tu cuerpo con lo que nutre, de limpiar tu hogar con lo que respira vida, de cuidar a tus hijos con lo que no contamina su piel ni su alma. Es volver a lo que Dios ya había provisto: la tierra, las hojas, las raíces, los aceites, el agua.

Estas fórmulas artesanales fueron creadas para reducir las toxinas que nos rodean, pero también para elevar la conciencia. Para que cada preparación sea oración. Para que cada aroma sea memoria. Para que cada ingrediente sea testimonio de que lo simple puede ser sagrado.

En este libro encontrarás recetas para cada etapa de la vida:

- Champo nutritivo para fortalecer el cabello y consagrar la mente.
- Cremas que hidratan la piel mientras sanan heridas invisibles.
- Perfumes que no solo huelen bien, sino que recuerdan quién eres.
- Exfoliantes que limpian el cuerpo y liberan el alma.
- Fórmulas suaves para bebés que protegen sin alterar su pureza.
- Preparaciones para mascotas que honran su rol como compañeros sagrados.
- Limpiadores para el hogar que purifican sin contaminar.
- Detergentes de lavar.
- Desodorantes.
- Pasta de dientes

Este libro también honra la sabiduría ancestral: Las plantas que usaban nuestras abuelas, los baños que preparaban nuestras madres, los aceites que ungían los profetas. Aquí se entrelazan la ciencia botánica, la historia bíblica y la psicología espiritual para ofrecerte una guía completa, accesible y profundamente transformadora.

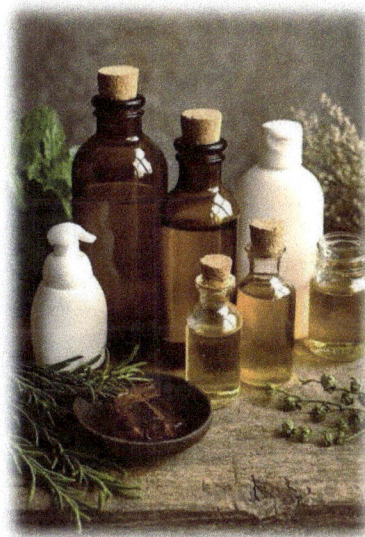

Recetas Artesanales con Sabiduría Ancestral

No necesitas ser experta en química ni tener una cocina de laboratorio. Solo necesitas intención. Cada receta está diseñada para ser fácil de preparar, con ingredientes que puedes encontrar en tu jardín, tu despensa o tu mercado local. Y cada preparación es una oportunidad para reconectar con lo que es real, puro y eterno.

Que este libro te acompañe como guía, como altar, como semilla. Que transforme tu rutina en ritual, tu baño en bendición, tu cocina en laboratorio de amor. Que te inspire a enseñar a tus hijos, a cuidar a tus mascotas, a limpiar tu hogar con gratitud. Y que, al usarlo, sientas que estás volviendo a casa.

"Porque tú formaste mis entrañas; me hiciste en el vientre de mi madre. Te alabaré, porque formidables, maravillosas son tus obras." —Salmo 139:13–14

Capítulo 1 Cuidado Personal: Ritual de Pureza y Renuevo

Pasta de Diente

Ingredientes

- 2 cucharadas de bicarbonato de sodio (baking soda)
- 1 cucharadita de sal del Himalaya finamente molida
- 2–3 cucharadas de aceite de coco virgen (opcional, para textura cremosa- (se puede calentar para hacerlo más líquido y fácil de mesclar con los polvos).
- Nota: Se puede hacer la pasta solo de polvo o agregarle aceite de coco para hacerlo más cremoso.

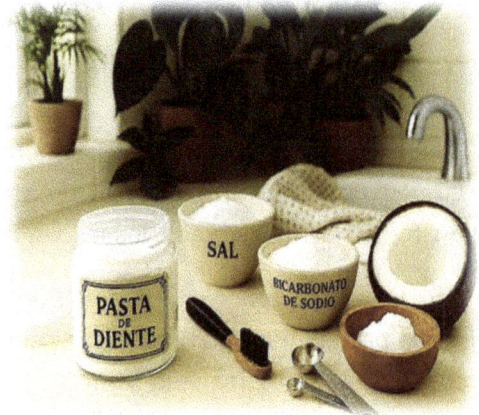

Preparación en polvo

1. Mezcla en un frasco de vidrio limpio el bicarbonato de sodio y la sal del Himalaya.
2. Guarda bien cerrado para mantener la frescura.
3. Moja el cepillo de diente antes de poner en contacto son el polvo de la pasta.

Preparación en crema

1. Coloca el bicarbonato de sodio y la sal del Himalaya en un recipiente pequeño.
2. Añade poco a poco el aceite de coco hasta obtener una pasta cremosa y homogénea.
3. Guarda la pasta dental en un frasco de vidrio con tapa. El aceite de coco solidificará a temperatura baja y se ablandará con el calor, lo cual es normal.

Uso

- Moja el cepillo de dientes primero, y ponlo dentro del polvo y cepilla los dientes como de costumbre, usando una pequeña cantidad. No ingerir.

Recetas Artesanales con Sabiduría Ancestral

Para dar un efecto refrescante y antimicrobiano a la pasta dental artesanal, se puede añadir aceite esencial de menta piperita o hierbabuena, siguiendo siempre dosis seguras y usando solo aceites de calidad alimentaria o terapéutica para uso oral.

Cómo incorporar el toque refrescante

- Añade de *2 a 5 gotas* de aceite esencial de menta piperita o hierbabuena (grado alimentario/orgánico) a la mezcla de pasta dental que lleva aceite de coco. Esta cantidad es suficiente para dar sabor y frescura, sin exceder la dosis recomendada — mayores cantidades pueden ocasionar irritación o toxicidad, especialmente en niños o personas sensibles.
- Mezcla perfectamente el aceite esencial con la base cremosa.
- Puede considerarse también el aceite esencial de naranja o limón para variantes afrutadas y antisépticas, pero en menor cantidad (1–3 gotas) y solo si el sabor ácido es agradable.

Nota importante

- ✓ Antes de usar aceites esenciales en la boca, prueba una pequeña cantidad en la piel para descartar posibles alergias.
- ✓ Nunca usar aceites sintéticos, solo aceites esenciales 100% puros y de grado alimenticio o terapéutico.
- ✓ No es aconsejable aumentar la dosis recomendada ni utilizar en embarazadas, lactantes o niños menores sin consulta profesional.

Shampoo Casero para Cabello Rubio y Seco

Con hierbas nutritivas y aceites esenciales

Ingredientes

Base

- ½ taza de jabón líquido de castilla sin fragancia
- ½ taza de infusión de manzanilla (realza el tono rubio y calma el cuero cabelludo).
- 1 cucharada de gel de aloe vera puro (hidratación y regeneración)
- 1 cucharadita de glicerina vegetal (suaviza y retiene humedad)

Aceites nutritivos

- 1 cucharada de aceite de coco (nutre y protege)
- 1 cucharada de aceite de ricino (estimula el crecimiento y fortalece)
- 1 cápsula de vitamina E (antioxidante y reparador)

Aceites esenciales

- 5 gotas de aceite esencial de romero (estimula el crecimiento y circulación)
- 5 gotas de aceite esencial de lavanda (calma y fortalece)
- 3 gotas de aceite esencial de manzanilla alemana (realza el rubio y reduce inflamación)
- Opcional: 2 gotas de aceite esencial de limón (solo si no hay exposición solar inmediata)

Recetas Artesanales con Sabiduría Ancestral

Preparación

1. *Prepara una infusión concentrada de manzanilla (1 bolsita o 1 cucharada por ½ taza de agua caliente). Deja enfriar.
2. En un frasco de vidrio o botella reciclada, mezcla el jabón de castilla con la infusión.
3. Añade el aloe vera, glicerina, aceites vegetales y vitamina E.
4. Incorpora los aceites esenciales y agita suavemente.
5. Guarda en lugar fresco y oscuro. Agita antes de cada uso.

Uso

- Aplica sobre el cabello húmedo, masajeando el cuero cabelludo con suavidad.
- Deja actuar 2–3 minutos antes de enjuagar.
- Úsalo 2–3 veces por semana.
- Puedes complementar con un enjuague de vinagre de manzana diluido para darle brillo al cabello y equilibrio de pH.

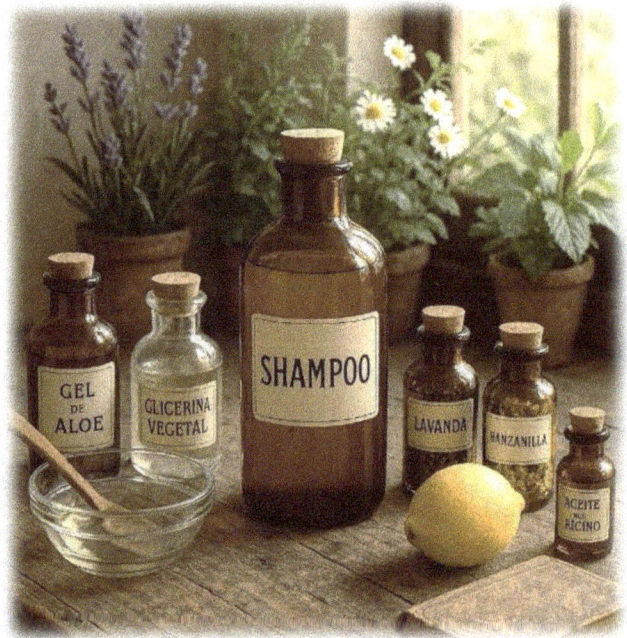

Guía de Cuidado Capilar según el Tipo de Cuero Cabelludo

1. Cuero Cabelludo Seco
- Aceites ideales: Coco, almendra, ricino
- Hierbas clave: Manzanilla, lavanda, caléndula
- Ajustes recomendados: Añadir más aloe vera y glicerina

2. Cuero Cabelludo Graso

- Aceites ideales: Jojoba, avellana, árbol de té
- Hierbas clave: Romero, ortiga, salvia
- Ajustes recomendados: Reducir aceites y añadir vinagre de manzana

3. Cuero Cabelludo Mixto
- Aceites ideales: Jojoba + coco (combinados)
- Hierbas clave: Lavanda, hibisco
- Ajustes recomendados: Balancear aceites y usar agua tibia

4. Cuero Cabelludo Sensible

- Aceites ideales: Rosa mosqueta, onagra, caléndula
- Hierbas clave: Manzanilla, avena, caléndula

Recetas Artesanales con Sabiduría Ancestral

- Ajustes recomendados: Evitar cítricos y usar productos con pH neutro

Rituales Herbales para cada Tono o color de Cabello

- La naturaleza, sabia y generosa, ofrece una gama de hierbas que armonizan con los distintos colores de cabello, realzando su belleza, cuidando el cuero cabelludo y devolviendo vitalidad.

- Para el cabello rubio, la dulzura de la manzanilla, la caléndula y la cúrcuma aporta luz y suavidad. Estas plantas iluminan los mechones dorados mientras calman el cuero cabelludo, perfectas para mantener un resplandor natural y sereno.

- El cabello castaño encuentra profundidad y fuerza en la salvia, el romero y el té negro. Estos aliados de tonos tierra intensifican el color, estimulan las raíces y fortalecen cada hebra con firmeza.

- Quienes tienen el cabello pelirrojo pueden celebrar sus tonos cálidos con hibisco, rooibos y un toque de cúrcuma. Estas hierbas realzan los matices rojizos, aportan antioxidantes y nutren con generosidad.

- Para el cabello negro, el poder equilibrante del romero, la ortiga y la lavanda favorece el crecimiento, regula la grasa natural y aporta un brillo profundo que refleja vitalidad interior.

- Y el cabello canoso o blanco se revitaliza con la sabiduría de la salvia, la lavanda y el vinagre de manzana. Juntas, estas plantas neutralizan los tonos amarillentos, suavizan la textura y devuelven frescura a las hebras plateadas.

- Cada hierba cuenta una historia ancestral — de sanación, tradición y belleza consciente. Ya sea en infusiones, enjuagues o aceites, estas compañeras botánicas nos invitan a cuidar nuestro cabello con intención y respeto.

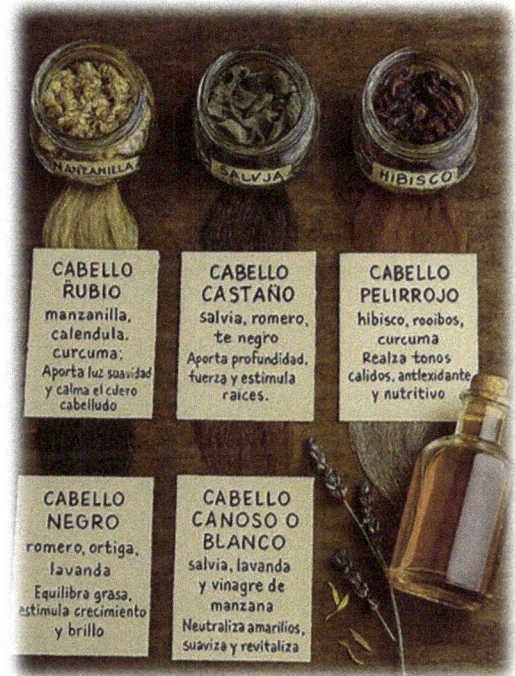

Variaciones según el color de cabello y tipo de cuero cabelludo

Ejemplo de adaptación para cabello castaño y cuero cabelludo graso

- Infusión base: té negro + romero
- Aceite vegetal: jojoba
- Aceites esenciales: árbol de té + lavanda
- Extras: vinagre de manzana (1 cucharadita) + gel de aloe vera

Recetas Artesanales con Sabiduría Ancestral

Shampoo Artesanal Nutritivo

por Bany Benítez

Ingredientes base

- 1 taza de agua destilada
- 2 cucharadas de linaza
- 1 penca de sábila (aloe vera)
- 2 cucharadas de aceite de coco, oliva o almendra dulce
- 4 cucharadas de avena molida
- Hojas recomendadas (elige 1–3): (menta, romero, salvia, lavanda,hierba de limón, caléndula, manzanilla)
- Opcional: Aceites esenciales de jojoba, romero, lavanda, etc.

Preparación

1. Extrae el gel de la sábila retirando la piel y reservando el interior.

2. Hierve la linaza en el agua por 5–8 minutos. Puedes añadir 3 clavos de olor.

3. Retira del fuego y agrega las hojas o flores seleccionadas.

4. Tapa y deja reposar por 5 minutos para extraer sus propiedades.

5. Cuela la mezcla: obtendrás un líquido espeso y espumoso.

6. Añade el gel de sábila, el aceite vegetal y la avena molida.

7. Si deseas, incorpora 3 gotas de cada aceite esencial elegido.

8. Mezcla bien y guarda en frasco limpio.

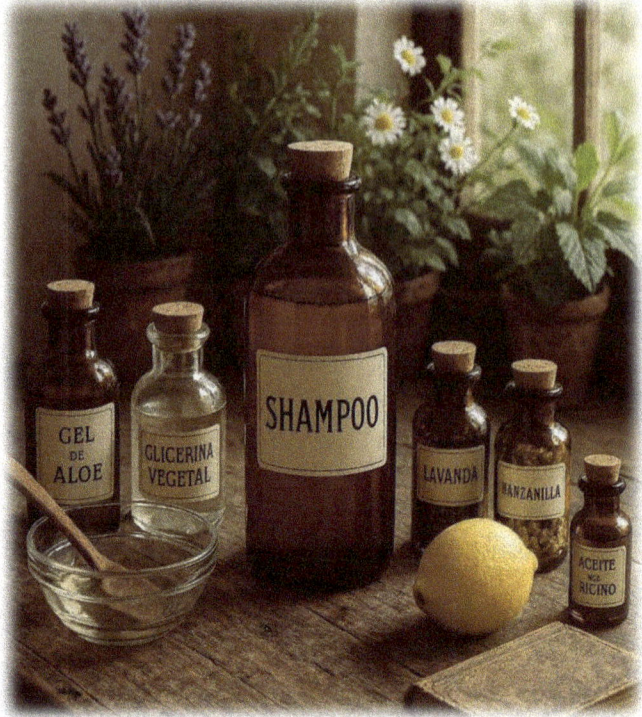

Herbales para el Cabello: Propiedades Botánicas

Cada tipo de cabello tiene sus propias necesidades, y la naturaleza nos ofrece combinaciones de plantas medicinales que no solo embellecen, sino que también sanan desde lo profundo.

♦ Para cabello seco, se recomienda una infusión de manzanilla combinada con aceite de coco o de oliva. La manzanilla (*Matricaria chamomilla*) es conocida por sus propiedades antiinflamatorias, perfecta para pieles sensibles. Este ritual aporta suavidad, calma y una sensación de alivio espiritual.

◆ Para fortalecer y estimular el crecimiento, mezcla media taza de romero o ortiga con media cucharada de jengibre. Aunque la planta destacada aquí es la caléndula (*Calendula officinalis*), por su capacidad regeneradora, antiséptica y suavizante. Este preparado revitaliza el cuero cabelludo y despierta la energía dormida en las raíces.

◆ Para controlar la caspa, combina media taza de gel de nopal, un cuarto de taza de tomillo o salvia, una cucharadita de vinagre de manzana y cinco gotas de aceite esencial de árbol del té. La planta guía es la lavanda (*Lavandula officinalis*), que aporta relajación, calma y protección antimicrobiana. Este ritual purifica y equilibra.

◆ Para cabello rizado o afro, prepara un cuarto de taza de infusión de flor de Jamaica, añade lavanda y una cucharadita de aceite de ricino. La flor de tilo (*Tilia spp*) acompaña este ritual por su suavidad y efecto relajante, ideal incluso para bebés. Este tratamiento honra la textura natural y la envuelve en ternura.

Conservación de los preparados:

- Duran hasta 7 días si se almacenan en un lugar fresco.
- Para conservar naturalmente cada taza de mezcla, puedes añadir:
  - 1 cucharadita de vinagre de manzana
  - 20 gotas de aceite esencial de lavanda o romero
  - 15 gotas de aceite esencial de árbol del té
  - 15 gotas de extracto de semilla de toronja o 1 cucharadita de su polvo (el polvo se refiere a la semilla molida, disponible en tiendas naturistas).

Ingredientes complementarios con propiedades espirituales y botánicas:

- Avena coloidal: Hidratante, antipicazón, ideal para cuero cabelludo seco.
- Sábila (Aloe vera): Cicatrizante, hidratante, previene la costra láctea.
- Malva (Malva sylvestris): Emoliente, calmante, perfecta para cabello rizado.
- Raíz de saponaria (jabón de los pobres): Hervir 1 cda en 1 taza de agua
- Jabonera o quillay: hervir 1 cda de corteza
- Yuca silvestre (Yucca glauca): Hervir 1 cda de raíz o corteza
- Glicerina vegetal: Añadir 2 cucharadas

Nota: La espuma no define la limpieza, pero puede mejorar la experiencia sensorial.

Recetas Artesanales con Sabiduría Ancestral

Shampoo Suave para Bebés

Por Bany Benítez -Calmante, delicado y protector

Ingredientes

- ½ taza de infusión fría de manzanilla o caléndula
- 2 cucharadas de gel de sábila
- 1 cucharada de gel de linaza (opcional)
- 2 cucharadas de glicerina vegetal (opcional)
- 1 gota de aceite esencial de lavanda (solo en niños mayores de 2 años)

Preparación

1. Mezcla todos los ingredientes en un frasco limpio.
2. Guarda en la nevera por hasta 7 días.
3. Agita antes de cada uso.

⚠️ **Seguridad infantil ¿Desde qué edad se pueden usar?**

- **Recién nacidos (0–3 meses):**
  Se recomienda **evitar completamente** el uso de aceites esenciales. La piel es extremadamente sensible y el sistema respiratorio aún está en desarrollo.

- **Bebés (3–12 meses):**
  Solo se pueden usar **aceites suaves y seguros**, como lavanda o manzanilla, y **siempre diluidos** en un aceite portador (como aceite de coco fraccionado o jojoba).
  - Dilución recomendada: **0.25%** (≈ 1 gota por 4 cucharaditas de aceite portador).

COMBINACIONES SEGÚN EL TIPO DE CABELLO
Propiedades Espirituales y Botánicas

Necesidad	Ingredientes sugeridas	Planta	Propiedades
Cabello seco Infusion de manzanilla + aceite de coco u	Infusión de manzanilla + aceite de coco	Matricaria (chamomilla)	Antinflamatoria, ideal para piel sensible
Fortalecimiento y crecimiento ⅓ taza de romero u ortiga	⅓ taza de romero u ortiga + ⅓ cda de lengibre	Caléndula (Caléndula officinalis)	Regeneradora, antiseptica, suavizante
Cabello rizado o afro ¼ taza de infusion + de flor de ricino	½ taza de infusión de flor de Jamaica + lavanda +	Flor de tilo (Tilia spp)	Suave, relajante ideal para bebes
Conservacion	Dura hasta 7 dias en lugar fresco.	Avena coloidal	Hidratante, antipicazon. para cuero cabelludo seco
Conservantes naturales (por cada taza)	- Conservantes naturales (pór cada taza):		
20 día de vinagre de manzana	Emoliente, calmante, ideal para cabello	Sabila (Aloe vera)	Cicatrizante, hidratante, previene costra lactea
- 20 gotas de aceite esencial de lavanda o romero	-Emoliente, calmante, ideal para cabello rizado	Malva (Malva sylvestris)	
-15 gotas de aceite esencial de árbol del te			

Recetas Artesanales con Sabiduría Ancestral

- Uso externo únicamente: en masajes suaves o difusión ambiental por períodos cortos.

- **Niños pequeños (1–5 años):** Se pueden usar más aceites, como naranja dulce, incienso, árbol de té (con moderación), pero **nunca sin diluir.**

  - Dilución recomendada: **0.5–1%** (≈ 1 gota por 2 cucharaditas de aceite portador).

  - Aplicación: en plantas de los pies, espalda o difusión suave.

- **Niños mayores (6+ años):** Pueden tolerar una gama más amplia de aceites esenciales, como eucalipto radiata, limón, menta (con precaución), y mezclas para concentración, relajación o inmunidad.

  - Dilución recomendada: **1–2%** (≈ 1 gota por 1 cucharadita de aceite portador).

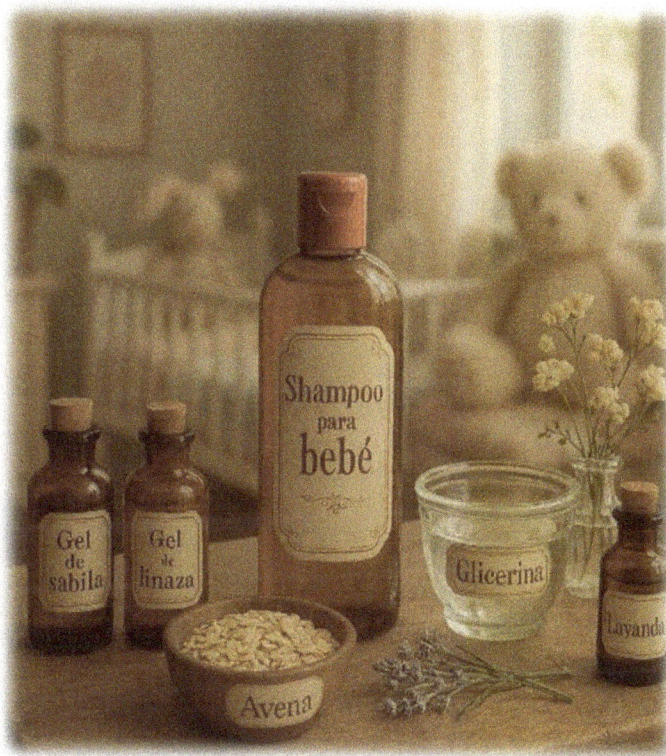

⚠️ Precauciones clave

- **Nunca aplicar cerca de ojos, mucosas o genitales.**

- **Evita aceites calientes o irritantes** como canela, clavo, orégano, tomillo o menta en menores de 6 años.

- **No usar en baños sin dispersante**, ya que los aceites flotan y pueden irritar la piel.

- **Consulta con un pediatra o aromaterapeuta certificado** si hay condiciones médicas, alergias o dudas.

Recetas Artesanales con Sabiduría Ancestral

Condicionador Liquido Capilar para Cabello Seco

Para cabello seco y cuero cabelludo sensible

Ingredientes

- 1 taza de infusión fría de manzanilla y menta* (calma, ilumina y refresca)
- 1 cucharada de vinagre de sidra de manzana orgánico (equilibra el pH y aporta brillo)
- 1 cucharadita de agua de rosas (hidratación ligera y aroma espiritual)
- ½ cucharadita de extracto de caléndula (antiinflamatorio y regenerador)
- 5 gotas de aceite esencial de lavanda (calma y fortalece)
- 3 gotas de aceite esencial de menta o eucalipto (estimula circulación y frescura)
- Opcional: 1 cápsula de vitamina B5 líquida (fortalece y nutre el folículo)

Preparación

1. *Prepara una infusión concentrada de manzanilla y menta. Deja enfriar completamente.
2. Mezcla en una botella de vidrio o plástico reciclado con el vinagre, agua de rosas y extracto de caléndula.
3. Añade los aceites esenciales y la vitamina B5.
4. Agita suavemente y guarda en lugar fresco.
5. Agita antes de cada uso.

Uso

- Aplica después del champo, masajeando suavemente el cuero cabelludo.
- Deja actuar 2–3 minutos y enjuaga con agua tibia o fría.
- También puedes usarlo como tónico capilar sin enjuague en días alternos.

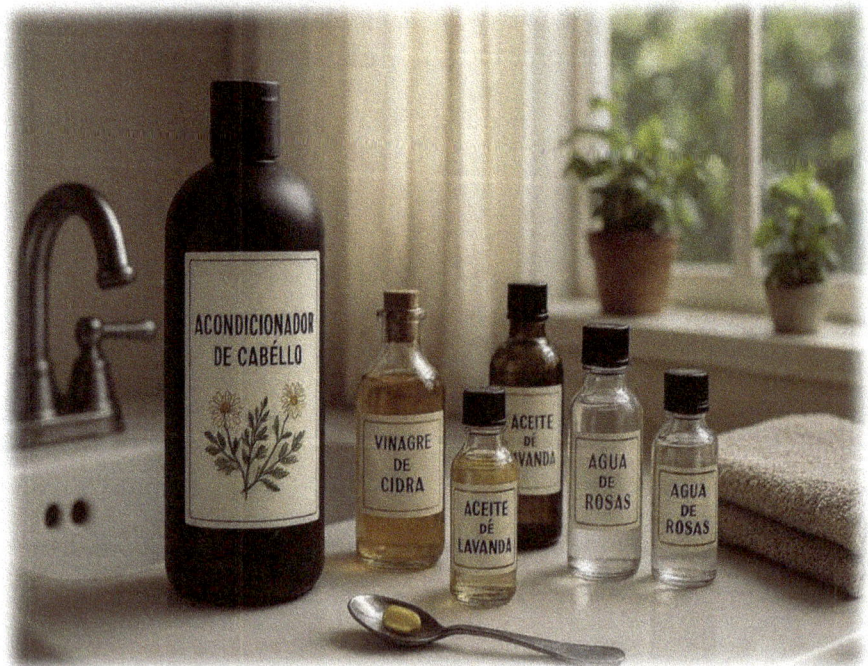

Recetas Artesanales con Sabiduría Ancestral

Exfoliante Natural de Baño

Renovador, nutritivo y calmante

Ingredientes

- 1 taza de azúcar morena o sal de Epsom
- ½ taza de aceite de almendra dulce o aceite de coco derretido
- 1 cucharada de miel cruda (hidrata y suaviza)
- 1 cucharadita de extracto de vainilla (aroma dulce, antioxidante)
- 10 gotas de aceite esencial de lavanda (calmante, reparador)
- Opcional: 5 gotas de aceite esencial de cedro (purificante)
- Opcional: 1 cucharada de aceite de vitamina E (potente antioxidante)

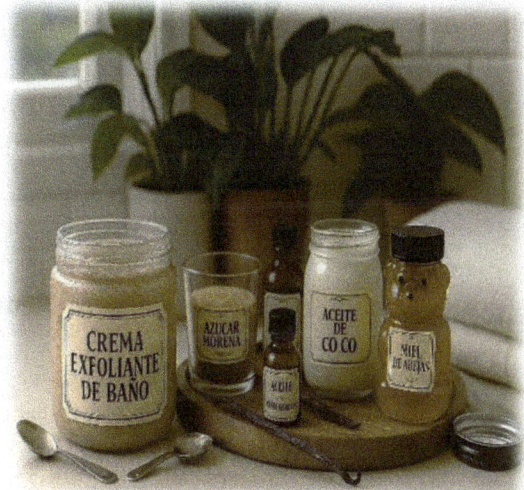

Preparación

1. En un tazón, mezcla bien el azúcar o la sal con el aceite hasta lograr una textura arenosa.
2. Añade la miel, la vainilla y los aceites esenciales.
3. Mezcla hasta integrar.
4. Transfiere a un frasco hermético (de vidrio ámbar, preferiblemente).

Uso

- En la ducha, toma una cantidad generosa.
- Masajea con movimientos circulares sobre la piel húmeda, enfocándote en las áreas ásperas por algunos minutos. Espera una 1 hora si es posible.
- Enjuaga bien.
- Úsalo 1–2 veces por semana para una piel renovada y suave.

Aceite Capilar Fortalecedor y Reparador

Ingredientes

- 2 ramas de romero fresco o 1 cda de romero seco.
- 1 cucharada de semillas de linaza
- 2 hojas de laurel secas
- 4 clavos de olor
- 1 pulgada de raíz de jengibre, pelada y picada
- 2 cucharadas de aceite de oliva virgen extra
- 2 cucharadas de aceite de coco
- 1 cucharada de aceite de ricino
- ✓ Opcional: 1 cucharadita de salvia seca o ortiga seca (ambas apoyan el crecimiento capilar y la salud del folículo.

Recetas Artesanales con Sabiduría Ancestral

Instrucciones

1. Preparar los ingredientes:
   - Lava y seca las hierbas frescas. Pica las hojas de laurel y el romero para liberar mejor sus aceites. Ralla el jengibre.
   - Infusión al baño María: Añade el romero, laurel, clavo, jengibre y salvia/ortiga opcional en un frasco de vidrio.
2. Añade los aceites: Oliva, coco y ricino.
3. Coloca el frasco sin tapa en una olla llena de agua y calienta a fuego bajo <u>(Como baño de maría)</u>, evitando que hierva directamente. Mantén la mezcla en calor indirecto durante unos 30 minutos, removiendo cada 5 minutos para Remojar** o descansar, o macerar bien.

   Remojar es un proceso en el que se deja reposar un ingrediente sólido (como hierbas, frutas, raíces o flores) en un líquido —como aceite, alcohol, vinagre o agua— para que sus propiedades, aromas, sabores o principios activos se transfieran al líquido.
4. Agregar linaza:
   - Mientras tanto, prepara un gel de linaza: Hierve 1 cucharada de linaza en 1 taza de agua durante 10 minutos, removiendo. Cuela para quedarte con solo el gel.
   - Añade 1-2 cucharadas del gel de linaza al frasco de aceites calientes, mezcla bien y retira del baño María. Déjalo enfriar.
5. Filtrado y envasado
6. Una vez fría, cuela toda la mezcla con un colador fino o tela tipo muselina para separar los sólidos.
7. Vierte el aceite colado en un frasco limpio de vidrio/cristal con tapa y almacénalo en un lugar fresco, seco y oscuro.

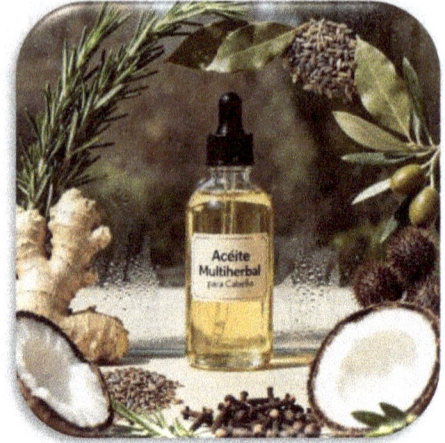

Usos

- Masajea el cuero cabelludo húmedo con una pequeña cantidad del aceite, haciendo movimientos circulares durante por lo menos 5 minutos.
- Déjalo actuar por lo menos una hora, o durante toda la noche para mejores resultados. (Para proteger la almohada, cúbrela con plástico). Luego, lava con tu champú habitual.
- Repite 2-3 veces por semana para notar resultados progresivos.

Consejos adicionales

- Puedes alternar el uso con mascarilla de gel de linaza y romero: Aplica, deja actuar 40 minutos y enjuaga para fortalecer el cabello y reducir la caída.
- Este aceite es compatible con todos los tipos de cabello, incluyendo rizados, secos y tratados.
- Consulta a un dermatólogo si tienes antecedentes de alergias cutáneas.

Recetas Artesanales con Sabiduría Ancestral

Esta receta combina las mejores propiedades de cada ingrediente para estimular el ciclo capilar y fortalecer desde la raíz.

Suero Facial Artesanal Reparador

Con aceite de coco o ricino, aceites esenciales y vitaminas naturales

Ingredientes

- 2 cucharadas de aceite de coco virgen (hidratante, suaviza líneas finas) (y/o) 2 cucharadas de aceite de ricino prensado en frío (regenerador, ideal para manchas)
- 1 cucharada de aceite de rosa mosqueta (rico en vitamina A y C, aclara manchas)
- 1 cápsula de vitamina E (antioxidante, protege y nutre)
- 5 gotas de aceite esencial de incienso (antiarrugas, regenerador celular)
- 5 gotas de aceite esencial de lavanda (calmante, cicatrizante)
- 3 gotas de aceite esencial de limón (aclarante, solo para uso nocturno)
- Opcional: 1 gota de aceite esencial de geranio (equilibra el tono de piel)

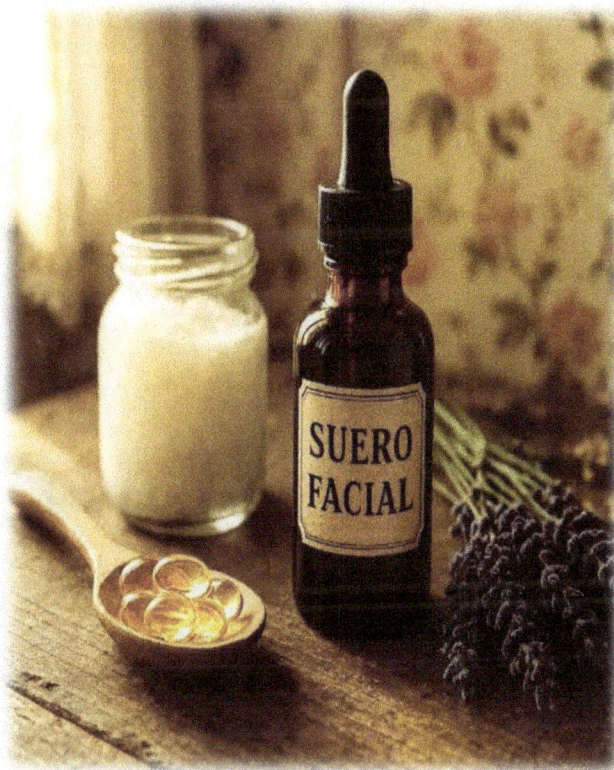

Preparación

1. En un frasco de vidrio oscuro de 30 ml, vierte los aceites base (coco o ricino y rosa mosqueta).
2. Pincha la cápsula de vitamina E y exprime el contenido en el frasco.
3. Añade los aceites esenciales y agita suavemente para integrar.
4. Guarda en lugar fresco y oscuro. Agita antes de cada uso.

Uso

- Aplica solo por la noche, sobre la piel que este limpia y ligeramente húmeda.
- Usa 2–3 gotas, masajeando suavemente el rostro y cuello.
- Evita exposición solar directa tras aplicar aceites cítricos (como el de limón).
- Puedes usarlo diariamente o alternar con tu rutina habitual.

Recetas Artesanales con Sabiduría Ancestral

Crema Artesanal para Manos y Cuerpo

Hidratante, reparadora y espiritualmente reconfortante

Ingredientes

- ½ taza de manteca de karité (shea butter)
- ¼ taza de aceite de coco virgen
- 2 cucharadas de aceite de almendra dulce (o aceite de jojoba)
- 1 cucharada de cera de abeja rallada (opcional, para textura más firme)
- 1 cucharada de aceite de vitamina E (antioxidante, protector)
- 10 gotas de aceite esencial de lavanda (calmante, reparador)
- 5 gotas de aceite esencial de incienso (frankincense) (regenerador, espiritual)
- 5 gotas de aceite esencial de naranja dulce (alegría, aroma cálido)

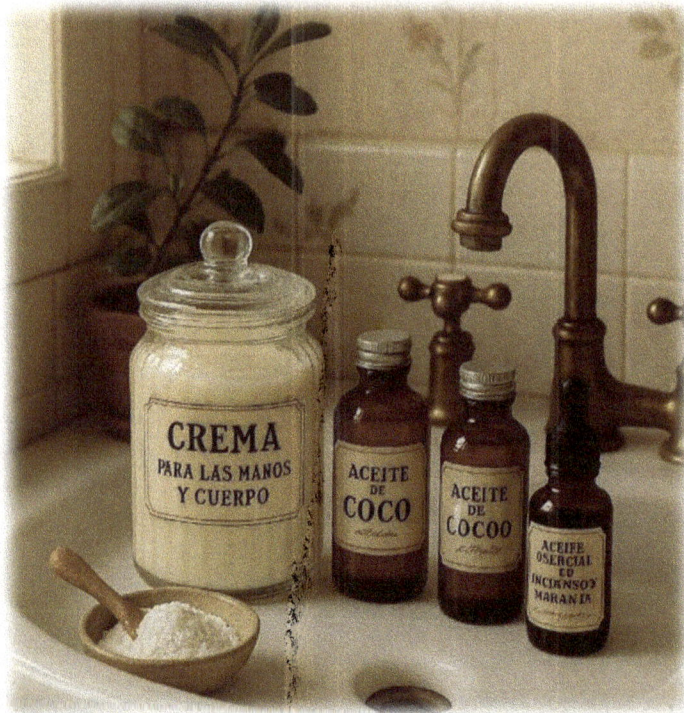

Preparación

1. En baño María, derrite la manteca de karité, el aceite de coco y la cera de abeja (si usas).
2. Retíralo del fuego y añade el aceite de almendra y vitamina E.
3. Deja enfriar ligeramente y añade los aceites esenciales.
4. Bate con batidora eléctrica hasta obtener una textura cremosa y aireada.
5. Transfiere a frascos de vidrio con tapa hermética. Guarda en lugar fresco.

Uso

- Aplica una pequeña cantidad sobre la piel limpia.
- Masajea suavemente hasta que se absorba.
- Ideal para manos, codos, rodillas, pies y cuerpo entero.
- Úsala después del baño o antes de dormir para una experiencia restauradora.

Para evitar marcas en ropa o sábanas:

- Aplica la crema después del baño, con la piel aun ligeramente húmeda.
- Usa una pequeña cantidad y masajea bien hasta que se absorba.
- Espera unos minutos antes de vestirte o acostarte.

Recetas Artesanales con Sabiduría Ancestral

Capítulo 2 Limpieza para el hogar

Jabon de Labar Ropa o Limpieza General

Ingredientes

- 3 ½ T de aceite de oliva usado y filtrado (puede ser también aceite nuevo si se prefiere)
- ½ T de sosa cáustica (hidróxido de sodio)
- ½ + 1 cda de agua del grifo
- Opcional: unas gotas de esencia aromática para perfumar

Materiales necesarios

- Recipiente grande de plástico
- Guantes, gafas y mascarilla de protecció
- Batidora manual o palo de madera
- Moldes para jabón (pueden ser cajas de cartón o bandejas)

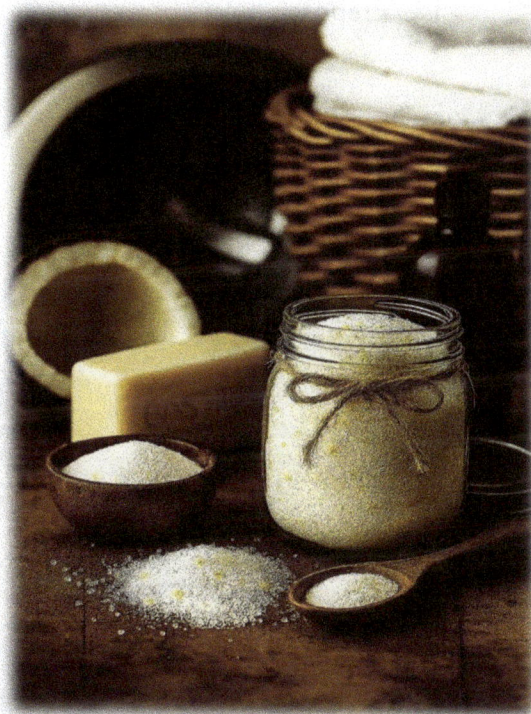

Preparación paso a paso

1. **Prepara el agua con sosa cáustica**

    En un recipiente resistente al calor (preferiblemente de vidrio o acero inoxidable), vierte el agua del grifo. Agrega lentamente la sosa cáustica, revolviendo con una cuchara de madera o espátula de silicona. **Nunca al revés** (no agregues agua a la sosa). La mezcla se calentará y liberará vapores; deja reposar hasta que baje la temperatura.

2. **Calienta el aceite**

    En otro recipiente, calienta ligeramente el aceite de oliva filtrado hasta que esté tibio (no caliente). Esto ayuda a que se mezcle mejor con la solución de sosa.

3. **Combina ambas mezclas**

    Vierte lentamente la solución de sosa en el aceite tibio, revolviendo constantemente. Puedes usar una batidora de mano (tipo minipimer) para acelerar el proceso de emulsión. Mezcla hasta que la mezcla alcance la "traza" —una textura parecida a la natilla ligera.

4. **Agrega la esencia aromática (opcional)**

    Si deseas perfumar tu jabón, añade unas gotas de esencia natural en este momento y mezcla bien.

5. **Vierte en moldes**
Coloca la mezcla en moldes de silicona o recipientes forrados con papel encerado. Golpea suavemente para eliminar burbujas de aire.

6. **Deja reposar**

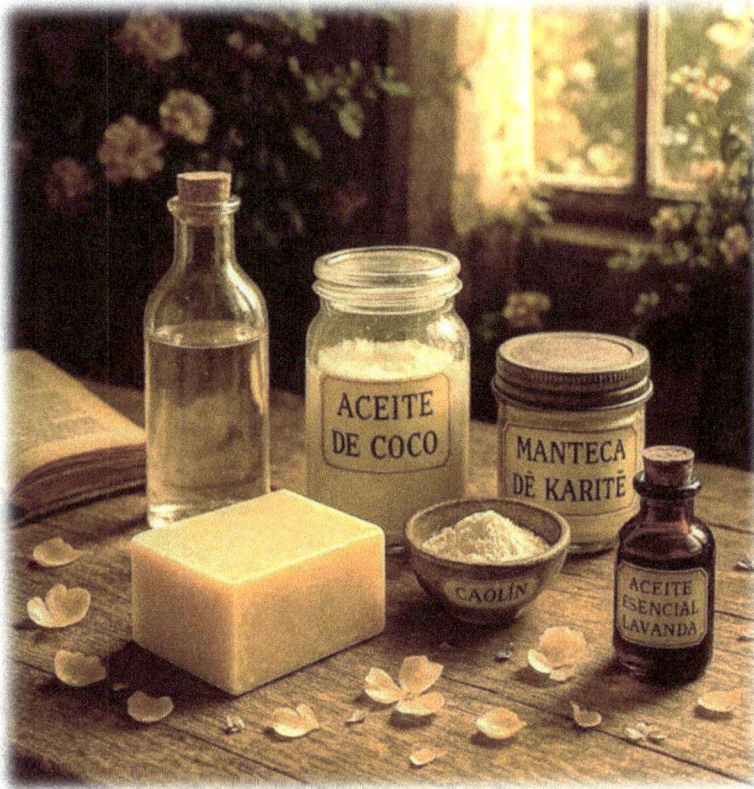

Cubre los moldes con una toalla y deja reposar en un lugar seco y ventilado durante **24 a 48 horas**, hasta que el jabón se endurezca.

7. **Desmolda y cura**
Una vez firme, desmolda el jabón y colócalo en una rejilla o bandeja para que cure durante **4 a 6 semanas**. Este proceso permite que el jabón pierda humedad y se vuelva más suave para la piel.

Este jabón es tradicional, ecológico y tiene muy buen poder ideal para uso doméstico, limpieza general o como base para jabones terapéuticos.

Jabón en Polvo para la Maquina de Lavar Ropa

Fórmula básica solo con ingredientes en polvo

Ingredientes

- 1 taza de bórax (potente limpiador natural)
- 1 taza de carbonato de sodio (washing soda, no confundir con bicarbonato)
- ½ taza de bicarbonato de sodio (neutraliza olores y suaviza)
- 2 cucharadas de percarbonato de sodio.
- 10–15 gotas de aceite esencial (opcional: lavanda, limón, eucalipto o árbol de te)

Preparación

1. En un recipiente grande, mezcla todos los ingredientes secos hasta que estén bien integrados.
2. Añade las gotas de aceite esencial y revuelve bien para distribuir el aroma.
3. Guarda la mezcla en un frasco de vidrio con tapa hermética o en un recipiente reutilizable.

Uso

- Para lavadora estándar: usa 2–3 cucharadas por carga.
- Para lavadora HE (alta eficiencia): usa 1–2 cucharadas.
- Apto para ropa blanca y de color. No contiene blanqueadores agresivos.

Jabón Artesanal en Barra con Arcilla Blanca (Caolín)

Purifica, suaviza y honra la piel como templo

Ingredientes

- 1 ½ T de aceite de oliva virgen extra (suavidad y nutrición)
- ¾ T + 1 cda de aceite de coco (espuma y limpieza)
- ⅓ T + 1 cda de manteca de karité (hidratación profunda)
- ⅓ T de glicerina saponificada
- 1 T de agua destilada
- 2 cucharadas de arcilla blanca (caolín)
- 15 gotas de aceite esencial (lavanda, geranio o árbol de té)
- Opcional: Pétalos secos, avena molida, ralladura de cítricos

Preparación

1. Disuelve la sosa en el agua destilada lentamente, siempre vertiendo la sosa sobre el agua (nunca al revés). Deja enfriar.
2. Calienta los aceites (oliva, coco y karité) a fuego bajo hasta que se derritan y se integren.
3. Cuando ambas mezclas estén entre 35–45 °C/95-113 f, combínalas lentamente y comienza a batir con batidora de inmersión.
4. Cuando la mezcla alcance una textura como de pudín añade la arcilla blanca y el aceite esencial. Mezcla bien.
5. Vierte en moldes de silicona o madera forrada con papel encerado.
6. Deja reposar 24–48 horas, desmolda y cura durante 4–6 semanas en lugar fresco y seco.

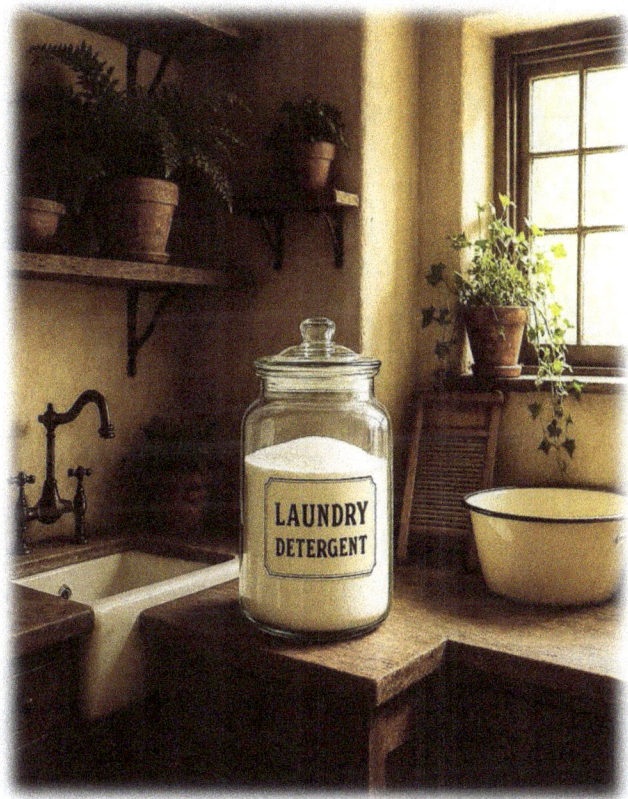

Recetas Artesanales con Sabiduría Ancestral

Jabón en Barra Artesanal — Versión Fácil

Con ingredientes básicos y sin complicaciones

Ingredientes

- 2 T de jabón base de glicerina transparente o blanca (vegetal, sin fragancia).
- 2 cucharadas de arcilla blanca (caolín)
- 1 cucharada de aceite de coco (opcional, para suavidad)
- 10 gotas de aceite esencial (lavanda, eucalipto, naranja dulce, etc.)
- Opcional: pétalos secos, avena molida, ralla la cascara de algún cítrico

Preparación

1. Corta el jabón base en cubos pequeños y derrítelo a baño maría o en microondas (30 segundos a la vez).
2. Una vez derretido, añade la arcilla blanca, el aceite de coco y el aceite esencial. Mezcla bien.
3. Si deseas, incorpora pétalos, avena o ralladura para textura y belleza.
4. Vierte la mezcla en moldes de silicona y deja enfriar completamente (2–4 horas).
5. Desmolda y guarda en lugar fresco y seco por 24 horas. ¡Listo para usar!

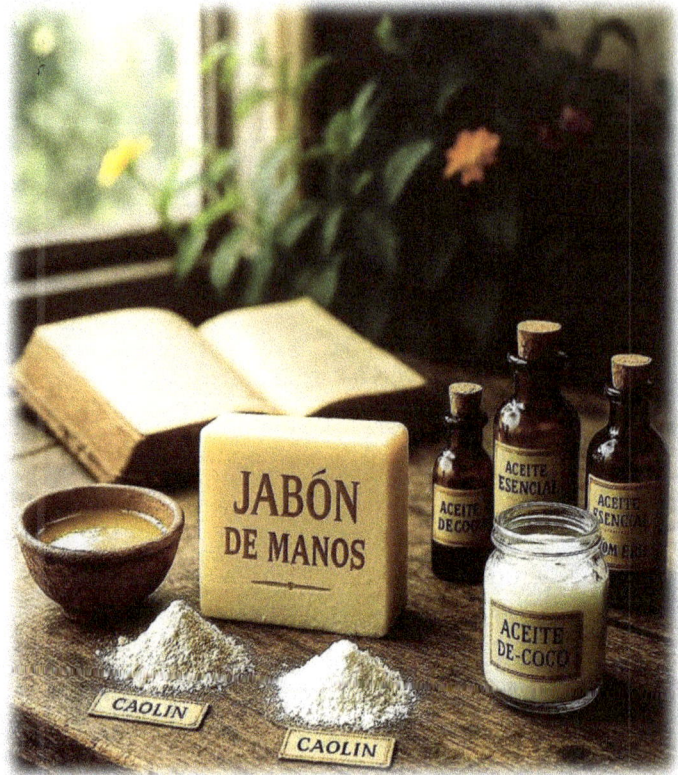

Limpiador Natural Multiusos en Spray

Desinfectante, desengrasante y aromático

Ingredientes

- 1 taza de vinagre blanco destilado (antibacteriano, desinfectante natural)
- 1 taza de agua destilada o hervida enfriada
- 1 cucharada de bicarbonato de sodio (desengrasante y desodorizante)
- 10 gotas de aceite esencial de árbol de té (antiviral, antifúngico)
- 10 gotas de aceite esencial de eucalipto (refrescante, purificante)
- 10 gotas de aceite esencial de limón o naranja dulce (desengrasante, aroma alegre)

Recetas Artesanales con Sabiduría Ancestral

- Opcional: 5 gotas de aceite esencial de lavanda (calmante, armonizador)

Preparación

1. En una botella de vidrio o plástico con atomizador (preferiblemente ámber/oscuro) vierte el vinagre y el agua.
2. Añade el bicarbonato poco a poco (puede burbujear).
3. Incorpora los aceites esenciales y agita suavemente.
4. Guarda en lugar fresco y oscuro. Agita antes de cada uso.

Uso

- Rocía sobre superficies como en una mesa, estufas, baños, mesas y pisos.

- Deja actuar unos segundos y limpia con un paño húmedo.

- No lo use sobre mármol o piedra natural (por el vinagre).

- Ideal para limpieza diaria con aroma espiritual y fresco.

Otra opción de limpiador natural es el vinagre y Pino natural.

"Pine Sol" natural

'Compra un galón de vinagre al 30 % de concentración, disponible en tiendas como "Home Depot" y otros establecimientos similares.

Una vez finalizada la temporada navideña, retira todas las hojas o agujas del árbol natural de Navidad y colócalas dentro del vinagre, en un frasco de vidrio.

Deja las hojas en remojo durante 3 a 4 meses. Con el tiempo, el vinagre tomará un color oscuro. Entonces, cuela la mezcla y utilízala como limpiador multiusos. Obtendrás un producto

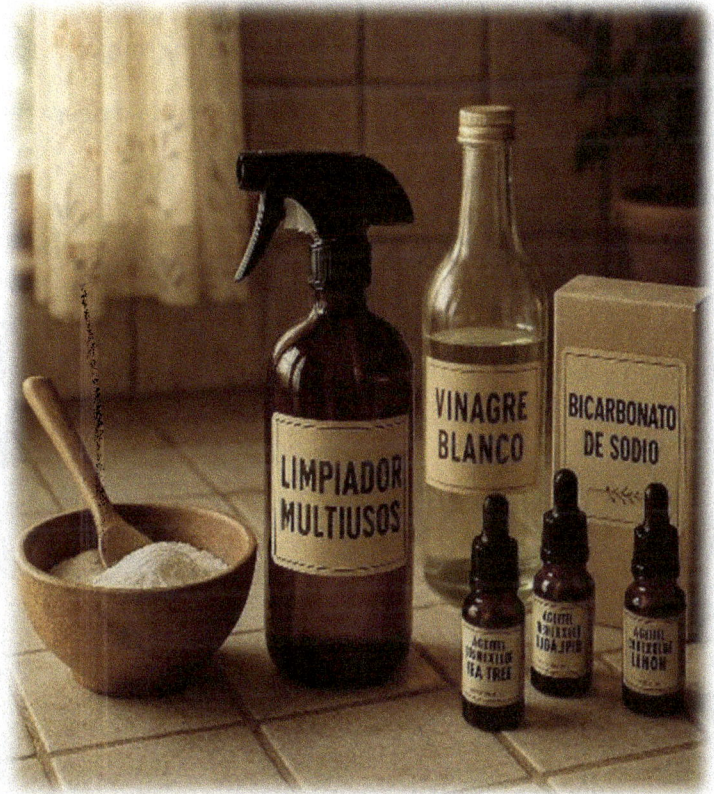

con un agradable aroma natural a pino, y el vinagre actuará como un excelente agente de limpieza.

Limpiador Natural para Frutas y Verduras

Desinfectante suave, purificador y refrescante

Ingredientes

- 1 taza de agua destilada o hervida (enfriada).

- ½ taza de vinagre blanco (antibacteriano, antiviral, desinfectante).

- 1 cucharada de bicarbonato de sodio (remueve residuos y suciedad).

- 1 cucharadita de sal marina fina (ayuda a desprender impurezas).

- 5 gotas de aceite esencial de limón o naranja dulce (aroma fresco, desengrasante).

- *Opcional:* 3 gotas de aceite esencial de menta (refrescante, antimicrobiano).

Preparación

1. En un tazón, sumerge completamente las frutas o verduras que deseas limpiar en el agua.

2. Añade el bicarbonato de sodio y la sal marina. Mezcla suavemente hasta disolver.

3. Incorpora el vinagre blanco con cuidado (puede generar efervescencia) y luego agrega los aceites esenciales.

4. Agita o mezcla ligeramente para integrar todos los ingredientes.

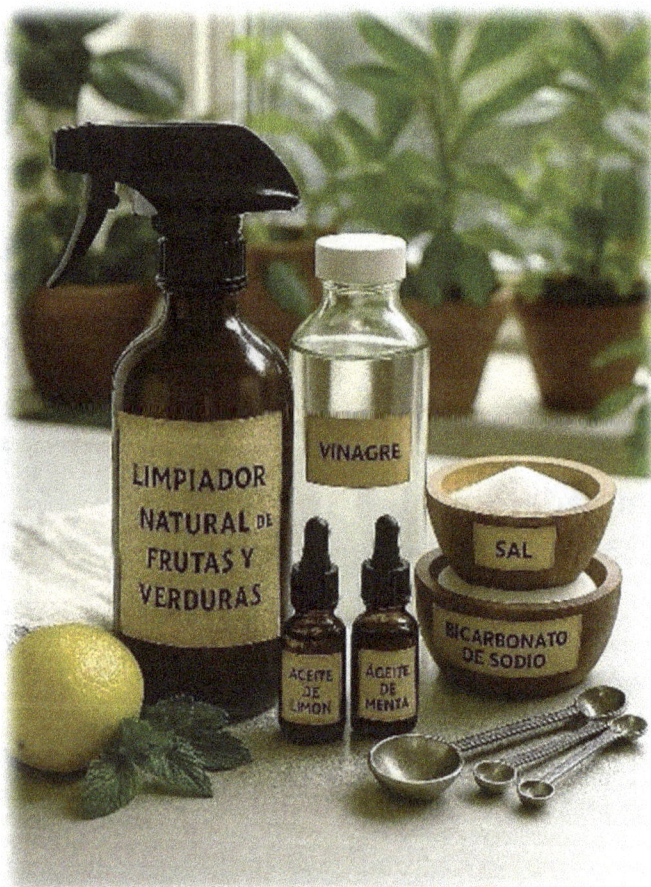

Recetas Artesanales con Sabiduría Ancestral

Uso

- Deja actuar durante **10 a 12 minutos**.

- Si es necesario, **frota suavemente** con las manos o un cepillo vegetal.

- Enjuaga con agua limpia.

- Para hojas verdes, puedes sumergirlas en agua con **2 cucharadas del limpiador** durante **5 minutos**, y luego enjuagar.

🐾 Spray Natural para Pulgas y garrapatas en Perros y Gatos

Para perros y gatos · Repelente, nutritivo y purificador

Ingredientes

- 1 taza de agua destilada o hervida enfriada
- ¼ taza de vinagre de sidra de manzana orgánico
- 1 cucharada de hamamelis sin alcohol
- ½ cucharadita de sodium lauryl sulfate (SLS) vegetal (opcional, para mejorar distribución)
- 1 cucharadita de aceite de sésamo (nutre y ayuda a dispersar los aceites esenciales)

Aceites esenciales seguros y efectivos:

- 5 gotas de madera de cedro (cedarwood) – mata y repele pulgas y garrapatas
- 5 gotas de lavanda – calmante, antiparasitario
- 3 gotas de geranio – repele garrapatas
- 2 gotas de lemongrass – refrescante, repelente

✅ Es seguro para aplicarlo a los perros y gatos en esta dilución. Evita que les caiga cerca de los ojos, nariz o genitales. No lo use en cachorros o gatitos menores de 10 semanas.

Preparación

1. Mezcla el agua, vinagre, hamamelis y SLS en una botella con atomizador.
2. Añade el aceite de sésamo y los aceites esenciales.
3. Agita suavemente. Guarda en lugar fresco y oscuro.
4. Agita antes de cada uso.

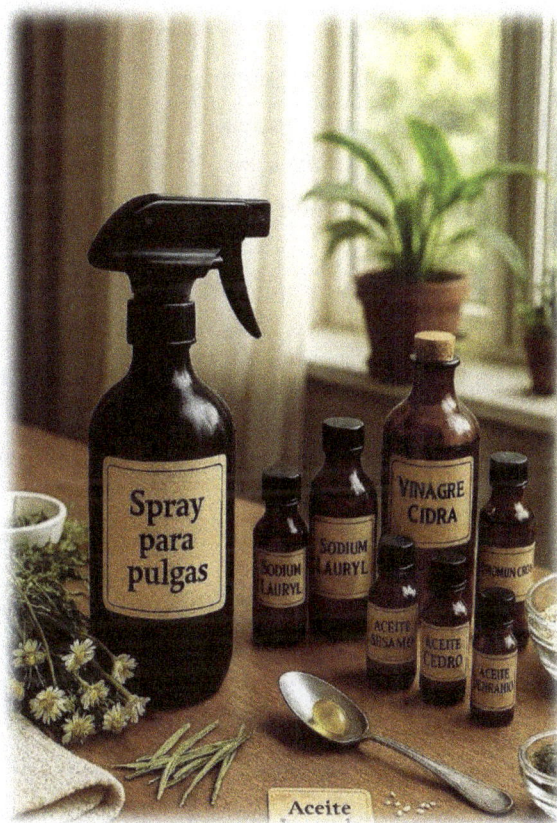

Uso

- Rocía sobre el pelaje evitando ojos, nariz y boca.
- Aplica en el lomo, cuello, patas y base de la cola.
- Úsalo antes de salir o como parte de la rutina de aseo.
- También puedes rociar camas, mantas y áreas donde descansa tu mascota.

🦟 Spray Natural Repelente de Mosquitos

Para uso humano · Refrescante, protector y aromático

Ingredientes

- ½ taza de agua destilada o hervida enfriada
- ½ taza de hamamelis sin alcohol (calma la piel, ayuda a dispersar aceites)
- 1 cucharada de gel de aloe vera puro (hidrata y suaviza)
- 10 gotas de aceite esencial de citronela (repelente principal)
- 8 gotas de aceite esencial de eucalipto limón (refrescante, antimicrobiano)
- 5 gotas de aceite esencial de lavanda (calmante, protector)
- 5 gotas de aceite esencial de lemongrass (refuerza el efecto repelente)
- Opcional: 3 gotas de aceite esencial de geranio (repelente adicional, aroma floral)

Preparación

1. En una botella con atomizador (preferiblemente de vidrio ámbar), mezcla el agua, hamamelis y aloe vera.
2. Añade los aceites esenciales y agita suavemente.
3. Guarda en lugar fresco y oscuro.
4. Agita antes de cada uso.

Uso

- Rocía sobre brazos, piernas, cuello y ropa antes de salir al exterior.
- Evita aplicar cerca de ojos, boca o heridas abiertas.
- Reaplica cada 2–3 horas si estás en zonas de alta exposición.

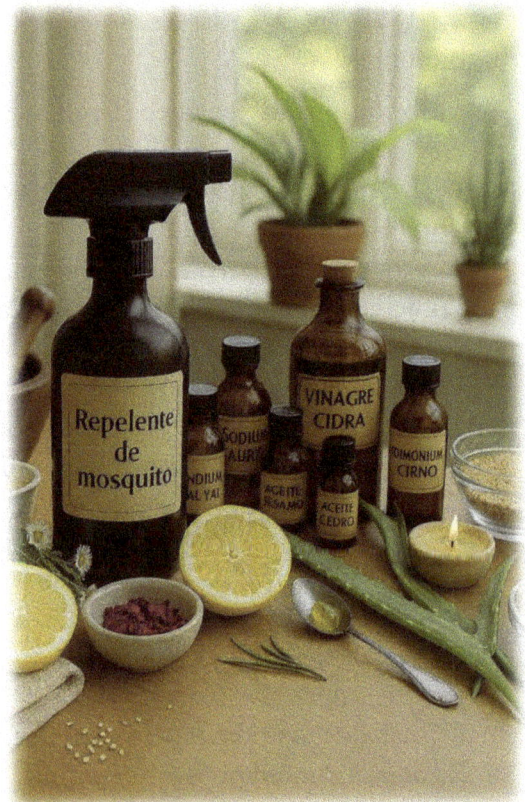

Recetas Artesanales con Sabiduría Ancestral

Capítulo 3 Perfumes y aceites esenciales

Perfume Natural

Ingredientes

- 2 cucharadas de aceite portador (jojoba, almendra dulce o fraccionado de coco)
- 1 cucharada de alcohol de perfumería o vodka sin aroma (ayuda a fijar el aroma)
- 15–20 gotas de aceites esenciales según tu perfil aromático de preferencia.

Notas sugeridas:

- Base (profundidad y duración):
  - 5 gotas de sándalo (espiritual, cálido)
  - 3 gotas de incienso (frankincense) (místico, meditativo)

- Corazón (alma del perfume):
  - 5 gotas de rosa o lavanda (floral, emocional)
  - 3 gotas de geranio (femenino, equilibrante)

- Salida (frescura inicial):
  - 4 gotas de bergamota o limón (alegre, brillante)
  - 2 gotas de vainilla o naranja dulce (dulce, acogedor)

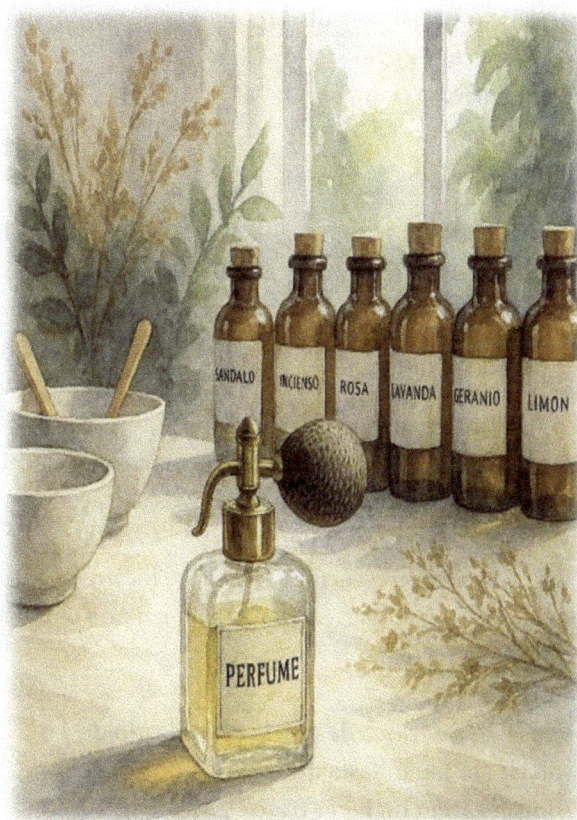

Preparación

1. En un frasco de vidrio oscuro (roll-on o spray), vierte el aceite portador.
2. Añade el alcohol y luego los aceites esenciales, comenzando por las notas base.
3. Agita suavemente y deja reposar al menos 48 horas (ideal: 2 semanas) para que los aromas se fusionen.
4. Guarda en lugar fresco y oscuro.

Uso

- Aplica en muñecas, cuello, detrás de las orejas o en el corazón.

Recetas Artesanales con Sabiduría Ancestral

Leche de Cleopatra para la cara

Ingrediente	Cantidad	Propósito
- Aceite de ricino o aceite de moringa	1 cucharada	Humectante profundo, cura y calma la piel

- - Aceite de coco 2 cucharadas (Hidratante, antiinflamatorio, crea una base cremosa)
- - Cera de abejas (opcional) 1 cucharada (Espesa la crema y sella la humedad)
- - Miel cruda 1 cucharadita (Humectante, hidrata y suaviza la piel)
- - Aceite de vitamina E 1 cucharadita Antioxidante (previene el envejecimiento y el deterioro)
- - Aceite de vitamina A (o palmitato de retinol) 1/2 cucharadita (Renovación de la piel, promueve la renovación celular)
- - Aceite esencial de incienso 5 gotas (Antienvejecimiento, tonifica y calma)
- - Aceite esencial de mirra 5 gotas (Cicatrizante, antiinflamatorio)
- - Aceite esencial de jazmín 3-4 gotas (Fragancia, suaviza la piel)
- - Aceite esencial de loto 3 gotas (Calmante, aromático, lujoso)
- - Aceite esencial de papiro 2 gotas (Aroma terroso, se alinea con los aromas del antiguo Egipto)
- - Aceite esencial de ámbar (o mezcla de resina) 2-3 gotas (Aroma rico y arraigado, utilizado en perfumes antiguos)
- Aceite de rosas o agua, 4 gotas

Instrucciones

1. Derretir aceites y cera: En baño maría (o en un recipiente resistente al calor sobre agua caliente), derrita suavemente: aceite de coco, aceite de ricino, cera de abejas (opcional). Revuelva suavemente hasta que esté completamente licuado.
2. Retírelo del fuego. Deje enfriar un poco (1-2 minutos) pero no solidifique.
3. Revuelva: la miel cruda se mezcla bien con los aceites de vitamina E y vitamina A, agua de rosas o aceite de rosas Se utiliza para tonificar y perfumar.
4. Agregue aceites esenciales: Agregue incienso, mirra, jazmín, loto, papiro y ámbar. (Alivia la piel irritada o dañada por el sol).
5. Homogeneizar.
6. Vierta en un frasco de vidrio esterilizado de 4 oz. Déjelo enfriar sin tapar hasta que esté sólido, luego tape.
7. Almacenar en un lugar fresco y seco.

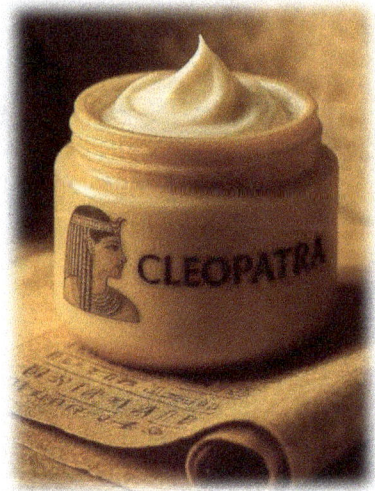

Nota:

1. Si desea una textura más ligera, use menos cera de abejas o bata los aceites enfriados con una batidora de mano.
2. Para mayor hidratación, aplique una capa sobre gel de aloe vera o agua floral (como agua de rosas o loto).

Recetas Artesanales con Sabiduría Ancestral

Aceites esenciales para perfumes

El lenguaje invisible de los aceites esenciales

Desde tiempos antiguos, los aceites esenciales han sido considerados más que simples fragancias: son el aliento de las plantas, la memoria de la tierra y el susurro de lo divino. Extraídos con delicadeza de flores, hojas, raíces y resinas, cada uno guarda una historia aromática que toca el cuerpo, la mente y el espíritu.

En esta guía, exploraremos cómo estos aceites pueden transformar fórmulas cotidianas en rituales de cuidado y conexión. Ya sea en perfumes que evocan memorias sagradas, shampoos que fortalecen desde la raíz, enjuagues que purifican con frescura, o cremas que acarician la piel con ternura, cada esencia tiene un propósito y una voz.

Aquí encontrarás una selección cuidadosamente organizada de aceites esenciales, sus propiedades físicas y espirituales, y sus aplicaciones prácticas en productos artesanales. Que esta lista te inspire a crear con intención, belleza y reverencia.

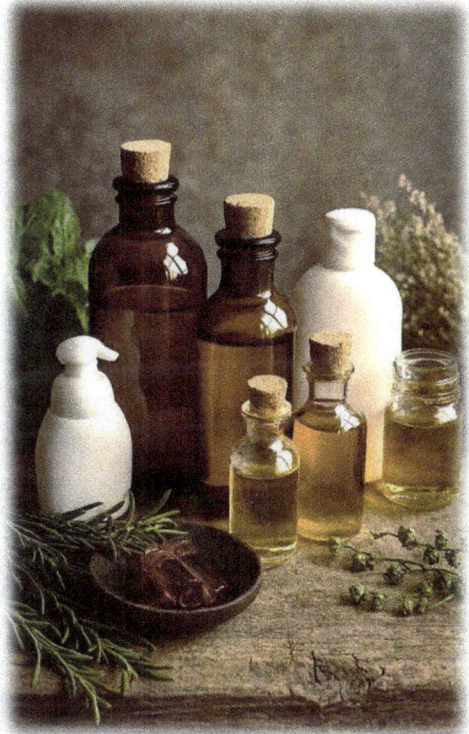

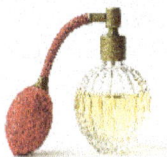

Estos aceites aportan notas olfativas únicas y pueden tener efectos emocionales

Aceites esenciales usados en la perfumería. Estos aceites tienen notas aromáticas y varios usos en la perfumería:

- **Rosa:** Nota aromática media/Alta, usada para elegancia, amor, y calma emocional.
- **Jasmín:** Nota aromática alta, usadas en la perfumería como seducción, alegría, y espiritualidad.
- **Sándalo:** Nota aromática se usa como base, usadas en la perfumería Profundidad, meditación, conexión espiritual.
- **Neroli** (flor de naranjo: Nota aromática alta, usadas en la perfumería como Frescura, paz interior, armonía.
- **Pachuli:** Nota aromática se usa como base, usadas en la perfumería como Tierra, sensualidad, estabilidad emocional.

Recetas Artesanales con Sabiduría Ancestral

- **Bergamota:** Nota aromática alta, usadas en la perfumería como Energía, confianza, limpieza espiritual.

Aceites esenciales para shampoo y enjuagues

Estos ayudan a fortalecer el cabello, equilibrar el cuero cabelludo y aportar aroma natural:

El Ritual de los Aceites Esenciales para el Cabello

En un rincón tranquilo del hogar, donde la luz cálida acaricia frascos de vidrio llenos de esencias naturales, comienza el ritual de belleza capilar. Cada aceite esencial tiene una historia, una energía, una misión.

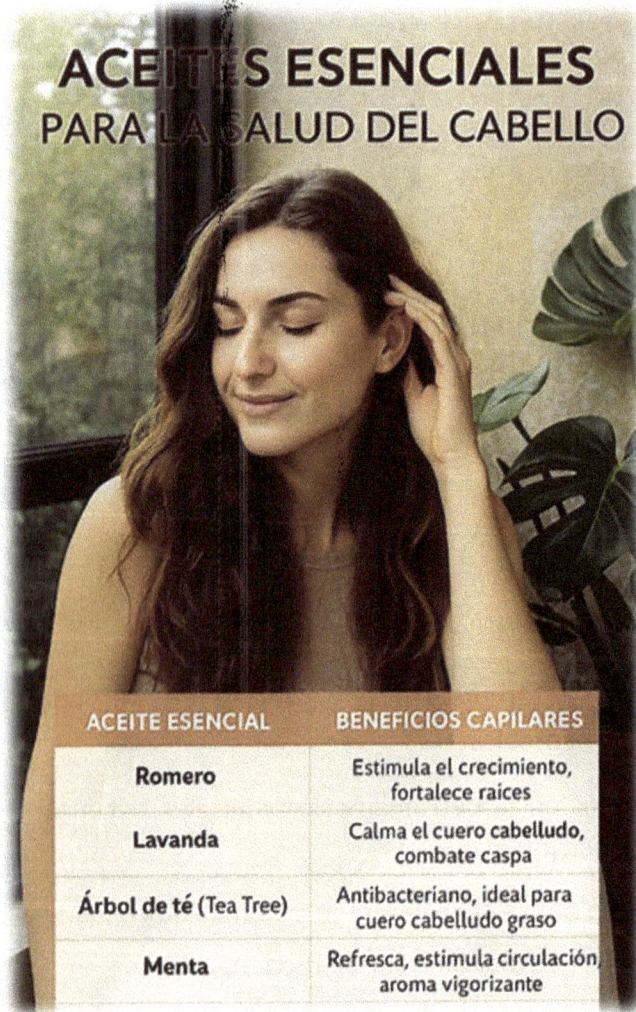

🟢 Romero, con su aroma herbal y penetrante, despierta los folículos dormidos. Estimula el crecimiento y fortalece las raíces como si sus ramas invisibles abrazaran el cuero cabelludo.

🟣 Lavanda, suave y floral, calma la mente y el cuero cabelludo. Su toque sereno combate la caspa y restaura el equilibrio emocional y físico.

🌱 Árbol de Té, el guardián antibacteriano, limpia profundamente y regula el exceso de grasa. Ideal para quienes buscan frescura y pureza en cada gota.

🌿 Menta, vibrante y refrescante, estimula la circulación con su frescor electrizante. Su aroma vigorizante despierta los sentidos y revitaliza el cabello desde la raíz.

🌸 Ylang Ylang, exótico y floral, equilibra el sebo y aporta un brillo natural. Su perfume embriagador transforma cada aplicación en un acto de amor propio.

ACEITE ESENCIAL	BENEFICIOS CAPILARES
Romero	Estimula el crecimiento, fortalece raíces
Lavanda	Calma el cuero cabelludo, combate caspa
Árbol de té (Tea Tree)	Antibacteriano, ideal para cuero cabelludo graso
Menta	Refresca, estimula circulación, aroma vigorizante

🌲 Cedro, con su esencia amaderada, fortalece la fibra capilar y reduce la caída. Es el susurro de los bosques que protege y nutre.

Recetas Artesanales con Sabiduría Ancestral

🧴 Aceites esenciales para cremas corporales y faciales

En la quietud de la mañana, cuando la luz dorada entra por la ventana y acaricia cada rincón del tocador, comienza el ritual de cuidado de la piel. Sobre una superficie de mármol, seis frascos de vidrio ámbar esperan ser elegidos, cada uno con una esencia botánica que guarda secretos milenarios.

🌼 Manzanilla, con sus flores blancas y corazón dorado, ofrece calma a la piel sensible. Su toque es como un susurro que alivia rojeces y restaura la paz cutánea.

🌸 Geranio, vibrante y equilibrado, regula el exceso de grasa y mejora el tono de la piel. Su aroma floral despierta la armonía interior y exterior.

🌿 Incienso, resina sagrada, regenera la piel y conecta con lo espiritual. Reduce líneas finas mientras eleva el alma con su fragancia mística.

🌷 Rosa Mosqueta, rica y nutritiva, cicatriza y combate arrugas. Cada gota es un bálsamo que devuelve la juventud y la vitalidad.

🍋 Limón, fresco y purificante, aclara manchas y revitaliza. Solo se aplica de noche, como un rayo lunar que limpia y renueva.

🌿 Eucalipto, refrescante y descongestionante, libera la piel de impurezas. Su aroma penetrante abre los sentidos y despeja el rostro.

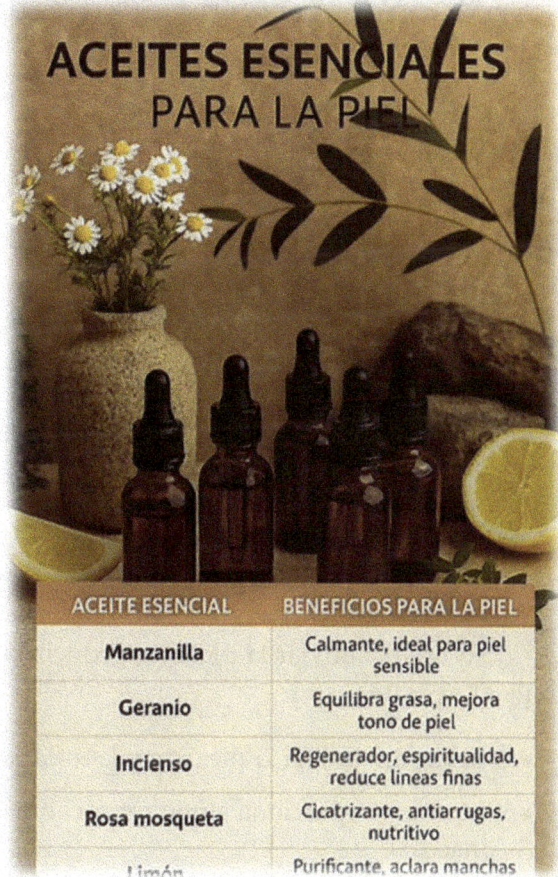

ACEITE ESENCIAL	BENEFICIOS PARA LA PIEL
Manzanilla	Calmante, ideal para piel sensible
Geranio	Equilibra grasa, mejora tono de piel
Incienso	Regenerador, espiritualidad, reduce lineas finas
Rosa mosqueta	Cicatrizante, antiarrugas, nutritivo
Limón	Purificante, aclara manchas

Muchos de estos aceites también tienen resonancia espiritual:

- Incienso y mirra: usados en rituales bíblicos, simbolizan purificación y consagración.

- Sándalo y cedro: asociados con templos y oración.

- Lavanda y rosa: evocan paz, amor y consuelo divino.

Recetas Artesanales con Sabiduría Ancestral

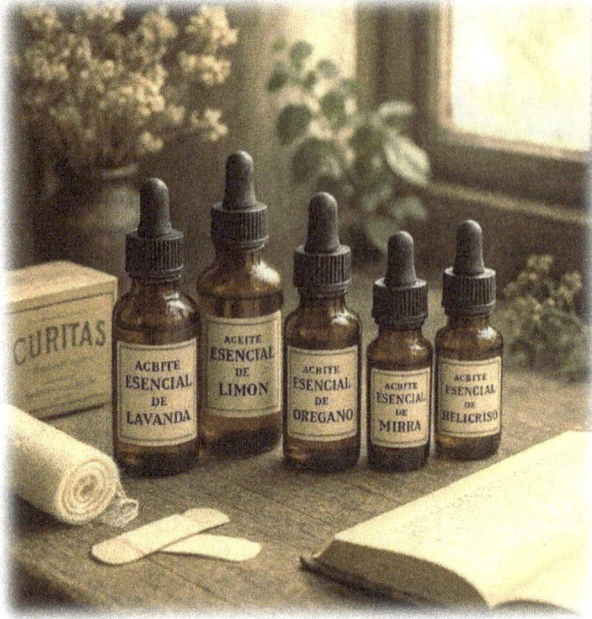

Aceites esenciales para las cortadas en la piel

Estos aceites tienen propiedades antisépticas, antiinflamatorias y cicatrizantes:

- **Lavanda:** Acelera la cicatrización, reduce la inflamación y calma la piel.

- **Árbol de té** (Tea Tree): Potente antimicrobiano; ayuda a prevenir infecciones.

- **Limón:** Desinfectante natural con propiedades antisépticas.

- **Orégano:** Muy antibacteriano; debe usarse diluido.

- **Mirra:** Promueve la regeneración de tejidos y alivia el dolor.

- Helicriso (Helichrysum): Reduce la hinchazón y los hematomas.

🦟 Aceites esenciales para picaduras de insectos

Ayudan a aliviar la picazón, reducir la inflamación y repeler insectos:

- **Lavanda:** Calma la picazón y la inflamación.

- **Menta:** Proporciona alivio refrescante y repele insectos.

- **Manzanilla:** Alivia la irritación y favorece la cicatrización.

- **Árbol de té:** Reduce la picazón y previene infecciones.

- **Eucalipto:** Antiinflamatorio y repelente natural.

- **Albahaca:** Suave antiinflamatorio y antimicrobiano.

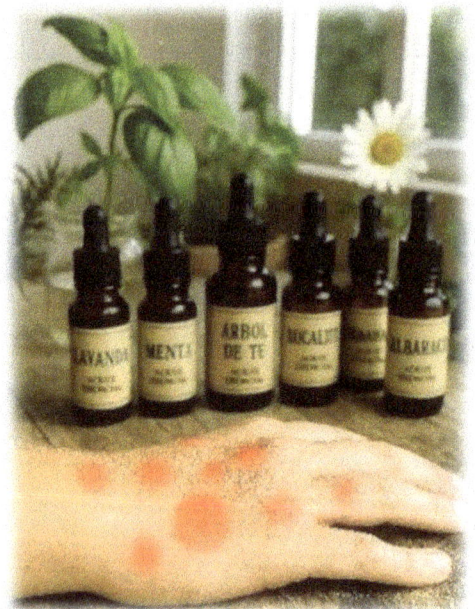

Recetas Artesanales con Sabiduría Ancestral

Aceites esenciales para aliviar el dolor

Con efectos analgésicos y antiinflamatorios:

- Menta: Sensación refrescante y alivio muscular.

- Alcanfor: Reduce el dolor y la inflamación con efecto calor.

- Clavo: Agente natural para adormecer, útil en dolores dentales y de piel.

- Romero: Alivia la tensión muscular y el dolor articular.

- Incienso (Frankincense): Disminuye la inflamación y favorece la recuperación.

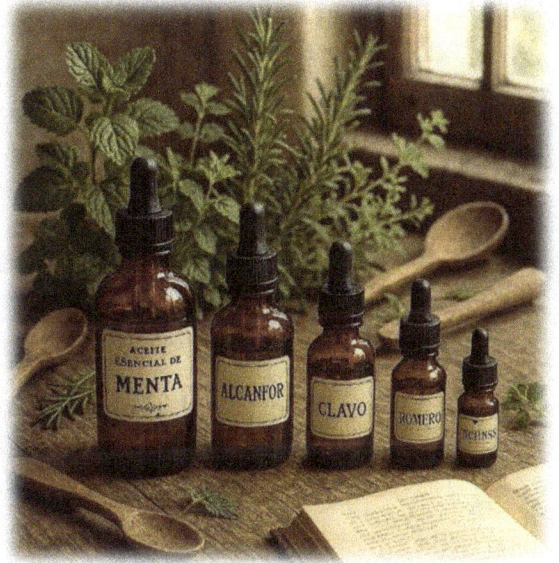

⚠ Consejos de uso

- Siempre diluye los aceites esenciales en un aceite portador (como aceite de coco o de almendras) antes de aplicarlos sobre la piel.

- Evita aplicarlos directamente sobre heridas abiertas, a menos que el aceite sea seguro para piel lesionada (como lavanda o árbol de té).

- Realiza una prueba de sensibilidad en una pequeña zona de la piel antes de usar.

Cuidado de todos los aceites

Los aceites esenciales se guardan en **frascos oscuros** —como los de color ámbar, azul cobalto o verde— para **protegerlos de la luz**, especialmente de la luz solar y artificial intensa.

¿Por qué es importante protegerlos de la luz?

- **La luz degrada sus compuestos activos**: muchos aceites esenciales contienen moléculas volátiles y sensibles que se oxidan o descomponen cuando se exponen a rayos UV.

- **Pierden potencia terapéutica**: con el tiempo, la exposición a la luz puede reducir su aroma, eficacia y propiedades medicinales.

- **Evita la rancidez**: aunque los aceites esenciales no contienen agua, algunos pueden volverse irritantes o cambiar de composición si se alteran por la luz.

¿Qué más ayuda a conservarlos?

- Guardarlos en **lugares frescos y secos**, lejos de fuentes de calor.

- Mantenerlos **bien cerrados**, ya que también reaccionan con el oxígeno.

- Usar frascos de **vidrio**, no plástico, para evitar reacciones químicas.

Recetas Artesanales con Sabiduría Ancestral

Suplementos útiles para tomar

Las botellas que compres indican la dosis necesaria

- **Para dormir:** Capsulas de Melatonin y Magnesium L-Threonate

- **Para la inmunidad:** Capsulas de Liposomal Vitamina C

- **Antiinflamatorio** y ayuda a las articulaciones: Capsulas de Turmeric con Curcumin

- **Para los huesos** y articulaciones: Glucosamide y Chondroiting

- **Para purificar** el cuerpo: Capsulas de Chlorella and Spirulina

- **Para los huesos el mejor suplemento de calcio es**: AlgaeCal Plus

- **Para la mente y la memoria:** "Activespan" por Nattion health MD, o Doctors best "Natural Brain Enhancers".

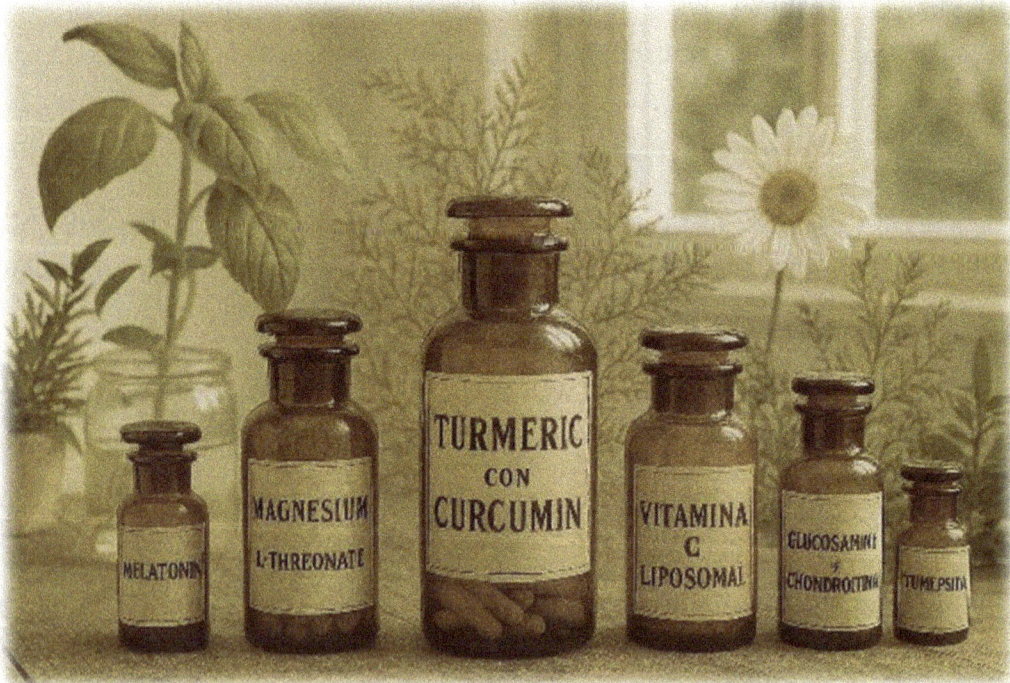

¿Comida cruda vegana?

¿Qué es eso?

¿Qué comen entonces?

¿Lo único que comen es ensalada?"

Contestaremos estas preguntas con solo una foto…

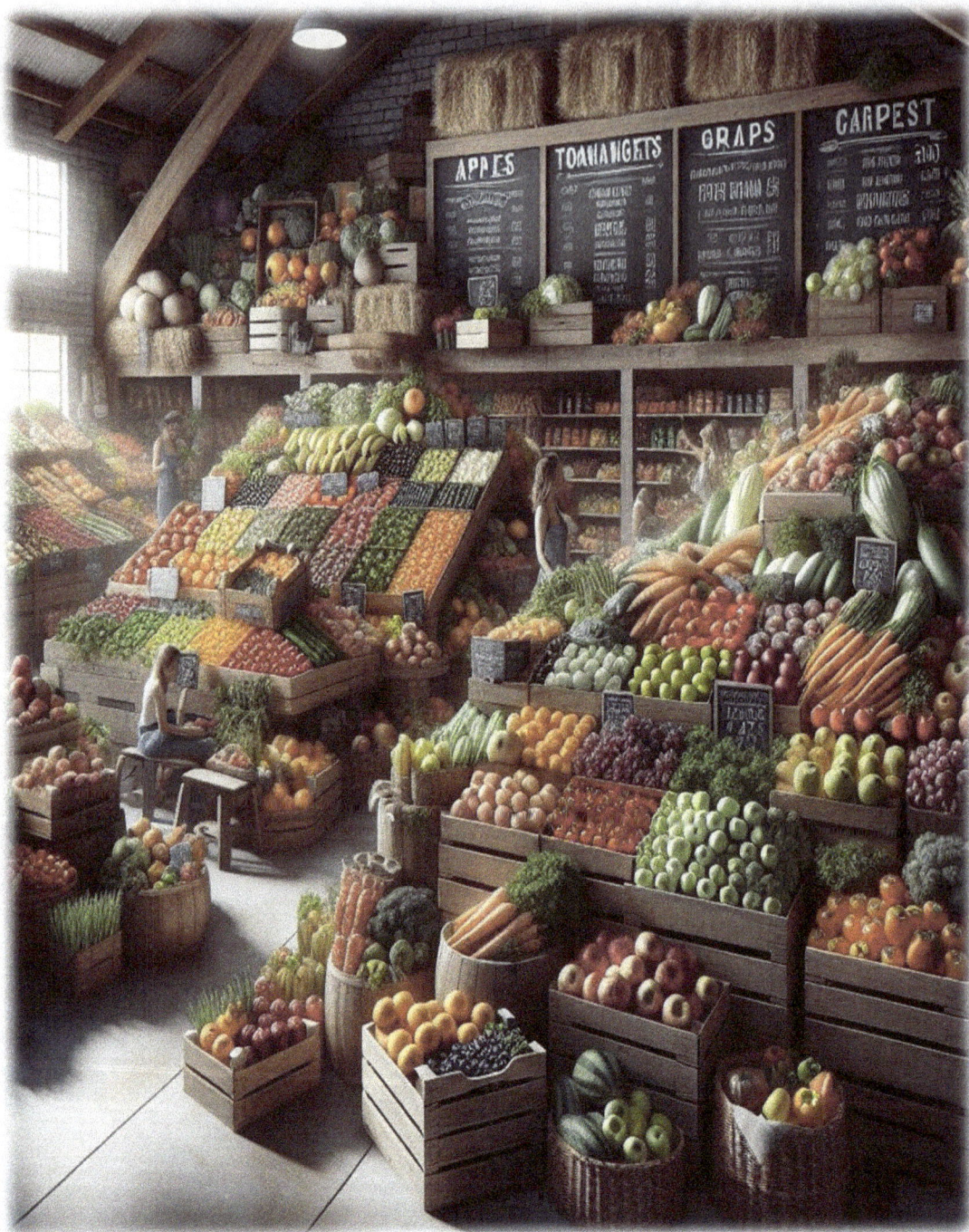

Epilogo

Un mismo camino, cinco puertas, un solo propósito

Al llegar al final de este libro, deseo tomar un momento para reflexionar sobre el valioso recorrido que hemos compartido. La cocina crudivegana no es simplemente una tendencia alimentaria; es una invitación profunda a restaurar nuestra relación con la comida, con el cuerpo y con el mundo que habitamos.

Cada receta que exploraste representa un pequeño paso hacia un estilo de vida que prioriza la energía, la vitalidad y el respeto por todos los seres vivos. Comer de forma cruda y vegana significa reconectar con los alimentos en su estado más puro, aprovechando su riqueza nutricional y su capacidad para sanar. Desde el primer sorbo de un batido revitalizante hasta la última cucharada de un postre indulgente de cacao, espero que hayas experimentado la frescura y el placer que los ingredientes vivos pueden ofrecer.

Este libro no solo celebra la abundancia de frutas, verduras, nueces y semillas, sino que también busca informar, inspirar y empoderar. Al elegir una dieta crudivegana, te unes a un movimiento que promueve la sostenibilidad, la salud y la ética. Al optar por alimentos vivos, no solo nutres tu cuerpo, sino que también enciendes una llama de conciencia hacia el bienestar del planeta y de todos sus habitantes.

Llegar hasta aquí es haber recorrido un mapa completo. Este compendio no es simplemente un libro: es una casa con cinco puertas que se abren hacia una misma luz. Cada puerta te enseñó algo distinto y, juntas, te preparan para vivir con intención, alegría y coherencia.

Puerta 1 — Fundamentos y retorno a lo vivo (Libro I) Aquí encendiste la chispa: comprendiste qué es la desintoxicación, por qué realizarla y cómo abordarla con la mente, el cuerpo y el espíritu alineados con Dios. Descubriste que un ciclo de 7, 14 o 21 días no es un final, sino un entrenamiento para elegir cada día lo que te nutre. Conservas tu bitácora y tus prácticas como herramientas para toda la vida, mientras alcanzas una relación más estrecha con tu creador todo te será más fácil y posible.

Puerta 2 — Tu base diaria en la cocina (Libro II) El recetario complementario te ofreció el alfabeto: desayunos, ensaladas, panes crudos y preparaciones sencillas y versátiles que sostienen tu energía sin complicarte la vida. Es el libro al que vuelves cuando necesitas claridad y sabor sin perder el rumbo.

Puerta 3 — La estructura que te sostiene (Libro III) Cuatro semanas de menús te mostraron que la constancia es más poderosa que el impulso. Planificar libera, simplifica y te permite escuchar el cuerpo sin improvisaciones que te alejen de tu propósito. Aquí, la cocina viva se convierte en hábito, y el hábito en carácter.

Recetas Artesanales con Sabiduría Ancestral

Puerta 4 — Técnica, ciencia práctica y belleza (Libro IV) Aprendiste combinaciones inteligentes de alimentos, equipos, pH y procesos que preservan nutrientes. Elevaste el nivel con recetas de alta cocina: salsas, lácteos vegetales, masas crudas, postres y preparaciones que demuestran que comer vivo también puede ser exquisito, cultural y festivo.

Puerta 5 — Cuidado integral del hogar y de la piel (Libro V) Porque la salud también es entorno, esta sección te enseñó a elaborar fórmulas artesanales —pastas de dientes, jabones, champús, cremas, perfumes, limpiadores del hogar y cuidados para bebés y mascotas— para reducir tóxicos y elevar la conciencia cotidiana. Tu rutina se volvió ritual, y tu casa, un espacio que respira vida.

El hilo que lo une todo

A lo largo del camino, tu cuaderno de trabajo y las prácticas de gratitud, visualización y evaluación diaria te ayudaron a escuchar el cuerpo, ordenar la mente, cuidar las emociones y fortalecer el espíritu. Aprendiste que no se trata de perfección, sino de consistencia; no de llegar, sino de avanzar de mano con Jesús que te puede ayudar a hacerlo todo.

Y ahora, ¿qué sigue?

Que al cerrar esta casa de cinco puertas sientas que no terminas un libro, sino que eliges un estilo de vida. Que cada comunión con Dios, cada comida, cada preparación y cada gesto de cuidado sean una oración sencilla: *gracias por la vida que cuido cuando me cuido*. Lo que comienza en tu plato se refleja en tu piel, en tu casa y en tu manera de mirar el mundo.

Te invito a seguir explorando, aprendiendo, acercándote más a Dios, y creciendo en este camino de alimentación consciente. Que cada comida sea una celebración de la vida, un momento para disfrutar y agradecer los regalos que Dios nos brindaron su regalo de la tierra nos brinda. Desde este punto de partida, que cada bocado sea una invitación a vivir con intención, alegría y plenitud.

Sigue caminando. ¡La próxima página es la que escribes tú, con intención, propósito y amor, de manos con Jesús!

Gracias por acompañarme en esta aventura hacia un bienestar integral.

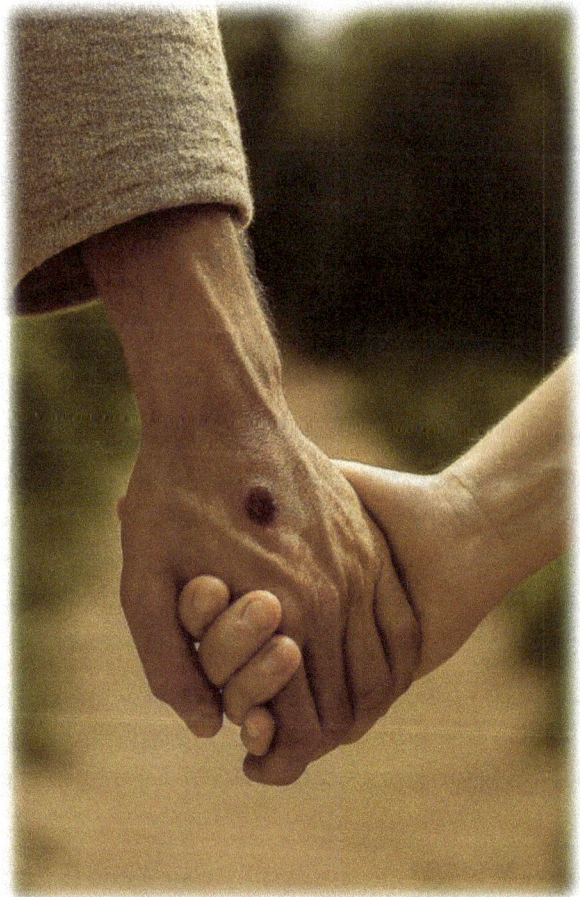

Recetas Artesanales con Sabiduría Ancestral

Conoce a los Autores

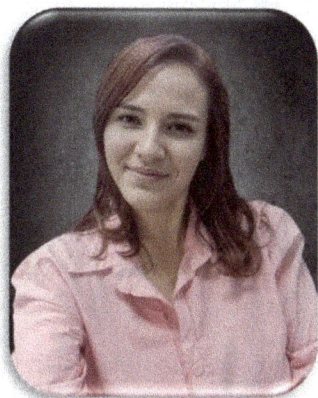

Josefina Camilo nació el 14 de noviembre de 1974. Desde el inicio de su trayectoria académica, ha estado dedicada a la educación, obteniendo su título de maestra en la República Dominicana. Tuvo el honor de dirigir su propio colegio, el Centro Pedagógico Infantil Mundo de Colores, donde contribuyó al desarrollo educativo de muchos niños.

Actualmente, reside en España, donde ha redirigido su pasión hacia la nutrición. Se ha enamorado de la alimentación crudivegana, un estilo de vida que ha practicado durante los últimos tres años. Esta elección la llevó a profundizar sus conocimientos en el área, graduándose en nutrición con un enfoque en un estilo de vida saludable.

Ha realizado varios cursos, incluyendo Fitoterapia y Nutrición Avanzada, especializándose en comida cruda crudivegana. En este momento, continúa sus estudios en nutrición clínica, herboristería e hidroterapia, pues le apasiona seguir innovando y aprendiendo en su campo.

Cada día se esfuerza por ampliar sus conocimientos y habilidades con el objetivo de ayudar a otros a llevar un estilo de vida más saludable. La nutrición es su pasión, y está emocionada de continuar en este camino, contribuyendo al bienestar de las personas.

La **Dra. Mariángeli Morauske** es una figura distinguida cuya carrera multifacética abarca la academia, el liderazgo y la orientación espiritual. Con una profunda dedicación a la educación y al servicio, ha hecho contribuciones significativas en varios roles, incluyendo profesora, directora, decana académica y capellán.

Como autora prolífica, ha escrito más de 10 libros en áreas fundamentales como noviazgo, matrimonio, familias en crisis, salud, nutrición y teología, proporcionando herramientas prácticas y espirituales para la transformación personal y comunitaria. Su obra refleja su compromiso con el bienestar integral del ser humano, abordando temas esenciales desde una perspectiva fundamentada en la fe y el conocimiento.

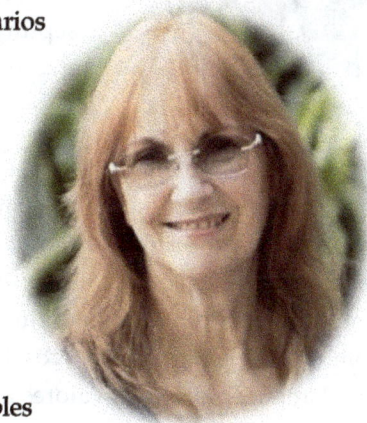

Como profesora, la Dra. Morauske ha inspirado a innumerables estudiantes con su pasión por el conocimiento y su compromiso con la excelencia. Sus innovadores métodos de enseñanza y su profundo conocimiento del campo de su especialidad le han dado el valido respeto y la admiración tanto de colegas como de estudiantes.

Más allá de sus logros académicos, la Dra. Morauske se desempeña como capellán, brindando apoyo espiritual y orientación a los necesitados. Su enfoque compasivo y su fe inquebrantable han tocado la vida de muchos, ofreciendo consuelo y esperanza en tiempos de dificultad.

Recetas Artesanales con Sabiduría Ancestral

La vida personal de la Dra. Morauske es igualmente rica y satisfactoria. Es una esposa devota. y una madre amorosa de sus dos hijos. Su hija, Leilani, es enfermera registrada y educadora clínica y trabaja en un hospital de la reserva indígena Navajo en Arizona. Su hijo, Josiah, es un especialista en tecnología de la información y actualmente trabaja en Fort Worth, Texas. Equilibrando sus responsabilidades profesionales con sus compromisos familiares, Su esposo, es Daniel Morauske. La capacidad de la Dra. Morauske para nutrir y apoyar a sus seres queridos es un testimonio de su notable fuerza y carácter.

La Dra. Morauske tiene una Maestría en Psicología de Consejería de la Universidad Nacional, una Maestría en Ministerio Pastoral de la Universidad de Andrews y un Doctorado en Medicina. Su diversa formación académica subraya su compromiso con el bienestar físico, mental y espiritual.

Su viaje en la vida la ha llevado por todo el mundo, habiendo vivido en Israel, Puerto Rico, Venezuela, Colombia, México y actualmente reside en Alvarado, Texas. Estas experiencias han enriquecido su perspectiva y profundizado su comprensión de diferentes culturas y comunidades.

Por encima de todo, la Dra. Morauske se ve a sí misma como una sierva de Dios, dedicada a vivir una vida de propósito y fe. Su viaje en la vida es un testimonio del poder de la dedicación, el amor y el servicio, y continúa inspirando a quienes la rodean con un compromiso inquebrantable de tener un impacto positivo en el mundo.

Jeanine Valenzuela es enfermera registrada especializada en cardiología, con más de cuarenta años de servicio dedicado al cuidado de la salud. Actualmente ejerce en el Hospital San Gorgonio, en Beaumont, California, donde continúa brindando atención con excelencia y compasión.

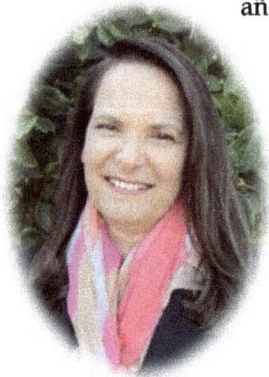

Estuvo casada por más de cuatro décadas con el pastor y profesor, Dr. Alfonso Valenzuela, un líder respetado dentro de la comunidad adventista del séptimo día. Juntos formaron una familia guiada por la fe y el compromiso, criando a sus dos hijos, Veruschka Valenzuela Zárate y Alan Valenzuela, y celebrando la bendición de ser abuelos de Jacob y Eva Valenzuela, y Rock y Hawk Zárate.

Además de su trayectoria en enfermería, Jeanine se desempeña como registradora y directora de marketing en el Instituto Amittai, donde contribuye activamente a la formación de nuevos líderes con visión espiritual. En su tiempo libre, disfruta de la jardinería, la fotografía y el estudio de los eventos proféticos del fin de los tiempos, una pasión que comparte con su hermana Mariángeli. Como hija de padres misioneros, Jeanine fue criada en un entorno de profunda reverencia por Dios y amor por el aprendizaje. Estos valores han guiado su vida y se reflejan en su labor diaria y en su obra escrita.

Jeanine también es autora prolífica, con varios libros publicados que exploran la conexión entre la salud y los temas proféticos. Su escritura es un homenaje sincero al legado espiritual de sus padres, cuyo ejemplo de fe y enseñanza ha inspirado cada página.

Misionera de corazón, aprendiz incansable y sierva dedicada, Jeanine Valenzuela encarna los principios de fe, familia y propósito. Su vida y obra son un testimonio vivo de lo que significa servir con amor, convicción y esperanza.

Bibliografía

White, E. G. (n.d.). *Consejos sobre el régimen alimenticio*. Ellen G. White Estate. https://www.egwwritings.org

White, E. G. (n.d.). *Mente, carácter y personalidad. Vol. 1*. Ellen G. White Estate. https://www.egwwritings.org

White, E. G. (1892). *Letters and Manuscripts* (Vol. 7, Lt 16I, par. 8). Ellen G. White Estate. https://www.egwwritings.org

White, E. G. (n.d.). *La educación*. Ellen G. White Estate. https://www.egwwritings.org

Sociedad Bíblica. (1960/1988). *Santa Biblia: Reina-Valera 1960*. Sociedades Bíblicas Unidas. https://www.biblegateway.com

Bibliografía consultadas

Groeschel, C. (2013). Soul Detox: Clean living in a contaminated world. Zondervan. (amazon.com) explora cómo afrontar influencias y emociones tóxicas que afectan la salud espiritual a la luz de la Biblia.

Smith, L. H. (2016). The 30-Day Faith Detox: Renew your mind, cleanse your body, heal your spirit. Chosen Books. (amazon.com, christianbook.com) Guía en 30 días para purificar mente, cuerpo y espíritu a través de Escrituras, oraciones y limpieza nutricional.

Colbert, D. (2016). The Daniel Detox: 21 days to revitalize your body and spirit. Siloam Publishing. (christianbook.com) Plan de 21 días inspirado en el ayuno de Daniel, con beneficios físicos y espirituales.

Plante, T. G. (Ed.). (2010). Contemplative Practices in Action: Spirituality, meditation, and health. Praeger. (en.wikipedia.org) Recopilación científica interdisciplinaria sobre prácticas contemplativas (incluyendo cristianas) y su impacto en la salud.

Willard, D. (2002). Renovation of the Heart: Putting on the character of Christ. NavPress. (en.wikipedia.org, en.wikipedia.org) Reflexión profunda sobre transformación espiritual integral (mente, cuerpo, voluntad), desde la formación del carácter cristiano.

Prescott, C. (2009). *Spiritual Nutrition: Healthy Eating for the Christian Heart*. Winepress Publishing. Un enfoque que relaciona nutrientes físicos y espirituales para fomentar un bienestar integral (thriftbooks.com, amazon.com).

Speake, W. (2019). *The 40-Day Sugar Fast: Where Physical Detox Meets Spiritual Transformation*. Baker Books. Un plan de desintoxicación del azúcar con enfoque físico y espiritual.

Lia, A. (2022). *Food Triggers: Exchanging Unhealthy Patterns for God-Honoring Habits*. Bethany House. Explora hábitos alimenticios desde una perspectiva cristiana (ebay.com).

Recetas Artesanales con Sabiduría Ancestral

Warren, R., Amen, D., y Hyman, M. (2020). *The Daniel Plan: 40 Days to a Healthier Life*. Zondervan. Plan holístico de 40 días para mejorar cuerpo y espíritu basado en principios bíblicos (christianbook.com).

Dudek, S. G. (2017). *Nutrition Essentials for Nursing Practice* (8ª ed.). Lippincott Williams y Wilkins. Guía clínica reconocida en nutrición médica (bibguru.com).

Grodner, M., Escott-Stump, S., y Dorner, S. (2016). *Nutritional Foundations and Clinical Applications: A Nursing Approach* (6ª ed.). Mosby. Texto académico sobre fundamentos y aplicaciones clínicas en nutrición (easybib.com).

Duyff, R. L. (2002). *American Dietetic Association Complete Food and Nutrition Guide* (2ª ed.). John Wiley y Sons. Manual exhaustivo desarrollado por la ADA con guías nutricionales (libguides.cmich.edu).

Mahan, L. K., y Escott-Stump, S. (2008). *Krause's Food y Nutrition Therapy* (12ª ed.). Saunders/Elsevier. Referencia esencial en terapia nutricional avanzada .

Campbell, T. C., y Campbell II, T. M. (2005). *The China Study: The Most Comprehensive Study of Nutrition Ever Conducted and the Startling Implications for Diet, Weight Loss and Long-term Health*. BenBella Books. Investigación influyente sobre alimentación basada en plantas y salud crónica (reddit.com).

Willett, W. C. (2005). *Eat, Drink, and Be Healthy: The Harvard Medical School Guide to Healthy Eating*. Free Press. Consejos nutricionales respaldados por la evidencia de Harvard (en.wikipedia.org).

Referencias

[1] Gracia, O., & Edmeades, E. (2023, October 10). *10 señales de que tu cuerpo se está desintoxicando*. Mindvalley Blog. https://blog.mindvalley.com/es/senales-cuerpo-desintoxicando/

[2] Univision. (2018, April 5). *Desintoxica tu cuerpo en 10 pasos*. https://www.univision.com/estilo-de-vida/bienestar/desintoxica-tu-cuerpo-en-10-pasos

[3] Vive Sano y Bien. (2023, May 27). *¿Cuáles son los beneficios de la desintoxicación del cuerpo?* https://vivesanoybien.com/consejos-para-la-salud/desintoxicacion-del-cuerpo/

[4] Opción Natural. (n.d.). *¿Por qué una desintoxicación? ¿Cuáles son los beneficios?* https://opcionnatural.com/beneficios-de-la-desintoxicacion/

[5] Biaani México. (n.d.). *Desintoxicación del cuerpo.* https://biaanimexico.com/desintoxicacion-del-cuerpo/

[6] Theimer, S. (2020, August 16). *Preguntas y respuestas: ¿Qué beber para estar bien hidratado?* Mayo Clinic News Network. https://newsnetwork.mayoclinic.org/es/2020/08/16/preguntas-y-respuestas-que-beber-para-estar-bien-hidratado/

[7] Theimer, S. (2020, August 16). *Preguntas y respuestas: ¿Qué beber para estar bien hidratado?* Mayo Clinic News Network. https://newsnetwork.mayoclinic.org/es/2020/08/16/preguntas-y-respuestas-que-beber-para-estar-bien-hidratado/

8 Mayo Clinic Staff. (2023, November 14). *Agua: ¿Cuánta deberías beber cada día?* Mayo Clinic. https://www.mayoclinic.org/es/healthy-lifestyle/nutrition-and-healthy-eating/in-depth/water/art-20044256

9 Mayo Clinic Staff. (2023, November 14). *Agua: ¿Cuánta deberías beber cada día?* Mayo Clinic. https://www.mayoclinic.org/es/healthy-lifestyle/nutrition-and-healthy-eating/in-depth/water/art-20044256

10 Johnson, C. (2023, December 30). *La importancia de la hidratación: Beneficios esenciales para la salud.* Anahana. https://www.anahana.com/es/healthy-lifestyle/hydration

11 Guerrero, R. (n.d.). *Ejercicios de vuelta a la calma: Ejemplos y recomendaciones.* RubenGuerrero.es. https://rubenguerrero.es/ejercicios-de-vuelta-a-la-calma-ejemplos/

12 Jcob. (n.d.). *13 métodos para acelerar tu recuperación muscular después de entrenar.* Realidad Fitness. https://realidadfitness.com/entrenamiento/recuperacion-muscular-entrenamiento/

13 Ondiyoga. (2014, October 9). *Aprendiendo a respirar: Respiración y yoga* [Video]. YouTube. https://www.youtube.com/watch?v=RCjlNuoryY8

14 Xuan Lan Yoga. (2017, March 9). *10 min Mi Diario de Yoga. Meditación guiada (completa)* [Video]. YouTube. https://www.youtube.com/watch?v=hgdZYGpZTtU

15 Energía Sin Límites. (s.f.). Inicio. https://energiasinlimites.info/

16 https://www.greelane.com/es/ciencia

17 Aprende Institute. (s.f.). Clasificación de las frutas y verduras. Aprende.com. https://aprende.com/blog/bienestar/nutricion/clasificacion-de-las-frutas-y-verduras/

Bibliografías consultadas en el libro 1, capítulo 7

Ingeniería.es. (s.f.). *Bioelectricidad en el cuerpo humano.* Recuperado de https://www.ingenieria.es/la-bioelectricidad-y-el-cuerpo-humano/

Wikipedia. (s.f.). *Bioelectromagnetismo.* Wikipedia, la enciclopedia libre. Recuperado de https://es.wikipedia.org/wiki/Bioelectromagnetismo

Infobae. (2023, abril 15). *¿El cuerpo humano genera electricidad? Qué dice la ciencia y cómo funciona este proceso.* Recuperado de https://www.infobae.com/salud/ciencia/2023/04/15/el-cuerpo-humano-genera-electricidad-que-dice-la-ciencia-y-como-funciona-este-proceso/

Medicina y Salud Pública. (s.f.). *Transducción de señal y bioelectricidad: El cuerpo humano es una estación eléctrica con conciencia.* Recuperado de https://medicinaysaludpublica.com/noticias/investigacion/transduccion-de-senal-y-bioelectricidad-el-cuerpo-humano-es-una-estacion-electrica-con-conciencia/18661

La Nación. (2023, febrero 22). *Qué es el electroma: la red bioeléctrica del cuerpo humano que los científicos apenas comienzan a explorar*. Recuperado de https://www.lanacion.com.ar/lifestyle/que-es-el-electroma-la-red-bioelectrica-del-cuerpo-humano-que-los-cientificos-apenas-comienzan-a-nid22022023/

Revista Paraguaya de Biología. (s.f.). *Efectos del Earthing sobre el dolor: una revisión sistemática*. Recuperado de https://revistascientificas.una.py/index.php/rpb/article/download/4472/3590/12296

Silva, M. (s.f.). *Elena G. de White y el sentido común en la alimentación*. Revista Kerygma. Recuperado de https://revistas.unasp.edu.br/kerygma/article/download/691/672

Giannini, A. (s.f.). *Grounding Perspectivalism: Metaphysical Explanation in the Eye of the Beholder*. PhilArchive. Recuperado de https://philarchive.org/archive/GIAGPM

Instituto Tecnológico de Celaya. (s.f.). *Medición de vibraciones utilizando tecnología de fibra óptica. Pistas Educativas*. Recuperado de https://pistaseducativas.celaya.tecnm.mx/index.php/pistas/article/download/3770/2668

Revista ADM. (2022). *Revisión sistemática de los efectos de microvibración de baja frecuencia en tejidos humanos*. Recuperado de https://www.medigraphic.com/pdfs/adm/od-2022/od223h.pdf

Publicaciones de Ellen G. White

White, E. G. (s.f.). *Cada día con Dios*. Ellen G. White Writings. Recuperado de https://m.egwwritings.org/es/book/1699.1784

White, E. G. (s.f.). *Consejos para la Iglesia*. Ellen G. White Writings. Recuperado de https://m.egwwritings.org/es/book/1698.1670

Centro de Investigación White Argentina. (s.f.). *Declaraciones inusuales*. Recuperado de https://www.centrowhiteargentina.org/declaraciones-inusuales

White, E. G. (s.f.). *El Ministerio de Curación*. Ellen G. White Writings. Recuperado de https://m.egwwritings.org/es/book/1757.1213

White, E. G. (s.f.). *Mensajes Selectos, Tomo 2*. Ellen G. White Writings. Recuperado de https://m.egwwritings.org/es/book/201.2921

Recursos Bíblicos. (2023, mayo 24). *Elena de White y la música: Compilación de citas del Espíritu de Profecía*. Recuperado de https://www.recursos-biblicos.com/2023/05/elena-de-white-y-la-musica-compilacion-de-citas-del-espiritu-de-profecia-word.html

Iglesia Adventista del Séptimo Día. (s.f.). *Elena G. de White y la música*. Recuperado de https://es.scribd.com/document/403974593/Elena-G-de-White-y-La-Musica

Revista Adventista. (s.f.). *Lecciones prácticas del libro de la naturaleza*. Recuperado de https://revista.adventista.es/lecciones-practicas-del-libro-de-la-naturaleza/

Scribd. (s.f.). *Tema 17: Elena G. de White y el mensaje de salud*. Recuperado de https://es.scribd.com/document/608649093/Tema-17-Elena-G-de-White-y-el-mensaje-de-salud

Artículos científicos

Universidad Técnica de Ambato. (s.f.). *Caracterización dinámica vibratoria experimental de compuestos. Ingeniare*. Recuperado de https://ingeniare.uta.cl/index.php/inge/article/view/1019

Universidad Pontificia Bolivariana. (s.f.). *Caracterización dinámica vibratoria experimental de compuestos.* Recuperado de https://investigacion.upb.edu.co/en/publications/caracterizaci%C3%B3n-din%C3%A1mica-vibratoria-experimental-de-compuestos-re/

Tecnología y medición

Wavecontrol. (s.f.). *Instrumentos de medición EMF de alta calidad*. Recuperado de https://www.wavecontrol.com/es/productos-cem/

Brüel & Kjær. (s.f.). *Guía completa para la medición de vibraciones*. Recuperado de https://www.bksv.com/es/knowledge/blog/vibration/measuring-vibration

Helmut Fischer. (s.f.). *Tecnología de medición para textiles y juguetes*. Recuperado de https://www.helmut-fischer.com/es/aplicaciones/industrias/textil-y-juguetes

Spinlock. (s.f.). *Textil – Magnetic Resonance Solutions*. Recuperado de https://spinlock.com.ar/es/industria/textil/

App Store. (s.f.). *Generador de frecuencia de audio*. Recuperado de https://apps.apple.com/bo/app/generador-frecuencia-de-audio/id1618500971

SonicSniffer. (s.f.). *Medición de frecuencia ultrasónica: Aplicaciones*. Recuperado de https://www.atcp-ndt.com/es/productos/sonicsniffer.html

Artículos web y blogs

Reddit. (s.f.). *¿Creés que las remeras que usamos afectan nuestra vibración?* Recuperado de https://www.reddit.com/r/spirituality/comments/d9ars6/do_you_think_the_shirts_we_wear_have_an_affect_on/

Sino Silk. (s.f.). *¿Cuál es la frecuencia de la tela de seda?* Recuperado de https://snsilk.com/es/cual-es-la-frecuencia-de-la-tela-de-seda/

Saha, B. (2025, abril 18). *¿Eres consciente de los tejidos que vistes?* Recuperado de https://baisakhisaha.com/2025/04/18/eres-consciente-de-los-tejidos-que-vistes/

Senttix. (s.f.). ¿Qué es el grounding y cómo reduce los efectos de enfermedades crónicas? Recuperado de https://senttix.com/que-es-el-grounding-y-como-reduce-los-efectos-de-enfermedades-cronicas/

Pruftechnik. (s.f.). ¿Qué es la medición de vibraciones? Herramientas clave para ingenieros y técnicos. Recuperado de https://www.pruftechnik.com/es/5-key-types-of-vibration-measurement-tools/

AO Scan Global. (s.f.). Descubra la frecuencia vibratoria de su ropa. Recuperado de https://aoscanglobal.com/es/discover-the-vibrational-frequency-of-your-clothing/

Wellat. (s.f.). Earthing o Grounding: Caminar descalzo como terapia natural. Recuperado de https://www.getwellat.com/earthing-o-grounding/

Azul Profundo Boutique. (2024, agosto 13). El lino y la vibración energética. Recuperado de https://azulprofundoboutique.com/el-lino-y-la-vibracion-energetica/

dE.LENZO. (s.f.). El poder de la ropa de cama de alta vibración. Recuperado de https://delenzo.es/blogs/blog-hogar/el-poder-de-la-ropa-de-cama-de-alta-vibracion

Fundación Española del Corazón. (2012, febrero 7). El vestuario influye en nuestra salud cardiovascular. Recuperado de https://fundaciondelcorazon.com/prensa/notas-de-prensa/2368-vestuario-influye-en-nuestra-salud-cardiovascular.html

Svantek. (s.f.). Evaluación de riesgos de vibraciones: Métodos mejorados. Recuperado de https://svantek.com/es/academia/evaluacion-de-riesgos-de-vibraciones/

Svantek. (s.f.). Frecuencia del sonido: ¿qué saber medir?. Recuperado de https://svantek.com/es/academia/frecuencia-de-sonido/

Blog Alutal. (s.f.). Fundamentos de la medición de vibraciones. Recuperado de https://blog.alutal.com.br/es/guias-tecnicas/fundamentos-de-la-medicion-de-vibraciones/

iO.GENIX. (s.f.). Grounding y sus beneficios ocultos. Descúbrelos aquí. Recuperado de https://tienda.iogenixnutrition.com/blog/grounding-y-sus-beneficios-ocultos-descubrelos-aqui/

Macrosano. (s.f.). La importancia de ropa de lino y algodón. Recuperado de https://macrosano.com/la-importancia-de-ropa-de-lino-y-algodon/

Hilando al Sur. (s.f.). Las telas y sus frecuencias: ¿cómo influye la energía en la ropa que usamos?. Recuperado de https://hilandoalsur.com/las-telas-y-sus-frecuencias-como-influye-la-energia-en-la-ropa-que-usamos/

The Wellness Way. (s.f.). Suelos conectados a la Tierra: 7 beneficios del grounding. Recuperado de https://www.thewellnessway.com/suelos-conectados-a-la-tierra-7-beneficios-del-grounding/

Shamtam. (s.f.). Sanación sonora: frecuencias terapéuticas para la mente y el cuerpo. Recuperado de https://shamtam.com/es/blogs/magazine/sound-healing-therapeutic-frequencies-for-mind-and-body

Gaia Español. (s.f.). Sonoterapia: el poder sanador de la terapia con sonido. Recuperado de https://www.gaia.com/es/article/sonoterapia-terapia-con-sonido

Recetas Artesanales con Sabiduría Ancestral

Mindvalley. (s.f.). *Todo lo que debes saber sobre la sanación con sonidos.* Recuperado de
https://blog.mindvalley.com/es/sanacion-con-sonidos/

El lino y la vibración energética - Azul Profundo Boutique
https://azulprofundoboutique.com/el-lino-y-la-vibracion-energetica/

El Ministerio de Curación - Ellen G. White Writings
https://m.egwwritings.org/es/book/1757.1213

El poder de la ropa de cama de alta vibración. - dE.LENZO https://delenzo.es/blogs/blog-hogar/el-poder-de-la-ropa-de-cama-de-alta-vibracion

El por qué de las telas de algodón. Somos energía ... - Instagram
https://www.instagram.com/p/DDyEdrQx27f/?hl=en

El vestuario influye en nuestra salud cardiovascular
https://fundaciondelcorazon.com/prensa/notas-de-prensa/2368-vestuario-influye-en-nuestra-salud-cardiovascular.html

Elena de White y La Música-Compilación de citas del Espíritu de ... https://www.recursos-biblicos.com/2023/05/elena-de-white-y-la-musica-compilacion-de-citas-del-espiritu-de-profecia-word.html

Elena G. de White y La Musica | Iglesia Adventista del Séptimo Día
https://es.scribd.com/document/403974593/Elena-G-de-White-y-La-Musica

Equipos de medición de energía - La Casa del Control y el Gabinete
https://www.lacasadelcontrol.com.mx/medicion.html

Evaluación de riesgos de vibraciones - Métodos mejorados | Svantek
https://svantek.com/es/academia/evaluacion-de-riesgos-de-vibraciones/

Frecuencia del sonido: ¿qué saber medir? | Academia Svantek
https://svantek.com/es/academia/frecuencia-de-sonido/

Fundamentos de la medición de vibraciones - Blog Alutal
https://blog.alutal.com.br/es/guias-tecnicas/fundamentos-de-la-medicion-de-vibraciones/

Generador frecuencia de audio - App Store https://apps.apple.com/bo/app/generador-frecuencia-de-audio/id1618500971

Grounding principles for inferring agency: Two cultural perspectives
https://pubmed.ncbi.nlm.nih.gov/28441519/

Recetas Artesanales con Sabiduría Ancestral

Grounding y sus beneficios ocultos. Descúbrelos aquí - Blog iO.GENIX
https://tienda.iogenixnutrition.com/blog/grounding-y-sus-beneficios-ocultos-descubrelos-aqui/

Guía completa para la medición de vibraciones - Brüel & Kjær
https://www.bksv.com/es/knowledge/blog/vibration/measuring-vibration

Instrumentos de Medición EMF de Alta Calidad - Wavecontrol
https://www.wavecontrol.com/es/productos-cem/

La "ropa inteligente" que medirá tu estado de salud, cada vez más ...
https://www.elconfidencial.com/tecnologia/2020-05-11/ropa-inteligente-mide-estado-salud-covid-19_2588647/

La evidencia habla por sí sola: ¡20 estudios sobre Grounding para la s
https://tryearthbound.com/es/blogs/earth-bound/the-evidence-speaks-for-itself-20-studies-on-grounding-for-health

La idea de la "frecuencia de las telas o de los tejidos de la ropa ...
https://www.instagram.com/reel/DNOar5-szRt/

La importancia de ropa de lino y algodón - Macrosano https://macrosano.com/la-importancia-de-ropa-de-lino-y-algodon/

La Importancia del Grounding para la Salud Integral - Tiz Tuz https://www.tiz-tuz.com/la-importancia-del-grounding-para-la-salud-integral-%F0%9F%8C%8D/

Las telas y sus frecuencias: ¿cómo influye la energía en la ropa que ...
https://hilandoalsur.com/las-telas-y-sus-frecuencias-como-influye-la-energia-en-la-ropa-que-usamos/

Lecciones prácticas del libro de la naturaleza - Revista Adventista
https://revista.adventista.es/lecciones-practicas-del-libro-de-la-naturaleza/

Los beneficios de las nueve frecuencias solfeggio - Oura Ring
https://ouraring.com/blog/es/the-benefits-of-the-9-solfeggio-frequencies/

Medición de frecuencia ultrasónica | Aplicaciones SonicSniffer https://www.atcp-ndt.com/es/productos/sonicsniffer.html

Moda: tejidos que aportan energía - Expreso https://www.expreso.ec/ocio/moda-tejidos-aportan-energia-171786.html

No necesitas zapatos: Cómo la conexión a tierra puede afectar a tu ...
https://es.integrativenutrition.com/blog/how-grounding-can-impact-your-health

Recetas Artesanales con Sabiduría Ancestral

Qué es el grounding y cómo puede ayudar a tu salud
https://podologiagoitia.com/2021/07/27/que-es-el-grounding-y-como-puede-ayudar-a-tu-salud/

ROPA DE ALTA VIBRACIÓN CON GUSTAVO MARIÑO - YouTube
https://www.youtube.com/watch?v=r1uOR31ED1M

Ropa inteligente que activa salud y rendimiento - Tejidos que piensan
https://www.youtube.com/watch?v=E8AQ49ZlkQg

Sanación sonora: frecuencias terapéuticas para la mente y el cuerpo
https://shamtam.com/es/blogs/magazine/sound-healing-therapeutic-frequencies-for-mind-and-body

Sonoterapia: el poder sanador de la terapia con sonido | Gaia Español
https://www.gaia.com/es/article/sonoterapia-terapia-con-sonido

Suelos Conectados a la Tierra: 7 Beneficios del Grounding
https://www.thewellnessway.com/suelos-conectados-a-la-tierra-7-beneficios-del-grounding/

Tecnología de medición para textiles y juguetes - Helmut Fischer https://www.helmut-fischer.com/es/aplicaciones/industrias/textil-y-juguetes

Tema 17 Elena G. de White y El Mensaje de Salud | PDF - Scribd
https://es.scribd.com/document/608649093/Tema-17-Elena-G-de-White-y-el-mensaje-de-salud

Textil – Spinlock | Magnetic Resonance Solutions
https://spinlock.com.ar/es/industria/textil/

The Natural Secret to Improving Your Health and Well-being
https://www.youtube.com/watch?v=zPUvzgLgig0

Todo lo que debes saber sobre la sanación con sonidos https://blog.mindvalley.com/es/sanacion-con-sonidos/